『十一五』国家重点图书

中国现代百名中医临床家丛书

王焕禄

主　编　王焕禄

副主编　黄　莉　王洪蓓

中国中医药出版社·北京

图书在版编目(CIP)数据

王焕禄/王焕禄主编．—北京：中国中医药出版社，2015.12
(中国现代百名中医临床家丛书)
ISBN 978 -7 -5132 -2878 -7

Ⅰ．①王… Ⅱ．①王… Ⅲ．①中医学 - 临床医学 - 经验 - 中国 - 现代 Ⅳ．①R249.7

中国版本图书馆 CIP 数据核字（2015）第 266477 号

中 国 中 医 药 出 版 社 出 版
北京市朝阳区北三环东路 28 号易亨大厦 16 层
邮政编码 100013
传真 010 64405750
北京市卫顺印刷厂印刷
各地新华书店经销
*
开本 850×1168 1/32 印张 10.625 字数 232 千字
2015 年 12 月第 1 版 2015 年 12 月第 1 次印刷
书 号 ISBN 978 -7 -5132 -2878 -7
*
定价 28.00 元
网址 www.cptcm.com

如有印装质量问题请与本社出版部调换

社长热线 010 64405720
购书热线 010 64065415 010 64065413
微信服务号 zgzyycbs
书店网址 csln.net/qksd/
官方微博 http://e.weibo.com/cptcm
淘宝天猫网址 http://zgzyycbs.tmall.com

"十一五"国家重点图书

中国现代百名中医临床家丛书

主编 佘 靖

专家审定委员会(以姓氏笔画为序)

王永炎 石学敏 史常永
朱良春 任继学 李今庸
陈可冀 周仲瑛 路志正
颜德馨

中国现代百名临床家丛书

王焕禄

主　　编　王焕禄

副 主 编　黄　莉　王洪蓓

编　　委　（以姓氏笔画为序）

王洪蓓　王焕禄　王晶莹　华　军
肖　怡　张立新　黄　莉　樊兰英
燕　莉

编写单位　王焕禄名医传承工作室

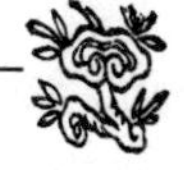

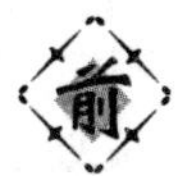 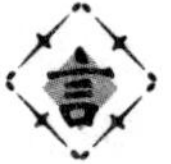

中医药学博大精深，是中华民族智慧的结晶，是世界传统医学的重要组成部分。中医药学有着系统整体的哲学思想，内涵深厚的理论基础，行之有效的辨证论治方法，丰富多样的干预手段，以及注重临床实践的务实风格，既是中医药长期发展的宝贵历史积累，也是未来系统医学的重要发展方向，受到了海内外各界的广泛关注。中华民族五千年的繁衍生息，中医药的作用功不可没。当前，中国政府从构建和谐社会、推动经济社会协调发展、加快自主创新的战略高度，确定了进一步加强科技创新，全面推进中医药现代化发展的战略方针，已将中医药现代化作为科技发展的优先领域列入了国家中长期科技发展规划。但是，要发展中医首先是继承，继承是发展的前提和基础。准确把握中医药的发展精髓和深刻内涵，继承其宝贵知识和经验，并使其不断发扬光大是我们的重要使命和共同责任。

继承包括书本经验的继承（前人经验）与临床经验的继承（现代人经验）两部分。中国中医药出版社是国家中医药管理局直属单位，是唯一的国家级中医药专业出版社，中医药出版社始终按照国家中医药管理局领导所要求的，要把中医药出版社办成“弘扬中医药文化的窗口，交流中医药学术的阵地，传播中医药文化的载

体，培养中医药人才的摇篮”而不懈努力着。中国中医药出版社在《明清名医全书大成》、《明清中医临证小丛书》、《唐宋金元名医全书大成》、《中国百年百名中医临床家丛书》编辑出版后，又策划了《中国现代百名中医临床家丛书》。

《中国现代百名中医临床家丛书》医家的遴选本着“著名”、“临床家”的两大原则。“著名”以国家中医药管理局公布的3批全国老中医药专家为标准。“临床家”是指长期从事中医临床工作，具有丰富临床经验、有医疗特色与专长者。

本丛书正文主要分4部分，即医家小传、专病论治、诊余漫话及年谱。

医家小传主要介绍医家经历，着重介绍从医的经历及学术思想的形成过程。

专病论治以中医的病证或西医的病名统医论、医话、医案几部分内容，以病统论，以论统案，以案统话，即把与某一病证相关的医论、医话、医案放在一起，使读者对这一病证的经验有清晰全面的了解，从不同侧面、不同角度了解这一病证辨证、治疗的独特经验。

本丛书的最大特点是把笔墨重点放在医家最擅长治疗的病种上面，而且独特经验不厌其详、大篇幅地介绍，医家的用药、用方特点重点介绍，写出了真正临床有效的东西，写出了“干货”。

诊余漫话则主要是医家们的读书体会、用药心得等。

年谱则按照时间顺序，将医家经历中具有重要意义

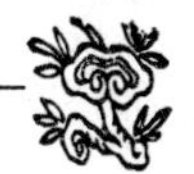

的事件逐年逐月列出。

本丛书较为系统地总结了现代著名临床家的临床经验，并介绍了其从医过程，是现代中医学术发展概况的反映，它带有浓浓的时代色彩。本丛书的编辑出版是对现代著名临床家经验的梳理，也为人们学习、继承乃至发展中医学术奠定了基础。

中国中医药出版社

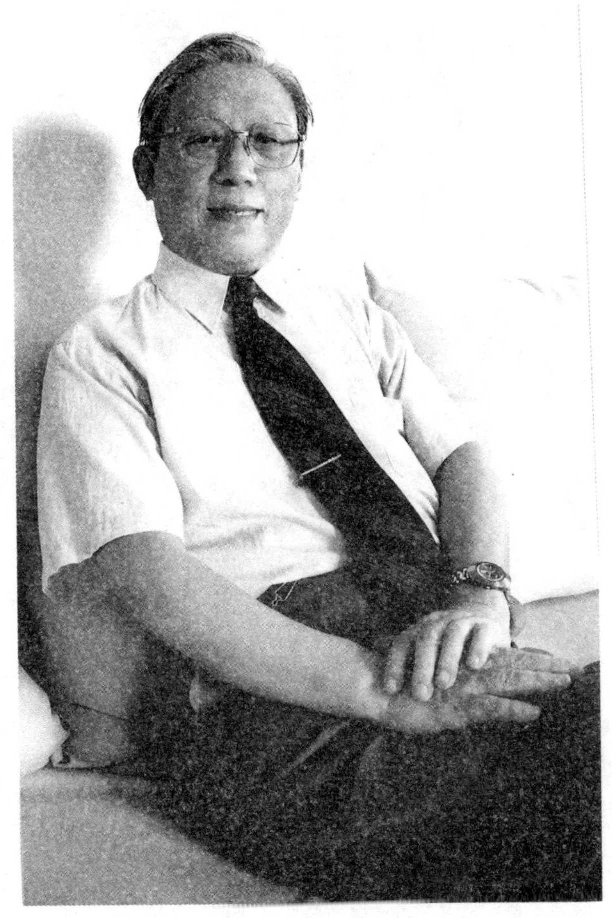

王焕禄

勤求古训

传承医学

王焕禄

精诚为醫

传承治学

王焕禄

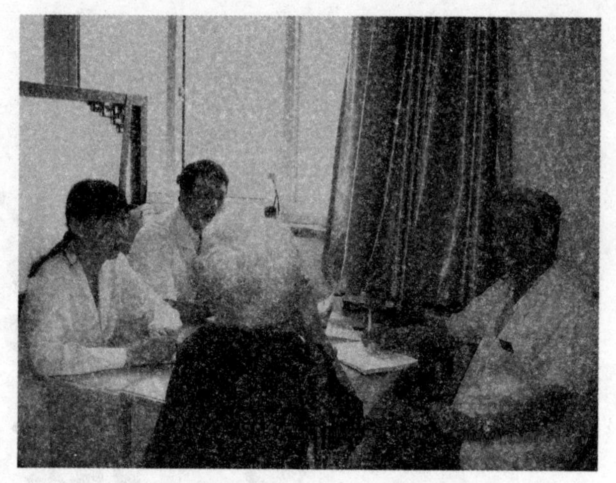

王焕禄指导弟子黄莉、张立新临床诊疗

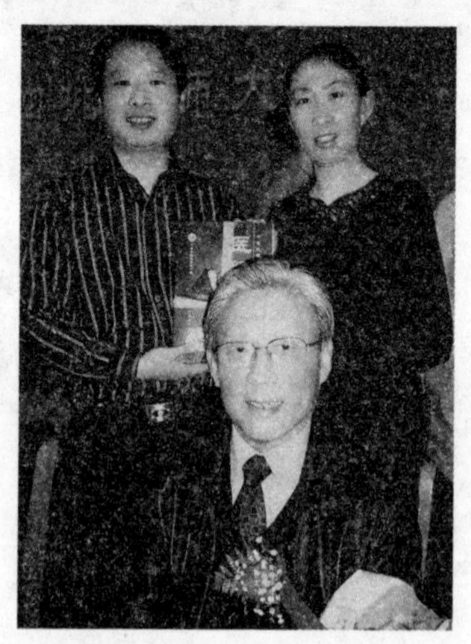

王焕禄与弟子黄莉、张立新合影

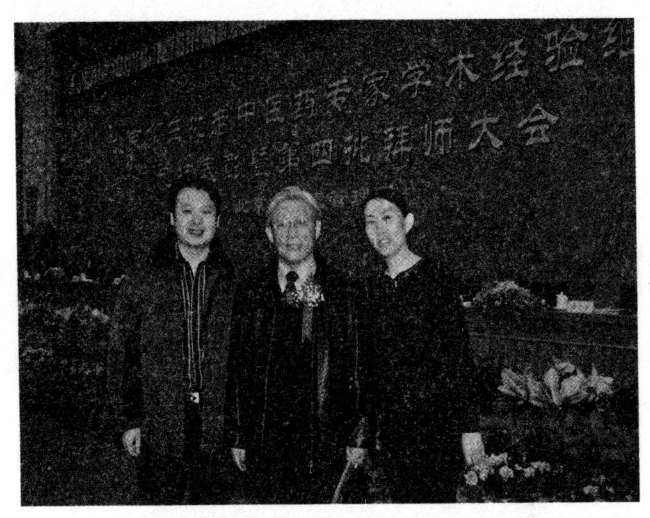

王焕禄与弟子黄莉、张立新于北京市第四批
老中医药专家学术经验继承拜师大会

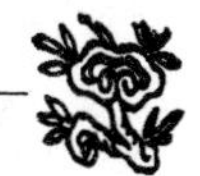

内容提要

本书系“中国现代百名中医临床家”丛书之一。王焕禄，为国家级名老中医，第四批、第五批全国老中医药专家学术经验继承工作指导老师。他幼承岐黄家训，行医至今近60载，擅长内、妇、儿科杂病，对多种常见疾病见解独到。全书包括医家小传、专病论治、医案选录、年谱及文后附录，详细介绍了王焕禄的临证经验及其验案分析。本书理论与实践相结合，可读性强，可供广大中医从业者及爱好者阅读参考。

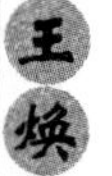

目　录

医家小传

专病论治

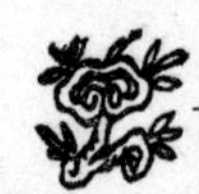

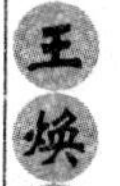
王焕禄

医案选录

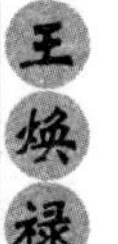

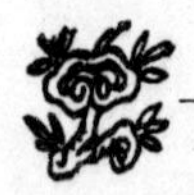

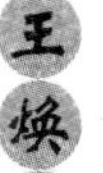
王
焕
禄

年　谱

附　录

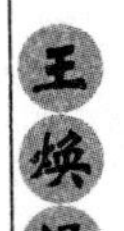

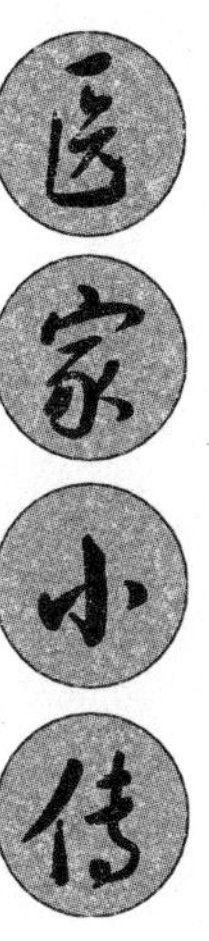
医家小传

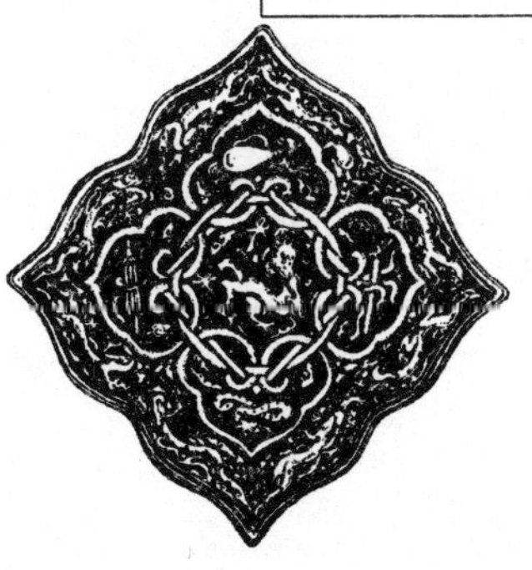

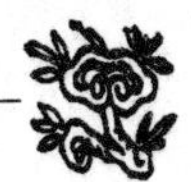

一、从医之路

1. 子承父业，师出名门

王焕禄1936年出生于河北涞水一个中医世家，父亲王樹棠是当地名医，悬壶乡里，享誉一方。1944年，王焕禄随父迁徙京城，其父继续在北京西城一带行医。中医是父亲的职业，也是家庭经济来源，父亲希望儿子能子承父业走上中医之路。幼年的王焕禄受命于父，开始接受中医的启蒙教育，启蒙之师即是自己的父亲王樹棠。除正常学业外，业余时间王焕禄随父亲学习中医，阅读一些中医入门书籍，如《濒湖脉学》《药性赋》《汤头歌诀》等，经常聆听父亲讲解中医典籍的重要篇章，稍稍年长即开始每日诵读《黄帝内经》《伤寒论》，直至1966年，一直在父亲的教导下学习、临证中医。

1955年王焕禄进入北京中医研究所，拜在伤寒大师陈慎吾门下，系统学习《伤寒论》六经辨证体系。经过3年《伤寒论》的研习，汲取了仲景辨证论治体系的精华，领悟了临证“保胃气，存津液”的真谛。随后，王焕禄入室于名老中医曹宗慈门下学习，在25年的跟师学习中，继承了曹宗慈辨治内、妇、儿科杂病的临床经验。世家背景和名师教诲，为王焕禄之后的中医之路打下了坚实的基础。

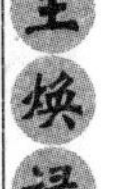

2. 禀赋聪慧，大器早成

由于幼年时期就常伺诊父亲左右，直到1966年，父亲的口传心授、言传身教，加之自己对中医经典理论的钻研和领悟，弱冠之年的王焕禄已能独立诊治病人。新中国成立早期，王焕禄一直随父坐堂应诊。自跟随伤寒大家陈慎吾、名老中医曹宗慈学习后，王焕禄在中医理论和临证技能方面均

有了长足的提高。1956年考取中医执业资格，1957年3月在北京西四北街163号开设“中医师王焕禄诊所（半日）”，同年6月，于北京市百万庄联合诊所任中医师工作（半日）。1957年加入北京中医学会。1960年4月调入北京展览路医院中医科工作。由于精研医经，勤于临证，疗效不断提高，每日求诊患者络绎不绝，王焕禄以“小王大夫”名传街邻。

3. 自我提高，授业传承

为了全面提高自己的业务水平和文化修养，在繁忙的临床工作同时，王焕禄不断学习，自我提高。1960～1964年，在北京西城区业余医学院进行编外学习。1983年在北京语言文学自修大学中文专业进行函授学习，2年后顺利完成学业毕业。同年还参加了北京中医学会医古文学习班。由于深厚的中医理论知识和多年丰富的临床经验，门诊临床疗效突出，患者口碑名传一方。在长期的临床实践中，王焕禄逐渐形成了自己的学术专长和特色，擅长内、妇、儿科杂病，对免疫系统疾病，如类风湿性关节炎、肾病综合征等颇有研究，疗效卓著。1995年主编出版了《杂病证治辑要》，全面系统地总结了自己的临床经验，为后学之辈留下学习传承的宝贵财富。在繁重的临床工作之余，王焕禄善于总结勇于创新，对类风湿性关节炎的中医药治疗进行了临床研究，2000年科研课题“清利搜通汤治疗类风湿性关节炎35例临床观察与研究”获北京市中医药管理局一等奖。

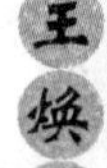

1974年王焕禄被北京市卫生局任命为北京市第一批师带徒中专学习班指导老师，开始为中医事业授业带徒。1990年被北京市中医药管理局授予北京市老中医药专家学术继承指导老师，带教中青年医师，不仅在理论上循循善诱、详细

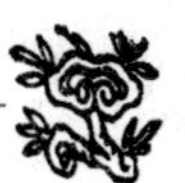

讲解，而且毫无保留地把自己的临床经验传授给弟子。2008年王焕禄被国家中医药管理局授予“国家级老中医药专家学术经验继承工作指导老师”称号，次年被北京中医药大学学位评定委员会聘为师承教育中医内科专业博士生导师。由于带教成绩优异，2014年被北京市中医药管理局评为“优秀指导老师”。

二、学术思想

1. 崇尚温病，注重湿热

王焕禄的启蒙老师是其父王樹棠，而王樹棠行医正值20世纪三四十年代，受战争和饥荒的影响，当时瘟疫猖獗，医者多运用温病学理论治疗各种热病和疫病，因此王樹棠老中医日常行医中亦多用卫气营血和三焦理论，辨治当时多发的热病和疫病。王樹棠崇尚温病学理论，是缘于当时呼吸系统疾病、急性传染病、肺结核位列我国死因顺位前三位，传染病引起的死亡占我国总死亡率的一半以上。在那个时期，各种热病、疫病流行，当时特定历史时期的疾病谱，决定了王焕禄父辈们的医学行为模式。王焕禄幼年就伺诊其父左右，温病学卫气营血和三焦辨证理论体系，可谓是其医学之路的开蒙理论，也是其学术思想中温病学理论占有重要地位的渊源所在。王焕禄学术思想的形成，与其早期的医学开蒙形式和教育有十分密切的关系，有其医学家庭背景和时代背景。

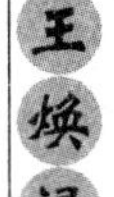

温病是急性外感热病，湿热理论是温病学理论的重要组成部分，湿热作为致病因子和发病机制，在温病发病学和病机学上占有重要地位。王焕禄临证注重湿热，视湿热为重要的致病因素和某些疾病不可忽视的病理机制，尤其体现在对

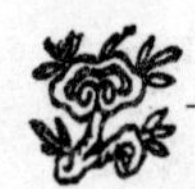

痹病、脾胃病、皮肤病等疾病的辨证论治中。王焕禄认为近几十年，临床所见湿热痹证明显多于寒湿痹证，究其原因与全球气候变暖、今人阳热体质偏多、风寒湿痹证久治不愈郁而化热及治疗过用辛温耗津化热等有关，治疗当以清热利湿，通络止痛为其大法。湿热瘀阻中焦是目前临床常见脾胃病的主要证候，治疗喜用茵陈、生薏苡仁、滑石、蒲公英、败酱草、三棱、莪术等清热利湿，化瘀解毒之药。痤疮、湿疹、银屑病等，王焕禄亦善从湿热论治。王焕禄承父崇尚温病，其对湿热理论的重视和运用，是其学术思想中温病学理论的具体体现。

2. 尊典师古，重视脾胃

王焕禄出身中医世家，受家庭影响，幼年就随父出诊理证，舞勺之年即开始诵读《黄帝内经》，每日诵读《黄帝内经》是幼年延续至今的功课。现虽已年过古稀，但《黄帝内经》仍是案头必备的典籍，白天应诊晚上读书，饭后茶余手不释卷，是其坚持至今的生活方式。王焕禄对《黄帝内经》的经典篇章随口即出，且每有自己独到的见解和临床感悟。《黄帝内经》中有关脾胃理论的阐述，和其重视养护脾胃的观点，在王焕禄年轻时就对其产生了很大影响。随着行医道路的发展和其对中医理论的进一步感悟，重视脾胃，强调未病养护脾胃、防病延年的观点，成为其学术思想的一个重要组成部分，渊源即在于《黄帝内经》养护脾胃养生延年的理论。王焕禄认为，脾属阴土胃属阳土，土具有储藏、化生万物之性，人体气血精津是否充盛，全赖脾运胃纳功能的正常发挥，因此平素注意养护脾胃，使气血津精化源充足，确保脏腑功能有强大的物质基础作保障，使各脏腑功能协调平衡，人体“阴平阳秘”，就能达到预防疾病和健

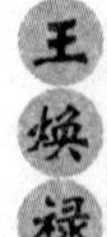

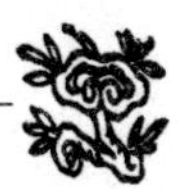

康长寿的目的。至于如何养护脾胃，认为首先要膳食平衡，谷肉果蔬合理搭配，且忌饥饱无常。《黄帝内经》有云："谷肉果蔬，食养尽之。""五谷为养，五果为助，五畜为益，五菜为充，气味合而服之，以补精益气。""是故谨和五味，骨正筋柔，气血以流，腠理以密，如是则骨气以精，谨道如法，长有天命。""饮食自倍，肠胃乃伤。"其次，王焕禄认为，劳逸适度、怡情养性也是养护脾胃的一个重要方面，劳力过度、安逸过度、情志过极、用脑费神等均可成为损伤脾胃的内因。《黄帝内经》云："人饮食劳倦即伤脾。""生病起于过用。""有所劳倦，行气衰少，谷气不盛，上焦不行，下脘不通，胃气热，热气熏胸中，故内热。""怒伤肝。""思伤脾。""久卧伤气，久坐伤肉。"《黄帝内经》对脾胃在五脏六腑中的重要地位、脾胃的生理功能、引起脾胃损伤的原因的阐述，是王焕禄强调未病养护脾胃、防病延年理论的渊源。

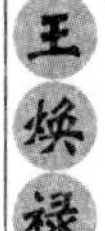

王焕禄弱冠之年拜师伤寒大家陈慎吾，全面系统研习《伤寒论》。通过聆听陈慎吾大师对《伤寒论》的精辟讲解，深悟《伤寒论》中脾胃在人体发病和辨证论治中的重要作用，其重视脾胃、保护胃气的观点，对王焕禄临床辨证用药产生了深远的影响，并逐步发展成其临证注重脾胃的学术思想。王焕禄认为，无论外感或内伤，脾胃在发病和病机传变中占有重要地位，因此强调既病顾护、调理脾胃十分重要。外感病的病因多为感受外邪，其发病过程是邪正相争的反映，正气盛则病轻邪不传，正气虚则易出现变证、坏证和传变，而正气以后天脾胃为化源，赖水谷精气以充养，脾胃的盛衰对外感病的发生、发展起着重要的作用，正如仲景所言"四季脾旺不受邪"。《伤寒论》在阐述三阳病向三阴病传变

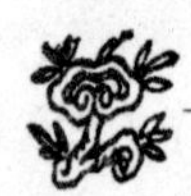

时，提出脾胃的因素尤为关键，如“伤寒三日，三阳为尽，三阴当受邪，其人反能食而不呕，此为三阴不受邪也。”其“能食而不呕”正说明脾胃功能健旺，脾胃气和，自可不传三阴；反之脾胃功能虚弱，邪气乘虚内陷，传入三阴。内伤疾病多责之七情、饮食、劳倦等因素，病机过程可概括为阴阳失调，升降失常，而脾胃位于中焦，为气血生化之源，人体升降之枢，与五脏六腑、四肢百骸、皮肤九窍有着密切的联系，病后顾护、调理脾胃，可以预防疾病发生变证，有利于疾病尽快恢复。因此脾胃本脏病，强调治脾温补升燥，治胃清润通降；他脏有病时，强调补虚先健脾胃，攻伐勿伤脾胃，久病培补脾胃；疾病恢复期，强调补脾胃当先。以上既病调护脾胃、防变促愈的观点，是源于仲景辨证论治重视脾胃的思想。王焕禄临证从理、法到方、药，处处顾护、调理脾胃，其健脾扶正即驱邪和驱邪勿伤脾胃的思想贯穿辨证施治的始终。

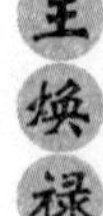

3. 融古纳今，自成体系

王焕禄承岐黄家训，尊典籍师道，结合多年的临床实践，逐渐形成了自己独特的学术思想和临床诊疗经验。对外感疾病，辨外邪依据六淫属性，辨证候参合体质因素，论治疗强调驱邪为主，选方药考虑病证结合。对外感咳嗽的辨治，强调暑季存在暑火犯肺之咳嗽，治疗当清透暑热、宣降肺气为主。对老年高脂血症，强调气虚运化功能低下，痰浊瘀血胶结脉中，是其主要病理机制，治疗以益气化瘀降浊为法。对脾胃病的论治，提出广义和狭义的概念，强调辨病辨证相结合，结合药证灵活运用不同药物。论治肾病，强调细分表里、治病求本、权衡虚实，总结治肾六方，临床效果卓著。对痹证的辨治，认为正气不足、气血失调是其内因，风

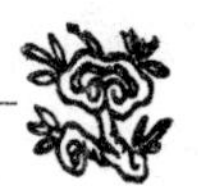

寒湿热阻滞经络是其外因；寒痹固然可见，但热痹居多，尤其是湿热之邪搏结于肌肉、经络、筋脉及关节，导致气血运行不畅、经络不通是病机之关键；治疗中特别注重搜风通络法的使用。对育龄期妇女的月经不调，王焕禄多从冲任虚损、冲任瘀阻、热扰冲任三方面进行辨治，对病机复杂有兼夹证的患者，则灵活掌握上述三证在整个病机中所占比例，辨证施治。对小儿厌食症的辨治，认为脾肾在发病病机中起着非常关键的作用，与小儿“脾常不足，肾常虚”的生理特点密切相关；治疗上以健脾益肾为法，用自拟验方结合患儿兼热、兼湿、兼食、兼阴虚的不同，随证加减用药，临床效果十分显著。临床辨治梅核气强调病证结合，不仅考虑梅核气中医证候辨别，同时非常重视患者西医诊断，认为中医“梅核气”的临床表现，可以在西医学咽部神经官能症（咽癔症）、慢性咽炎、反流性食管炎、颈椎病等病中出现，临床治疗时需结合不同疾病的中医辨治特点，将辨证与辨病紧密结合，临床方能取得满意疗效。在多年的临床实践中，根据药物的四气五味、归经和功能，总结了一批常用对药、角药的药证，验之临床确有殊功。

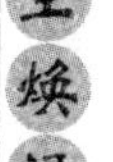

王焕禄行医至今六十载，虽已年近八十，仍坚持在临床一线为广大患者解除疾苦，始终践行着《大医精诚》的古训，为后辈之学树立了榜样。

（黄　莉）

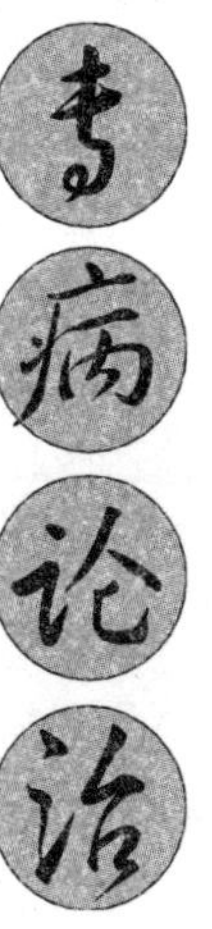
专病论治

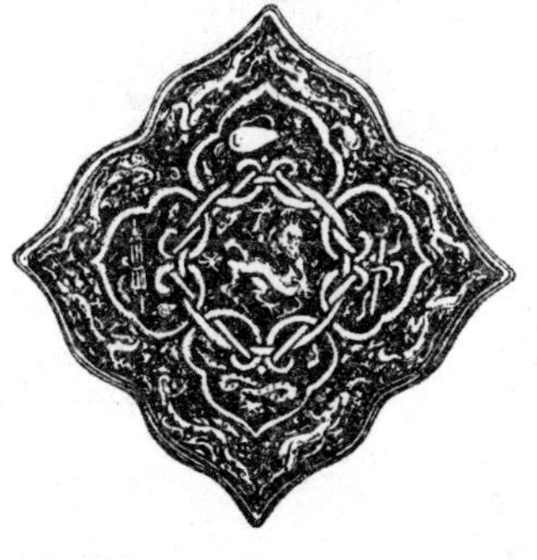

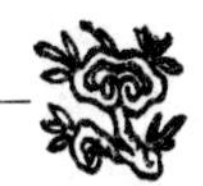

外感咳嗽证治

一、辨外邪依据六淫属性

1. 风为主导

风虽为春季主气，但终岁常在。风气淫胜，伤人致病，则为风邪，常为外邪致病的先导，凡寒、热、燥、湿等外邪多依附于风邪而侵犯人体。外感咳嗽是指机体感受外邪致肺气失于宣降而出现的咳嗽。在外感咳嗽中，“六淫”皆可致咳，但风为主导，或夹寒，或夹湿，或夹热，或夹燥，上受犯肺发为咳嗽。其致病特点为喉痒、阵咳、反复发作、时轻时重、遇感触发等。结合西医学研究，传统风邪还应包括多种过敏致病因素，如花粉、烟尘、异味气体、尘螨、动物毛屑等。

2. 风寒咳嗽

寒为阴邪，冬令寒盛，易致肺闭不宣，故风寒咳嗽多发生于冬季。寒为阴邪，以寒冷、凝滞、收引为特征，易损伤人体阳气，使全身或局部出现明显的寒象；易使气血凝结，涩滞不通，引起全身或局部的疼痛；寒邪收引，则毛窍收缩，卫阳闭郁，出现发热恶寒而无汗。风寒之邪侵袭人体，易内郁肺气，使肺卫失宣而引起咳嗽，一般咳嗽突作，白天甚于夜间，咳而急剧，声重，痰白而稀薄，口不渴，常兼有头疼、鼻塞、流清涕、恶寒、肢节酸痛，脉浮或浮紧，苔薄白。治宜辛温发散，宣肺止咳。表证明显者，选用三拗汤加炙枇杷叶、炙前胡；表证不明显者，选用杏苏散加减。

3. 风热咳嗽

热为阳邪，风热袭肺，春令居多。火热之邪其性炎上，

为病常见面红目赤、发热、咽红肿痛，火热易耗气伤津，消灼阴液，往往口渴喜冷饮、咽干舌燥、小便短赤、大便秘结。风热犯肺可导致肺失清肃，出现咳嗽、咳声气粗、鼻流浊涕；风热外袭致营卫失和，可见面赤身热、头昏头疼、汗出；风热犯肺、热灼肺津，故见咯痰黄稠、咽痛、口干欲饮、舌苔薄黄、脉浮数。治宜宣肺清热止咳。表证明显者，可选桑菊饮；表证不明显者，可用桑杏石甘汤（组成：桑叶、杏仁、生石膏、生甘草）加黄芩、炙枇杷叶、金银花、川贝母等；若咳嗽日久，可酌加养阴之麦冬、玄参。

4. 燥热咳嗽

燥为阳邪，秋令气燥，最易耗伤肺津，故燥热伤肺易在秋季。燥邪多从口鼻而入，其病常从肺卫开始，燥性干涩易耗伤津液，致病干燥涩滞，如鼻咽干燥、眼干口渴、皮肤干涩，肺为娇脏，喜润而恶燥，司呼吸外合皮毛，燥邪最易损伤肺津，影响肺气宣降，出现干咳无痰，或咽干燥痒而咳，或痰少胶黏不易咳出，或呈米粒状痰块，甚至燥邪伤至肺络，痰中带血丝，舌红苔白或黄干欠津，脉数。治宜清肺解表，润燥止咳。方选验方桑杏止咳汤：桑叶、杏仁、玄参、麦冬、川贝母、乌梅、百部，表邪明显者可加荆芥穗。

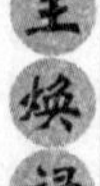

5. 暑火咳嗽

暑为阳邪，夏令暑热较盛，易出现暑火犯肺之咳嗽。暑邪炎热，初伤肺络，肺失宣降，可出现咳嗽痰少，咳声清高，以空咳为主；暑性开泄升散，耗气伤津，可伴见发热，汗出，口渴乏力，舌偏红，苔薄白，脉浮细。长夏暑湿季节，则暑多夹湿，导致暑湿犯肺，肺气不清，出现咳嗽、胸闷、咯痰黄稠或白稠；暑湿郁蒸，可伴见发热、汗出、倦怠肢重、腹胀不思饮食，舌质红，舌苔白厚或黄，脉滑数。暑

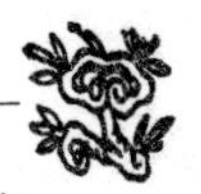

火初伤肺络之咳嗽，宜清暑宣肺止咳，方选验方清暑止咳方：荷叶、金银花、西瓜翠衣、丝瓜络、竹叶、连翘、炙枇杷叶、川贝母、杏仁、甘草；暑湿犯肺之咳嗽治宜清暑利湿，宣肺止咳，以桑杏石甘汤加金银花、连翘、苍术、荷叶、知母等，治疗当突出清暑利湿，否则不易收效。

二、辨证候参合体质因素

1. 小儿注重兼夹痰食

小儿纯阳之体，脏腑娇嫩，形气未充，有“脾常不足”的生理特点。今之幼儿多为独生子，往往饮食肥甘有余，衣着温厚太过，肥甘有余易生痰，温厚有余易生热。因此当今幼儿平素多有痰热、食滞，而正因痰热、食滞，导致小儿易于外感邪气。因此，辨治小儿外感咳嗽，在辨别外邪性质的前提下，应注重患儿舌苔、指纹、脉象的细微变化，细察是否有痰热、食滞的兼夹，方中可酌加一两味清内热、化痰、消食导滞之品，如竹茹、神曲、炒谷芽、炒麦芽等。

2. 老人注重脾胃虚弱

老年人先天肾气已逐渐衰弱，脏腑虚弱，气血不足，唯有靠后天脾胃运化、吸收饮食的营养物质来供养全身，培补元气，以祛病延年。辨治老年外感咳嗽，应注重老年人脾胃虚弱的特定体质，由于脾胃虚弱易于产湿酿痰，痰湿在内又会影响外邪入侵时的病理演变。因此老年人外感咳嗽，在明确外邪的情况下，不能忽视脾胃虚、气血虚、痰湿盛的体质因素。对老年人用药剂量应偏小，恐量大药猛损伤老年人本就虚弱之脾胃功能，其次辨证选药时慎用伤脾碍胃之药，宜在方中辅以健脾、理气、化痰之品，如党参、白术、陈皮、半夏等。

3. 内伤基础重虚、痰、瘀

许多病人有原发性慢性疾病，对于这类内伤基础上的外感咳嗽，由于外邪、内伤相互影响，其病机演化较单纯外感咳嗽复杂多变。临床辨证应高度重视其内伤基础，注意虚、痰、瘀对新感之病的病机及传变的影响。特定的病理体质，往往决定了对某些邪气的易感性，及其外邪入侵所产生病机的倾向性，并且将明显影响外感咳嗽的发生、发展及预后。因此，对内伤基础上的外感咳嗽，强调对虚、痰、瘀的辨别，要求切中病机、药证相合。对于虚人咳嗽，可加用党参、太子参、麦冬、玄参、黑芝麻等；痰湿之人，可加用二陈汤、平胃散；存在血瘀病机的，可加用三七粉、三棱、莪术。

三、论治疗强调驱邪为主

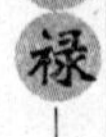

1. 驱邪针对病因

外感咳嗽以六淫入侵为主要矛盾，因此治疗以祛邪为主，祛邪则要针对入侵病邪，有的放矢，切中病机，方能收效显著。风为六淫先导，多夹寒、夹湿、夹热、夹燥，上受犯肺，致肺气不宣，发为咳嗽，故治疗当以辛散祛风解表为主。其次，针对病邪性质，寒者温之，选用麻黄、干姜、细辛等；热者寒之，选用生石膏、瓜蒌、黄芩、金银花、鱼腥草等；暑者清之，选用荷叶、西瓜翠衣、竹叶等；燥者润之，选用麦冬、玄参、沙参、黑芝麻等；湿者燥之，选用苍术、陈皮、半夏等；饮者逐之，选用葶苈子、猪苓、茯苓等，邪祛则咳自止。

2. 辨别邪气从化

邪气从化是指外邪侵袭机体后，其性质随人体禀质不同

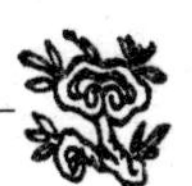

而发生转化。《医宗金鉴·订正伤寒论注》述："六气之邪，感人虽同，人受生病各异者何也？盖以人之形有厚薄，气有盛衰，脏有寒热，所受之邪每从其人之脏气而化，故生病各异也，是以或从虚化，或从实化，或从寒化，或从热化……"如内热素盛体质，虽感寒邪，但寒可从阳化热，临证表现与感受风热之邪相似；而素体阳虚湿盛体质，虽感热邪，但热从其禀质而化，可表现为寒湿之象。因此治疗外感咳嗽，应既针对病邪性质处方用药，又考虑病邪从化之变或可能出现的从化之变，往往是温清并用，攻补兼施，或在疾病的不同阶段先温后清，先攻后补。

3. 驱邪务尽

外感咳嗽一般病程较短，经过合理治疗，两周左右即可痊愈。但部分患者外感后咳嗽迁延不愈可达数月之久，临床此类患者不在少数。因此，临证对外感疾病驱邪务尽，特别是感受风寒之邪，否则迁延反复遗留后患。风寒袭肺致肺卫不宣，恶寒、咳嗽、咯白色稀薄痰，如若辛散不利驱邪不尽，一则可能表寒未解郁热内生，形成"寒包火"，患者咳嗽、咽痛、咯黄稠痰，但恶风、背部怕凉、全身沉紧不适，此时若仅仅清热宣肺止咳难以收效，须佐以辛温发散之品将残留之表寒除尽，如麻黄、荆芥、防风之类，则在内之郁热豁然而释，此所谓"解其表寒而内热自散"；二则陈寒伏肺，咳嗽日久，迁延反复，时轻时重，遇冷则加重，则易变生他病，形成内伤。

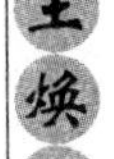

四、选方药考虑病证结合

1. 审证用药

治疗外感咳嗽，以证定方，以证选药。风寒咳嗽，表证

重者用三拗汤加味，表证轻者用杏苏散加减；风热咳嗽，表证重者用桑菊饮加味，表证轻者用桑杏石甘汤加减；燥热咳嗽，用自拟桑杏止咳汤加味，无表邪可减芥穗；暑火咳嗽，属暑火伤络者，用清络饮加味，属暑湿犯肺者，以桑杏石甘汤加祛暑利湿之品。

2. 经验用药

治疗外感咳嗽，在审证处方用药的基础上，结合经验用药，审证与经验二者有机结合，临床疗效显著。川贝母：止咳效药，前人有内伤久咳用川贝母，外感新咳用浙贝母之说，但经过长期临床验证，在针对病因治疗的前提下，可大胆使用川贝母，其镇咳作用远比浙贝母好。枇杷叶：清肺止咳效药，用于肺热咳嗽，有化痰降逆之功。杏仁：止咳降逆药，用于止咳化痰，风寒、风热均可使用，其利肺祛痰作用较强，且能通便。五味子、乌梅：治久咳效优，配养阴药治燥咳有良效，且能生津止渴。麦冬：润肺止咳药，多用于燥咳，咳嗽一周以上，常选用此药，可提高止咳效果。

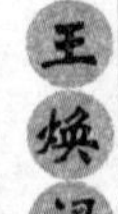

（黄　莉）

暑火犯肺型咳嗽证治

一、病因病机

1. 暑邪致病

《素问·至真要大论》曰：“夫百病之始生也，皆生于风寒暑湿燥火，以之化之变也。”后世将引起人体疾病的异常气候称之“六淫”，其致病有明显的季节性。《素问·阴阳应象大论》曰“春伤于风”“夏伤于暑”“秋伤于湿”

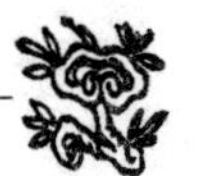

“冬伤于寒”。暑为夏季主气，从夏至到立秋暑气当令，凡夏至之后立秋之前，具有炎热、升散特性的致病外邪，称为暑邪，属外感“六淫”之一。暑邪致病有明显的季节性，《素问·热论》有“先夏至日者为病温，后夏至日者为病暑”之说。暑邪具有炎热、升散、夹湿之特性，致病特征为热盛、阴伤、耗气，又多夹湿，临床多见发热、阴亏、气虚、湿阻证候特点。暑邪致病具有外感六淫的共同特点，即外感性，或从口鼻侵入，或从皮肤毛窍侵入。

2. 暑温类证

《丹溪心法》“中暑三”曰：“夏暑乃暑月炎暑也，盛热之气也，有冒、有伤、有中三者。有轻重之分，有虚实之辨。”温病大家吴鞠通《温病条辨》首立暑温病名，曰：“暑兼湿热，偏于暑之热者，为暑温。”暑温类证一般分为冒暑、暑瘵、暑厥、暑风、暑秽，分别指夏月外感证、暑湿犯肺伤及血络证、暑热猝中心营证、暑热内陷厥阴证、暑湿秽浊郁遏清阳蒙蔽清窍证。

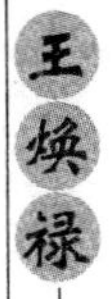

3. 暑火致咳

暑季还可见与上述五类暑温不同之暑病，其临床症状以咳嗽为主，肺卫表证不明显，暑热为主，湿邪不甚，未现动血之征，常法不易收效。此类咳嗽亦属外感咳嗽，但有别于风热咳嗽，当属暑火犯肺型咳嗽。肺外合皮毛，主清肃下行，暑为阳邪，其性开泄炎上，故暑邪侵犯人体，易从其合而侵犯于肺，影响肺气之肃降，导致肺失清肃，气逆而上，发为暑火犯肺型咳嗽。其发病多因酷暑烈日下外出或劳作，暑火通过口鼻、皮毛直接侵入肺脏，壅遏于肺，进而影响肺之清肃，发为暑火犯肺型咳嗽；或患者感受暑热后又贪凉饮冷，表闭气郁，体内暑热不得外泄，上攻于肺而发为暑火犯

肺型咳嗽。

二、证候特征

1. 发病节气

古人确立二十四节气，是依据太阳在黄道上的位置来划分，其划分充分考虑了季节、气候、物候等自然现象的变化，每一个节气都有其气候和物候的特征。《素问》有“先夏至日者为病温，后夏至日者为病暑”之说。夏至太阳几乎直射北回归线，是北半球一年中白昼最长的一天，但并不是一年中天气最热的时候，之后的一段时间内气温仍继续升高，大约再过二三十天，即进入小暑、大暑节气，才是一年中最热的天气。大暑是一年中最热的节气，是30℃以上高温日数最集中的时期，也是35℃以上高温出现最频繁的时期，当属暑火最旺的节气，是暑邪致病的高发节气。小暑期间炎热程度仅次大暑，也是日平均气温高于30℃、日最高气温高于35℃的集中时段，所以因暑致病人数也较多。由于大暑、小暑暑火最盛，人体最易受到侵犯，因此，暑火犯肺型咳嗽，高发于大暑、小暑节气。而大暑之后的立秋和处暑，临床仍可见到少数暑火犯肺咳嗽的病例，此乃暑邪伏而晚发，或暑邪初伤肺络治不彻底，伏而晚发。

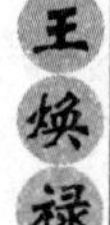

2. 临床表现

《素问·生气通天论》曰：“因于暑，汗，烦则喘渴，静则多言。”《素问·气交变大论》曰：“岁火太过，炎暑流行，金肺受邪，民病疟少气咳喘。”从古籍经典中可以看出，古人已经认识到暑邪致病可出现汗、烦、喘、渴、少气、咳等临床症状。温病大家吴鞠通在《温病条辨》中论述了暑伤肺络的临床表现和治疗，在卷一上焦篇二八条曰：

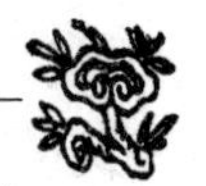

"手太阴暑温，但咳无痰，咳声清高者，清络饮加甘草、桔梗、甜杏仁、麦冬、知母主之。咳而无痰，不嗽可知，咳声清高，金音清亮，久咳则哑，偏于火而不兼湿也。"暑火犯肺型咳嗽以空咳少痰、咳声清高、口渴欲饮、溲黄短少、汗出、气短乏力为主症，多出现舌边尖红或舌稍红，舌苔薄黄或黄腻，脉滑数或濡数。若暑邪较盛，肺热明显，可出现发热、不思饮食、咯黄黏痰等兼症；若暑邪兼湿明显，可出现咳声重浊、咯黄黏痰、胸脘痞闷、头身困重、大便溏泄等兼症。

三、治则方药

1. 立法依据

《灵枢·岁露论》曰："寒则皮肤急而腠理闭，暑则皮肤缓而腠理开。"暑火犯肺咳嗽的病机是暑邪从口鼻或皮肤腠理而入，侵袭肺脏，其炎热开泄之性影响了肺气的清肃下行，导致肺失清肃气逆而上发为咳嗽。暑火犯肺型咳嗽当属急性外感新病，病位在肺，多邪盛而正不虚，或虽有正虚但虚而不甚，法当驱邪为主，正所谓"邪去正自安""祛邪即是扶正"。根据暑邪炎热开泄之性，治疗当逆病邪之性"清"之，顺病邪之势"透"之，"清透"暑热；由于暑邪影响了肺气的宣发肃降，致肺失清肃气逆而上发为咳嗽，故治疗当逆病机之势，逆上逆之肺气而宣降肺气。因此，治疗暑火犯肺型咳嗽，当以清透暑热，宣降肺气为大法。

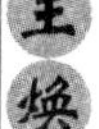

2. 处方依据

清透法属于透邪法的一种，是叶天士《温热论》的主要精神，吴鞠通在继承的基础上更有发挥，是一种因势利导使内郁之温热病邪由深出浅，由里向外透达的治疗方法，包

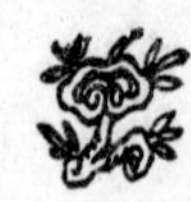

括解表透邪、清热透邪、清营透邪、凉血透邪、芳化透邪等。“透邪”总的原则是辛凉宣透，故用药多为质轻性散、味辛芳香之品，如金银花、连翘、竹叶、青蒿、扁豆花、栀子（皮）、细生地黄等，忌过于苦寒、滋腻之品。依据清透暑热、宣降肺气之法，参考透邪法用药原则，立清暑止咳方，治疗暑火犯肺证咳嗽，临床效果满意。

3. 清暑止咳方

清暑止咳方是在吴鞠通“清络饮”基础上加连翘、炙枇杷叶、川贝粉、杏仁而成。方中荷叶苦涩性平，有清暑利湿，止渴生津，升发清阳作用。金银花甘寒，芳香疏散，善散肺经热邪，透热达表，能清解壅肺之暑热。西瓜翠衣甘凉，清热解暑，生津止渴，除烦利尿，且取材方便廉价。丝瓜络甘平，清肺透络，辅助金银花清泻肺中暑热。竹叶甘寒，清心利水，《药品化义》曰：“竹叶，清香透心，微苦凉热，气味俱清。经曰：治温以清，专清心气，味淡利窍，使心经热血分解。主治暑热消渴，胸中热痰，伤寒虚烦，咳逆喘促，皆为良剂也。”上述药物清、轻、透、利、化，清暑透热利水化湿，主要针对病因而设，使在肺之暑邪从多条途径而释，以驱邪为主；其中荷叶尚有利湿之功，西瓜翠衣、竹叶均有生津之效，兼顾了暑邪夹湿兼虚的特点，可谓一药多用。连翘味苦微寒，主入心、肺二经，长于清心火、散上焦热邪，兼有利尿之功，针对暑气通于心，连翘能加强清透肺热之力。炙枇杷叶味苦能降，性寒能清，具有清降肺气止咳之功；杏仁微温主入肺经，味苦降泄，肃降兼宣发肺气而达止咳平喘之功；川贝粉甘苦微寒质润，能清泻肺热润肺止咳。炙枇杷叶、杏仁、川贝粉三药主要针对病机而设，清降因暑火而上逆之肺气，使肺恢复肃降之性。甘草味甘性

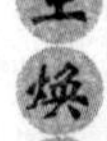

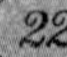

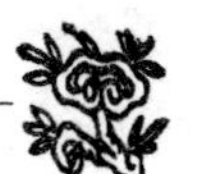

平，既能止渴，还可益气，尚能护胃和中调和诸药。清暑止咳方既针对病因清暑透热，又针对病机降气宣肺止咳，暑火除，肺气降，则咳嗽自平。口渴甚为暑火亢盛耗伤津液，酌加花粉、麦冬清热滋阴；气短甚为暑火亢盛耗气伤津，酌加太子参益气养阴；发热为暑火亢盛，肺胃壅热，酌加石膏、知母祛火清热；咳黄痰为肺热壅盛，酌加黄芩、瓜蒌清肺化痰；胸脘痞闷为夹湿较重，酌加滑石或藿香，加强利湿之效。

（黄　莉）

冠心病心绞痛辨治

一、识病

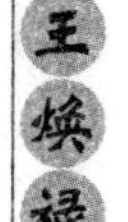

冠心病，全称为冠状动脉粥样硬化性心脏病，是因粥样硬化使冠状动脉管腔狭窄甚至闭塞，影响冠状动脉循环的一种心脏病。冠心病心绞痛是因冠状动脉的供血不能满足心肌代谢的需要，引起心肌急剧的、暂时的缺血、缺氧所致。

心主血脉，血液在全身运行不息，靠心气的推动，心阳具有温通血脉的作用，是鼓动心气的动力。心气阳虚，必然血脉运行不畅，久则滞涩不通，脉道瘀阻，不通则痛。所以冠心病心绞痛的基本病机是心气、心阳不足，瘀血阻于心脉所致。

二、问症

对于有冠心病病史，或就诊刻下有典型胸闷、胸痛的患者，要详细问诊。主要询问疼痛发作的诱发因素、持续时间

以及疼痛部位。典型冠心病心绞痛，疼痛多于劳累后发作，持续时间不会很长（几分钟或一般不超过 15 分钟），疼痛部位以胸骨后、胸骨后偏左为主。如有些患者疼痛时间很长，一整天或数日不缓解，一般不是典型的冠心病心绞痛的发作。

三、辨疑似

有许多患者虽然西医诊断为冠心病，但患者的临床表现并不是典型的心绞痛症状，如疼痛持续时间较长，不是劳累后发作，多与情绪有关，多于生气后发作，休息亦不能缓解或静息状态下亦会发作。这一类患者多属于心气滞或心气阴两虚，相当于西医的心脏神经官能症，治疗从疏理气机、益气养阴治疗。

四、立法方药

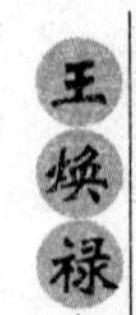

典型冠心病心绞痛的治疗要益气活血通络。基本方：生黄芪、桂枝、乌头、炒枣仁、枳实、水蛭、虻虫、土鳖虫、炙甘草，方中生黄芪、桂枝益气温阳，助心之气阳，乌头温通作用明显，因温通之力，乌头最强，附子次之，桂枝相比较是最和缓的。枳实降逆，与众多益气温阳药同用，有佐制的作用，且现代药理研究表明，枳实有升压和强心的作用，炒枣仁安神定志，水蛭、虻虫、土鳖虫活血通络，炙甘草调和诸药。全方主温、补、通，因生黄芪、桂枝、制川乌之益气温通，有枳实、炒枣仁之降、之静的配伍佐制，故整方温而不燥，升降合宜，动静有制。

由于许多冠心病心绞痛的患者都是经过冠状动脉支架术后，但其心气阳虚、脉络瘀阻的病机依然存在，使用上述益

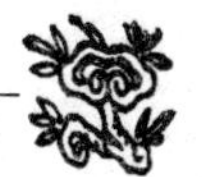

气温阳、活血通络的方法治疗，同样有效。

五、加减化裁

虽然临床表现为典型心绞痛，但患者体质有偏阴虚、偏阳虚的不同，有些阴虚的患者，不能因为阴虚就过于使用滋阴药，而是在益气温阳、活血通络的基础上，适当照顾阴分不足，一定要分清主次。

（王洪蓓）

益气化瘀降浊论治老年高脂血症

流行病学以及临床和实验室研究均表明，高脂血症是冠心病的首要死亡因素，同时也显著影响左心室收缩功能，也是慢性充血性心力衰竭、高血压、脑梗死及老年痴呆等心脑血管病的重要危险因素之一。高脂血症在老年人中常见，呈一定的年龄依赖关系。老年人群多具有肥胖、活动减少、孤独及伴发其他多种疾病的共同特征，所以老年高脂血症患者与中青年高脂血症患者相比具有更大的危险性，对老年高脂血症的治疗意义重大。运用中医益气化瘀降浊法治疗老年高脂血症，临床效果显著。

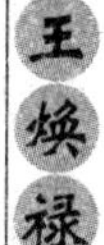

一、病因病机

高脂血症是指人体脂质代谢障碍导致的血浆脂蛋白水平升高。导致高脂血症的原因很多，如饮食、肥胖、烟酒、运动、年龄、继发性因素、雌激素作用、个体差异、基因异常等，均可导致脂蛋白代谢紊乱引起高脂血症，其中肥胖、少动、高龄、慢性病、低雌激素水平等，在老年人群普遍存

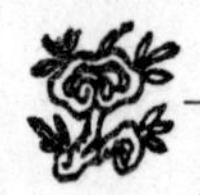

在。中医虽无高脂血症的病名，但在《黄帝内经》中有“膏”“脂”的概念，血中膏脂是构成人体的重要组成部分，其来源于五谷精微，对人体具有濡润、补益、充养的功能。膏脂的生成和输布有赖于脏腑功能的协调平衡，尤以脾气之散精功能最为重要。脾气充足，则输布正常，水精四布，膏脂可入内、溢外，发挥濡养作用；若脾气不足，则运化失司，水精不布，精化为浊，影响气血运行，阻滞脉道畅通。对老年高脂血症，脾气虚是其疾病的本质。老年人脏腑功能衰退，尤其脾胃虚弱运化无权，气血津液相对不足，气的温煦、推动、气化功能低下，容易导致津停成浊血滞成瘀，产生痰浊、瘀血等病理产物，久而久之，痰浊、瘀血堆积脉中，形成西医所谓高脂血症。因此，气虚运化功能低下，痰浊、瘀血胶结脉中，是老年高脂血症的主要病理机制。

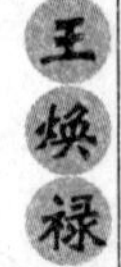

二、现代研究

有研究显示，高脂血症患者中，总胆固醇（TC）和甘油三酯（TG）水平在高脂血症虚证中轻度升高，在虚实夹杂证中中度升高，在实证中重度升高。这一结果与中医理论比较相符，因为实证者以邪气亢盛为主要表现，应在客观指标上体现相应的“有余”，故研究结果中高脂血症实证的血脂水平高于虚实夹杂证和虚证；虚证者以正气不足为主要表现，在客观指标上应体现相应的“不足”，故高脂血症虚证的血脂水平低于虚实夹杂证和实证；而虚实夹杂证既有正气不足，又有邪气有余，故血脂水平变化介于虚证与实证之间。临床所见老年高脂血症患者，虽然血脂异常的成分不尽相同，但多轻度异常，不似年轻人多中度或高度异常，这一点同上述研究相吻合。

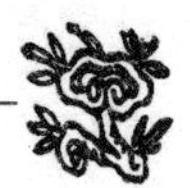

三、临床表现

血脂过多沉积会使血液黏稠，血流缓慢，甚则堵塞血管，从而影响血液循环，导致血压升高、血糖增高、动脉成粥样硬化，造成心、脑、肾等重要器官供氧不足，甚至发生心肌梗死、脑梗死等严重疾病。轻度血脂异常可无不良感觉，一般高脂血症可出现头晕、乏力、嗜睡、指尖发麻等症状。当高脂血症累及心脏和血管时，可出现心慌、气短、胸闷、心律不齐，严重时可产生心肌梗死，诱发心脑血管疾病。累及肝脏时，可出现腰酸、腹胀、食欲缺乏。累及肾脏时，则会产生腰酸、腰痛，甚至血尿，发生下肢水肿。累及皮肤时，会出现皮肤干燥，产生皮肤斑疹、褐斑。累及肌肉时，会产生四肢无力、全身酸痛等症状。

四、治则方药

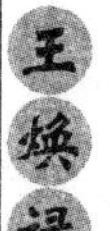

老年高脂血症，多属气虚为本，痰浊瘀血为标之虚实夹杂证，治疗当“虚则补之”“实则泻之”，予益气化瘀降浊大法。脾气的运化功能是影响脂质代谢的关键，膏脂的生成与转化皆有赖于脾气的健运。益气健脾药的运用，可改善脾的运化功能，脾气健运，可化精微为气血，化水湿为津液，升清降浊，清浊分明，各归其所，防浊脂混于血中，以达到血脉通、气血充、脏腑畅，脂质代谢完善，痰浊自然消失，从而达到治疗目的。痰浊是高脂血症的病理产物，与瘀血相互胶结为患，痹阻血脉，沉积血府，治疗当祛痰化瘀兼而治之。运用祛痰化瘀之药，既可清除痹阻血脉之痰瘀，又可截断痰瘀互结之势，可显著提高降脂疗效。常用药物：生黄芪、荷叶、红花、草决明、泽泻、焦山楂、麦冬等。

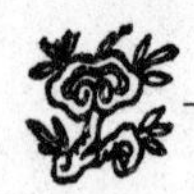

高脂血症是一种慢性可逆性的代谢疾病，需要长期的综合治疗，才能收到较好的效果。对老年高脂血症患者，除药物治疗外，尚需强调低胆固醇、低脂、低热量、低糖、高纤维素的“四低一高”饮食原则。长期规律的有氧运动，亦是控制老年高脂血症，提高药物疗效的的重要方法之一。

（黄　莉）

脾胃病论治撷要

一、狭义脾胃病与广义脾胃病

狭义脾胃病即消化系统疾病，指在感受外邪、内伤饮食、情志不遂、脏腑失调等病因作用下，发生在食管、胃肠道等的病证。广义脾胃病，指除包括狭义脾胃病之外，由于脾胃功能失调导致的其他系统疾病，如脾胃升降功能失调导致的代谢性疾病，如高尿酸血症、高脂血症，甚至糖尿病等，属于浊阴失降；脾胃运化水湿功能失调导致的皮肤病（如湿疹）、带下病；脾统血功能失调导致的经漏。

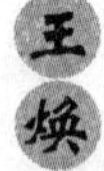

脾主运化，其运化水谷精微，为中焦气机升降枢纽，与人体消化功能密切相关；其运化水湿、升清降浊及对血的统摄作用，使其作用又不仅仅局限于消化系疾病，而是涵盖多系统疾病，拓展了脾胃学说的临床应用范围。

二、辨病辨证结合

现代中医临床应以中医辨证结合西医辨病为诊疗模式。临床疗效的好坏一方面要看症状的改善，更关键的是病变的改善，如消化系统疾病中食管、胃黏膜炎症的消除，溃疡面

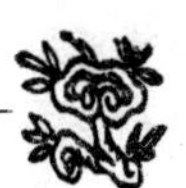

的愈合，幽门螺杆菌转阴，其他如肾功能不全患者肌酐、尿素氮水平恢复正常、尿蛋白减少等。西医学对于疾病有着明确的诊断标准，疗效评价指标，容易形成共识，便于学术交流，而中医病名多是以症状或描述性的语言为主，对治疗的指导意义有所欠缺，如食管炎的诊断远较胸痛的诊断更清楚，而“狐蜮病”（相当于西医学白塞综合征）的诊断会让许多人一头雾水，不知所云。

他山之石可以攻玉，在明确西医病变的前提下，用好我们中医的看家本领——辨证论治，可以更好地提高疗效。而且脾胃病中许多病理改变（如溃疡、黏膜发炎、糜烂、息肉、黏膜萎缩、反流等），既可以作为疗效评价指标，同时也是中医辨证的延伸，如幽门螺杆菌阳性可归于中医病邪“湿热”的范畴，糜烂也多为热象，息肉应属“痰湿”“痰瘀”范畴，萎缩性胃炎多为虚证。了解患者消化道局部的病变，同时结合患者整体状况，综合考量，辨别病变的寒热虚实，在通常的脾胃病寒热虚实辨证的基础上，需注意以下几方面：

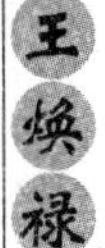

辨虚实：症状上，胃痛，新痛多实，久痛多虚；舌脉上，舌胖齿痕多为脾虚的标志，观察舌苔尤为重要，虚证多为薄白苔或薄黄苔，尤其薄黄苔，通常易被认为是实热之症，但薄黄苔是生理条件下允许的，不应作热象解释。体质上辨胖瘦、辨虚实，瘦人多为脾虚。

辨邪实：脾胃病的邪实多为湿热，亦有湿热夹瘀。口腔异味、大便黏腻不爽臭秽，胃脘灼热感，舌苔黄腻以及镜下黏膜糜烂、幽门螺杆菌阳性均提示湿热的病机。

单纯的脾胃虚弱多夹寒，久病必虚，久病必瘀，所以要注意化瘀的问题。对于久病，病程有一二年以上就可以算是

久病。

寒热错杂证，如半夏泻心汤证患者，多是虚实错杂而以实证为主。

由于现代人的生活方式不能如古人所言“饮食有节，起居有常，不妄作劳”，导致虚实夹杂即“脾虚湿热”的证型日趋多见。

三、精细辨证，详分证型

1. 脾胃湿热

症见脘腹痞闷，呕恶厌食，肢体困重，大便黏腻不爽，口中浊气，舌苔黄腻，多见于慢性浅表性胃炎，糜烂性胃炎等，多伴有幽门螺杆菌阳性。治以清热化湿，理气和中，以薏苡竹叶散加减：薏苡仁、竹叶、白豆蔻、甘草、金银花、蒲公英、败酱草等。

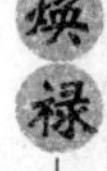

2. 湿热瘀阻

症见胸骨后或剑突下烧灼感或疼痛，反酸，吞咽不顺，舌质红绛，舌苔黄腻等，多见于食道炎、反流性食管炎等。治以清热利湿化瘀，药用：红藤、三棱、莪术、三七粉、金银花、蒲公英、败酱草、川贝粉、海螵蛸、瓦楞子等。

3. 食滞胃脘

症见脘腹胀痛，嗳腐吞酸，干噫食臭，纳呆厌食，大便不调，舌苔黄白厚略腻或偏干，脉滑，多见于消化不良患者，是胃黏膜的炎症改变导致上述症状。治以消食导滞为主，药用：焦四仙、莱菔子、鸡内金、大黄炭、厚朴、木香等。

4. 脾胃虚弱

症见食少纳呆，脘腹胀满，大便溏稀，倦怠懒言，舌质淡红，舌胖有齿痕，薄白或薄黄苔，脉弱，多见于萎缩性胃炎，或慢性非萎缩性胃炎体质虚弱的患者。治以益气健脾为主，加味四君子汤：党参、炒白术、茯苓、炙甘草、鸡内金、炒谷芽、炒麦芽等。

5. 脾胃虚寒夹瘀

胃脘隐痛多年，喜暖喜按，食少纳呆，口淡不渴，四末不温，形体瘦弱，大便或溏薄或干稀不调，舌质淡红，舌苔薄白或薄黄，脉沉，多见于胃溃疡、慢性胃炎体质虚弱者。治以温中散寒，健脾补虚，化瘀止痛，采用经验方建中失笑散：炙甘草、白芍、肉桂、生姜、大枣、生蒲黄、五灵脂。该方为临床验证有效方剂，特别对于胃溃疡、十二指肠溃疡属脾胃虚寒者，用之甚效。

6. 脾虚湿热

多见于慢性病患者，症见手脚冰凉、畏寒、舌胖齿痕、大便泄泻或黏腻不爽、畏寒等虚象，亦可见到黄厚腻苔、口腔异味等湿热的表现，虚象与湿热兼而有之，可见于慢性浅表性胃炎、糜烂性胃炎等，可伴有幽门螺杆菌阳性。本《黄帝内经》“间者并行”的原则，健脾与清热利湿同用，但具体到个案，又权衡脾虚与湿热孰重孰轻，选择健脾药与清热利湿药的轻重比例，具体用药可从健脾药与清湿热药中酌情选取。

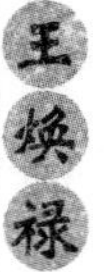

四、脾胃一虚，百病丛生，从脾论治，诸病易瘥

皮肤病从脾胃论治：如湿疹，是脾胃运化水湿功能异常，导致皮肤排湿能力下降所致，虽然肺主皮毛，但皮肤的水液代谢是脾在斡旋。急性期清热利湿为主，不忘健脾，缓解期则以健运脾胃为主。临床观察发现，湿疹的患者往往都

有脾虚之象，其中胖大齿痕舌是最常见的症状。

代谢病从脾胃论治：如痛风病，属中医湿热痹范畴，是脾的升清降浊功能失常，浊阴不降所致。急性期以清热利湿，祛风止痛为主治疗，但若患者有脾虚之象的亦要兼顾调脾胃，酌加健脾而不助湿热之品，如薏苡仁、白扁豆等，缓解期一定不忘健运脾胃。

妇科病从脾胃论治：如经漏，临床见到青春期，或更年期月经先期量多，或月经淋漓不尽的患者，在补肝肾调冲任的基础上，加健脾之山药、莲子等，疗效往往较单纯补肝肾调冲任好。带下病更是注重健脾，因脾虚运化失常，湿浊下注才形成带下病。

五、脾胃病常用方药及用药精义

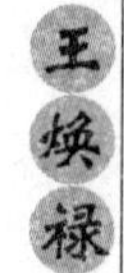

选方用药师古不泥古，仲景之重胃气、建中气的思想对后世影响深远，经验方建中失笑散即化裁于《伤寒论》小建中汤；金元时期李东垣重视脾气升发一面，用药轻灵，健脾益气药的使用亦多药量不大，补而不滞。经验方加减薏苡竹叶散即化裁于清代吴鞠通的《温病条辨》中湿热相关内容。古人的经验虽然宝贵，但在临床应用时，又灵活化裁，圆机活法，本着“有是证用是方，有是证用是药”的原则。

具体用药方面：

健脾补气药：临床上常用黄芪、党参、白术、炙甘草健脾益气，气虚重者，党参可易红参粉 3 克冲服。对于偏于阳虚的患者，补气即可温阳，尤其是党参、黄芪，而少用附子、肉桂等温燥药，益气健脾即可达到回阳的目的，而过用温燥药往往会导致温燥伤阴之弊。

行气和胃药：轻者多用厚朴、清半夏、砂仁、木香，重者加用檀香、沉香。

化瘀药：久病虚者加生蒲黄、五灵脂；实证多用三棱、莪术；三七粉虚实均可用。

制酸药：实证用吴茱萸、黄连；虚证多用川贝粉、海螵蛸或红豆蔻。

清利湿热药：常用生薏苡仁、竹叶、白豆蔻，清热解毒用金银花、蒲公英、败酱草，该三味药同用有杀灭幽门螺杆菌作用。

消积导滞药：常用炒谷芽、焦四仙、莱菔子、鸡内金、大黄炭。

此外，应善用现代药理知识：川贝粉、红豆蔻有较好的抑制胃酸作用，传统的具有抑制胃酸作用的乌贝散，浙贝母改用川贝母效果更好，且一定要用川贝粉，不仅抑制胃酸而且解痉止痛；金银花、蒲公英、败酱草有抑制幽门螺杆菌的作用，在辨证的前提下应用，可使幽门螺杆菌转阴。

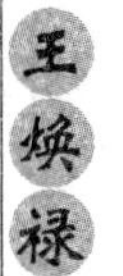

六、辛散祛风药在脾病中的应用

脾胃病临床多见，辨治时处方中根据药证酌加一两味辛散祛风药，可明显提高治疗效果，有时甚至起到四两拨千斤的作用。如：脾虚气陷加用柴胡、升麻；脾虚水泛加用防风、桂枝；暑季脾虚湿盛加用薄荷、香薷；胃阴不足加用葛根；肝火犯胃加用菊花等。脾脏喜燥恶湿，脾气主升，祛风药多具辛散之性，能发挥升阳祛湿之效，与脾之喜恶特性恰好吻合。在脾病辨治中应用辛散祛风之药，符合脾脏的生理、病理特征。

1. 历史渊源

李东垣《脾胃论》，载方63首，方中含有辛散祛风药者36方，包括防风、羌活、独活、藁本、升麻、柴胡、葛根、桂枝、麻黄、蔓荆子、荆芥穗、薄荷等，其中又以升麻、柴胡、羌活、防风最为常用，在羌活胜湿汤、除风湿羌活汤、升阳散火汤、胃风汤、助阳和血补气汤、升阳除湿汤、生姜和中汤、神圣复气汤等方中，辛散祛风药使用均在四味或四味以上。

2. 脾病病机

脾为阴土，喜燥恶湿。叶天士指出："太阴湿土，得阳始运，阳明燥土，得阴自安；以脾喜刚燥，胃喜柔润也。"脾有运化水湿的功能，脾阳虚弱，运化失司，则易致水湿内停，而水为阴邪，一旦停聚，又会困遏脾阳，阻滞气机，加重脾阳虚衰，如此水湿内停和脾阳虚弱互为因果，是导致脾病发生的原因之一。脾气主升，以升为健。脾胃为后天之本，气血生化之源，饮食水谷经过脾胃的运化吸收，在脾气升清的作用下，将精微物质布散全身，故脾气以上行为顺，脾气升清是水谷精微布散的始动力，也是确保胃气下降的平衡力之一，若脾气不升，必致水谷不布、清阳下陷，引发一系列脾胃病发生。

《素问·至真要大论》曰："湿淫所胜，平以苦热，佐以酸辛，以苦燥之，以淡泄之。"在苦味燥湿，淡渗利湿的基础上，佐以辛散祛风药，可明显提高利湿效果。辛散祛风，风性偏燥，风胜则干，能燥湿，同时风性善行走窜力强，能行气发散，宣散湿浊，防止湿邪凝聚，以解除湿邪困脾。辛散祛风药辛温通达，其性升浮，能振奋脾气以助脾阳升腾。李东垣曰："诸风药升发阳气，以滋肝胆之用，是令

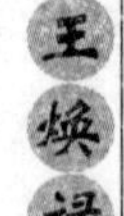

阳气生，上出于阴分。”《素问·保命全形论》指出“土得木而达”，脾为阴土，全赖肝木的条达疏泄及升发作用，脾阳方能健运生化，风药属木，能疏达肝气，调节脾胃的气机升降。

3. 常用药药证

桂枝：温扶脾阳以助运水，可用于脾阳不运、水湿内停之痰饮病，或水湿外溢之水肿证。

紫苏：行气宽中除胀，和胃止呕，用治中焦气机郁滞之证。

香薷：化湿和中祛暑，用于风寒感冒兼脾胃湿困。

防风：升清燥湿，可用于脾虚湿盛、清阳不升之泄泻。

薄荷：疏肝行气，化湿合中，用于肝胃不和，或夏令感受暑湿兼脾胃湿盛。

菊花：清肝热，平肝阳，用于肝火犯胃之证。

柴胡：升举脾胃清阳之气，用治中气不足、气虚下陷之证；疏肝解郁，用于肝失疏泄、气机郁阻。

升麻：善清阳明热毒，用治胃火牙痛；善引脾胃清阳之气上升，用治中气不足、气虚下陷之证。

葛根：于清热之中鼓舞脾胃清阳之气上升，且有生津止渴之功，用治热病口渴、阴虚消渴、泻痢。

（王洪蓓　黄　莉）

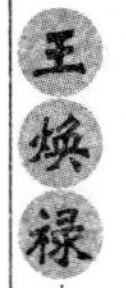

反流性食管炎辨治经验

一般认为，反流性食管炎归属于胃食管反流病。胃食管反流病是指胃内容物反流入食管，引起不适症状和（或）并发症的一种疾病。临床上胃食管反流病分为非糜烂性反流

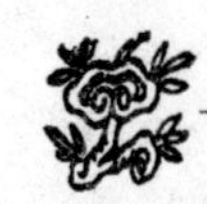

病、反流性食管炎和巴雷特食管3种类型。非糜烂性反流病是指存在反流相关的不适症状，但内镜下未见巴雷特食管及食管黏膜破损。反流性食管炎是指内镜下可见食管远段黏膜破损。巴雷特食管是指食管远段的鳞状上皮被柱状上皮取代。

一、关于病名

胃食管反流病临床表现多样，可出现反酸、反食、烧心、胸痛、咽喉异物感、吞咽困难、上腹痛、腹胀等不同症状。目前胃食管反流病尚无直接对应的中医病名，根据其临床主要表现，在古代文献“吞酸”“反胃”“胸痹”“呃逆”“梅核气”“噎膈”“胃脘痛”“痞满”等范畴中都可找到相关内容的描述。

上述病名，有的反映了反流的特点，如“吞酸”“反胃”“呃逆”，有的反映了食管病变的特点，如“胸痹”“噎膈”“梅核气”应为食管炎的食管上段的症状，而“胃脘痛”“痞满”更应归属到胃病范畴。

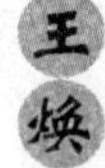
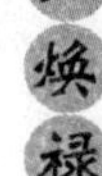

2009年《胃食管反流病中医诊疗共识意见（2009.深圳）》认为，目前胃食管反流病尚无对应固定中医病名。根据主症归属于“吐酸”“食管瘅”等范畴，部分专家认为，约有40%的患者没有“吐酸”症状，因此，提出以“食管瘅”作为胃食管反流病的中医病名基本上可反映本病的病位、病因病机与主症。

瘅，《说文解字》谓：“瘅，痨病也。从疒，单声。”《尔雅》谓：“瘅，劳也。”《素问·奇病论》：“此五气之溢也，名曰脾瘅。”王冰注：“瘅，谓热也。”《素问·脉要精微论》：“瘅成为消中。”王冰注：“瘅，谓湿热也。”通过对

“瘅”的解读，食管瘅一方面提示“热”“湿热”为病机特点，一方面提示该病病程较久。食管瘅更符合反流性食管炎或食管炎的病变特点。

二、辨证

1. 病变的脏腑归属——胃（食管）、肝

中医学认为，反流性食管炎病位在食管，食管自咽至胃，属胃所主，《难经集注》称之为“胃之系”。《医贯》尝谓：“咽系柔空，下接胃本，为饮食之路。”称食管为“咽系”，具“柔空”之性，即生理上具有柔软、通畅的特性，其气机与胃相连，通过蠕动将食团送至胃中，其以通降为顺。

反流性食管炎的形成是由于抗反流机制下降和反流物对食管黏膜攻击作用的结果，包括食管壁防御机制下降、食管体部清除功能减弱，胃食管交界抗反流的作用减弱（最主要为下食管括约肌出现经常或频繁的一过性减低）；反流物的攻击因子，是指反流物内胃酸、胃蛋白酶、胆盐及胰酶。反流性食管炎轻者仅有上皮基底膜增厚，嗜酸性粒细胞及淋巴细胞增多；重者食管黏膜上皮糜烂、溃疡甚至穿孔，亦可致瘢痕狭窄。

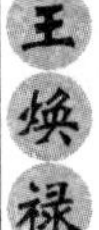

反流性食管炎包括反流和食管局部炎症两部分，反流是动力异常，如食管体部清除功能减弱，胃食管交界抗反流的作用减弱，胃排空时间延长等，即食管失其通降之性；食管局部炎症提示食管失其柔空之性。

另外，反酸为反流性食管炎主症，刘完素在《素问玄机原病式·六气为病·吐酸》中说：“酸者，肝木之味也。由火盛制金，不能平木，则肝木自甚，故为酸也。”《四明心传》云：“凡为吞酸属肝木，曲直作酸也。”所以肝亦在

反流性食管炎的发病中占有重要地位。

2. 病邪辨证

从病邪的角度认识反流性食管炎，反流性食管炎包括“气逆”“湿热”“血瘀”三部分病机。

首先，中医有“百病生于气”之论，其中“怒则气上”与反流病密切相关，临床见到许多反流性食管炎患者，多在暴怒、情志不遂之后出现反流症状的加重，此乃怒则气上，气上则携酸或食物上反，故疏理气机，降其逆气为其治则。

其次，反流性食管炎存在湿热病机。《素问·至真要大论》曰：“诸呕吐酸，皆属于热。”胃酸存在于胃中是正常的，但其上泛至食管即成为一种致病因素，具湿热之性，脾胃湿热者多胃酸偏多，故胃酸偏多本身也提示湿热的存在，虽然可以从脾失运化则生湿浊，湿郁日久则化热，而成湿热并见之证解释，但此时清利湿热是本，而不应该健脾。临床见到患者多有胸中灼热，反酸明显，胃镜下见到食管黏膜充血、糜烂病变，都提示有湿热的存在，这是具湿热之性的胃酸反复刺激食管黏膜造成的食管黏膜呈现充血、糜烂的湿热之象。

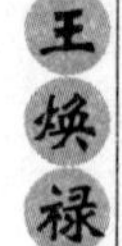

反流性食管炎患者多有胸痛症状，且多见舌质暗、瘀斑，舌下脉络增粗，提示反流性食管炎应从瘀辨治，此瘀乃湿热内蕴久蒸，致使瘀阻内生，且久病必瘀。反流性食管炎有上皮基底膜增厚、局部血供不畅及瘢痕狭窄都提示了瘀的存在。

三、论治

治疗食管炎既要治已成之病，又要控制成病之因。食管炎应为食管局部的湿热蕴结、脉络瘀阻，而反流的症状提示

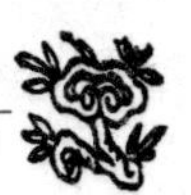

肝胃不和、肝胃郁热，但如果只是解决反流，即疏肝和胃、清肝降逆，不顾及食管局部病变，不清热利湿、活血化瘀，则只是解决了损伤的因素，而没有解决损伤的结果，所以要辨病辨证结合治疗，对于已成之病要清热利湿、活血化瘀，对于成病之因，即持续性损伤，要疏肝和胃、清肝降逆。

治疗反流性食管炎的基本方为红藤棱莪煎，基本组方：红藤、三棱、莪术、三七粉、金银花、蒲公英、败酱草、海螵蛸、川贝粉、瓦楞子。加减：反酸明显，加黄连、吴茱萸；呃逆、嗳气明显，加旋覆花、生赭石、清半夏，气虚或久服上方（服药≥2 个月），加生黄芪、党参；两胁胀痛，情志不舒，加白梅花、玫瑰花、青皮。

方中红藤性味苦平，具解毒消痈、活血止痛、祛风除湿的功效，三棱、莪术化瘀兼有理气之功，三七性温味辛，具有散瘀止血、消肿定痛的功效，金银花、蒲公英、败酱草清热解毒，三味药对幽门螺旋菌有一定的杀灭和抑制作用，海螵蛸、瓦楞子、黄连、吴茱萸和胃降逆、对症抑酸。

反流性食管炎，是食管失其柔软通畅之性，治疗可以复其柔软通降之性。胃以通降为顺，所谓通者，叶天士尝谓："通字须究其气血阴阳，便是看诊要旨矣。"清·高士宗《医学真传》曰："通之之法，各有不同，调气以和血，调血以和气，通也；上逆者使之下行，中结者使之旁达，亦通也；虚者助之使通，寒者温之使通，无非通之之法也。"通过清热利湿、活血化瘀、和胃降逆、对症抑酸达到了恢复食管柔通之性的目的。

（王洪蓓）

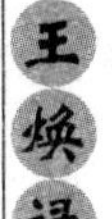

湿热胃痛论治

胃痛又称胃脘痛，是以上腹胃脘部近心窝处经常发生疼痛为主要症状。胃痛是临床上常见的一种病证，本病的记载，始见于《黄帝内经》。历代医家治疗胃痛的方法很多，不外乎益气、温中、理气、和胃。到了金元，朱丹溪才提出了胃痛的病因亦有“郁而生热，或素有热，虚热相搏，结郁于胃脘而痛”。胃痛亦有属热之说，至丹溪而畅明。胃痛发作，与肝脾关系最为密切。近二十年来，生活节奏加快，人压力加大，饮食高热量，都使脾胃病发病率增加。从中医理论和临床实际来看，湿热胃痛占有极高的比例，换言之，湿热胃痛，是以湿热为核心病机，气滞、脾虚、食滞乃为继发或兼夹病机。

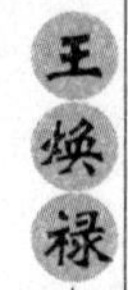

一、病机特点

现代人常常饮食失节，生冷无度，起居失常，感受湿热之邪，或偏嗜肥甘厚腻，酿湿生热，或肝郁不舒，疏泄失职，脾运失健，湿邪内生，郁而化热，都可导致湿热中阻。湿热阻于中焦，客于胃脘，气机不畅，不通则痛。

二、辨证要点

以胃痛和脾的运化功能障碍，湿热内蕴为诊断依据。临床表现：胃痛表现为胀痛或有灼热感，脘腹痞闷，呕恶厌食，口臭，肢体困重，大便溏，舌红苔黄腻。湿热之邪蕴结脾胃，阻滞气机，受纳运化失职，升降失常，故胃胀痛有灼热感，脘腹痞闷，呕恶厌食。腐浊之气上逆则口臭。湿热阻

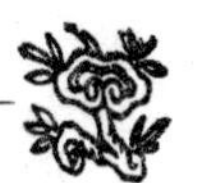

滞经络，则肢体困重。湿热交阻下迫，则大便溏泄不爽。舌红苔黄主热，逆主湿，均为湿热内盛之征。

三、治法

清热化湿为根本治法，止痛是关键步骤。首当其冲要清热化湿，恢复脾主运化、升清的功能。脾胃湿热，采用辛开苦降法，湿之产生，责之于脾，故与芳香醒脾，以利运化。若湿邪较重者，要注意理气，气行则水行，有利祛湿。热邪重者加用活血药，热灼胃络，胃络瘀阻，不通则痛，气行则血行、气郁则血瘀，先病而治。

四、经验方药

1. 选方病证结合

方用薏苡竹叶汤治疗，随证加减。脾胃湿热引起的胃痛，近几年才在临床多见，以前都是以寒邪客胃、饮食停滞、肝气犯胃、肝胃郁热、瘀血停滞、胃阴亏虚、脾胃虚寒几个证型论治，从湿热论治很少。

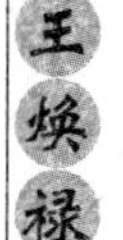

2. 方解

生薏苡仁健脾渗湿清热；竹叶清热除烦，导邪热从小便出；白豆蔻化湿行气；肿节风清热解毒，活血散瘀；金银花清热解毒；蒲公英清热解毒利湿；败酱草清热解毒，祛瘀止痛；延胡索行气止痛；三七粉活血化瘀止痛。诸药相合，可使湿浊得化，热邪得清，疼痛能止。有呕吐重者加半夏、竹茹；口苦甚加柴胡、黄芩、金钱草；纳呆者加鸡内金。

3. 组药的应用

生薏苡仁、竹叶、白豆蔻：生薏苡仁甘、淡，微寒，归脾、胃、肺、大肠经，有利水渗湿、除痹、清热排脓、健脾

止泻诸多功效，《本草纲目》记载生薏苡仁有“健脾益胃，补肺清热，祛风胜湿……”之效；竹叶甘、淡，寒，归肝、胃、小肠经，有清热除烦、利尿的功效；白豆蔻辛，温，归脾、胃经，有化湿行气，温中止呕之效。三药配伍，化湿清热，行气开胃，导邪热从小便出，寒、温并用，药性平和。此组合也适用于湿热引起的其他脾胃疾病。

金银花、蒲公英、败酱草：金银花甘、寒，归肺、胃、大肠经，有清热解毒之效；蒲公英苦、甘，寒，有清热解毒，利湿之效；败酱草辛、苦，微寒，归胃、大肠、肝经，有清热解毒，消痈排脓，祛瘀止痛之效。三药组合，清热解毒，利湿祛瘀止痛。临床应用此组合治疗急、慢性胃炎有很好的疗效，此三药有抗幽门螺杆菌作用。此组合也可用于胃溃疡、胃恶性肿瘤证见热邪者。

（樊兰英）

慢性便秘论治经验

慢性便秘即大便秘结不通，指排便间隔时间延长，或虽不延长但排便困难者，临床表现为排便次数每周少于3次，伴有排便不畅，时间延长，粪便量少质硬，或有排便不尽感。慢性便秘中，经各种检查未发现器质性病变者，称为功能性便秘。其在慢性便秘中占有很高的比例。本病可发生于任何年龄，以往中老年人多见，现在青壮年，尤其青年女性亦不少发病。大多病史较长，从几个月到数年不等，均有服泻药史，有的甚至靠泻药维持排便。慢性便秘为临床常见病，其中医辨证固分虚实，但实秘易治，虚秘难调，虚秘固分气、血、阴、阳之不同，与肠腑、肺、脾胃、肝、肾相

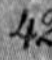

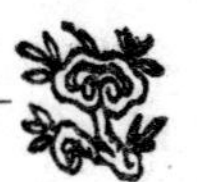

关。慢性便秘，从中医理论和临床实际来看，脾虚便秘占有极高的比例，换言之，慢性虚性便秘，是以脾虚为核心病机，气滞、津亏、肾虚乃为继发或兼夹病机。

一、病机特点

1. 脾虚运化无力则糟粕形成异常

脾胃参与饮食物的消化过程，脾主运化水谷，一方面是通过脾气的气化和脾阳的温煦作用，使饮食物化为水谷精微。饮食入胃，经胃的受纳和腐熟作用，使其初步消化并下达于小肠，经小肠受盛化物作用，使之进一步消化，分解成水谷精微和糟柏两部分。但胃和小肠的作用必须依赖于脾气的气化和脾阳的温煦作用，才能将水谷化精微、成糟粕，若脾虚（包括脾气虚、脾阳虚），则易致化精微、成糟粕的功能异常。成糟粕功能异常，则不能形成正常大便。

2. 脾虚气机升降失常，肠腑不降

大便的正常排泄依赖人体气机升降正常，大肠属六腑，六腑以降为顺。脾胃实为人体气机升降的枢纽，脾主升清、胃主降浊，二者虽然相辅相成，但对于慢性便秘而言，胃主降浊功能失常实际是由脾升清功能失常为主导的。

3. 肠道失濡亦源于脾

“脾气散精”至全身，为机体组织细胞提供能量营养，其中就包括维持肠壁细胞分泌肠液濡润肠道，脾“散精”功能异常，则易导致肠道失于濡润，《素问·太阴阳明论》篇就有“脾为胃行其津液”之说；另外，脾胃气机升降失常，造成糟粕久居肠腑，水分过度吸收，也是大便干结的一个原因。古人就有“阳既升而阴又降，则津液无干涩之虞，何患大肠之不通哉”之说。表面看起来是肠腑津液不足，

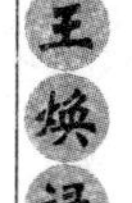

其本则在于脾胃运化和气机升降失常。

二、治法

1. 益气健脾是根本之法

现代人生活节奏快，工作压力大，常常不遵循古人“食饮有节，起居有常，不妄作劳”的告诫，反倒是饮食失节，生冷无度，起居失常，加之滥用泻药，更加重了脾胃的损伤，古人云“饥则脾伤，饱则脾困，劳则脾乏，逸则脾滞”，所以现代人虽然食物种类繁多，营养水平提高了，但脾胃的功能却下降了。所以要解决慢性便秘的问题，首当其冲要健脾复运，恢复脾主运化、升清的功能。

益气健脾应选用人参、黄芪、白术等为主组方，黄芪味甘，气微温，入肺脾经，功擅益气补虚，《本经疏证》谓之：直入中土而行三焦，故能内补中气……能中行营气……能下行卫气。《神农本草经百种录》谓之：补虚，补脾胃之虚。黄芪升提脾气，为治疗脾虚便秘的要药，要重用。用黄芪正符合脾得升胃始降之理，清代名医陈士铎有“阳气一升，阴气立降，安能阻塞哉”之说。其次，健运脾胃，首推白术，尤须重用，一般都在30克以上。现代研究证明，白术有促进肠胃分泌的作用，可使胃肠分泌旺盛，蠕动增速。气虚甚者，可加红参健脾益气温阳，如果恣食生冷或过用苦寒药损伤脾阳，阳虚生内寒，阴寒凝滞，肠道失于温通可致便秘。症见排便困难，但粪质并不干硬，伴腹中冷痛，手足不温，苔白不渴，脉沉迟等，治宜温脾润肠通便，用附子、干姜、白术等为主组方，亦可加温肾润燥之巴戟天、肉苁蓉、仙灵脾等。

恢复脾胃功能对于慢性便秘的治疗是一个较长期的过

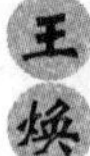

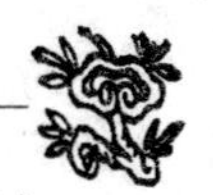

程，健脾复运不像是使用泻下药，效果立竿见影，所以在纠正饮食起居不合理方面的同时，要告知患者，要做较长期调理的准备。

2. 调畅气机是关键步骤

六腑以通为用，糟粕内停，邪阻气滞，故以行气通腑、泄浊为要。行气多选用枳实、厚朴、莱菔子、木香、清半夏、沉香，以行胃肠道气滞。但行气导滞必须以健脾益气为先导。

3. 标本缓急，灵活用药

（1）对药的使用

黄芪、生白术：黄芪配伍生白术健脾助运，恢复脾胃功能，协同增效。二药需久用方见效。尤其对于元气不足，大便不行却无脘腹胀滞者，更需守方应用，不可强为通利。

陈皮、杏仁：陈皮味辛苦性温，归脾肺经，理气健脾，燥湿化痰；杏仁味苦性微温，归肺、大肠经，止咳平喘，润肠通便。既调畅肺脾大肠气机，又有濡润肠道的作用。而且二药平和，无耗气伤脾之嫌。

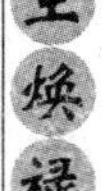

大黄、附子：大黄味苦性寒，具“荡涤肠胃，推陈致新，通利水谷道”（《神农本草经》）的功效，性走而不守，有“将军”之名。泻诸实热，荡涤肠胃间热，专治不大便。然其苦寒性猛，使用不当易诛罚无过，损伤正气（脾气）。大黄与附子相配，附子味辛性大热，回阳补火，散寒除湿止痛，虞抟谓之“禀雄壮之质，有斩关夺将之气，能引补气药行十二经”。二药配伍，附子辛热之性正可制约大黄苦寒之性，去性取用，行药势，大便通而无苦寒伤正之嫌。《金匮要略》大黄附子汤、《千金要方》温脾汤以作温下寒积之用。虽然无伤正之嫌，但只作为对症使用，若大便通畅，则

考虑减量，不宜过久使用。

（2）药用缓急

缓药：如决明子、制首乌等，二药具有通便作用，但作用和缓，若兼有肝阳上亢或精血不足者可用。

急药：大黄、芒硝，中病即止，不宜久用。据现代药理研究证实，大黄主要含有蒽醌类和鞣质两种成分，二者作用相反，蒽醌类有致泻作用，起效快，作用时间短；而鞣质具涩肠之功，起效慢，作用缓和而持久，故大黄多在急性、热性便秘时应用，大便通畅即停服。芒硝兑服，源于仲景《伤寒论》。早兑服较好，否则影响夜间睡眠。

（3）增液行舟：前医有增液行舟之法，多用于热病后期肠燥津亏，如增液汤、增液承气汤。但对于慢性便秘，过多使用养阴药有滋腻之嫌，因慢性便秘关键在脾，脾乃喜燥恶湿，确有阴伤，滋阴药要酌情使用。

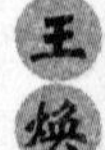
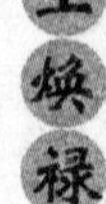

（4）养血润燥：确有血虚症状，可选用当归、白芍、生地黄、制首乌等。

（王洪蓓）

肾病论治

中医肾病学所涵盖的病证，多指临床出现水肿、少尿、尿常规异常，严重者伴有高血压、血脂异常、肾功能异常，包括西医急性肾炎、慢性肾炎、肾病综合征所出现的各种临床症状和体征及异常理化指标。肾病的发生发展是由多种因素相互作用的结果，是机体正气盛衰与邪气强弱之间相互斗争、相互作用、此消彼长的过程。中医整体观念、辨证论治的特色，对肾病治疗有其独特优势。

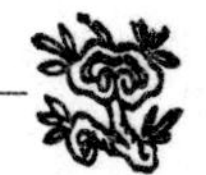

一、辨证论治，细分表里

肾病辨证不能只局限于肾，当根据证候细分表里。许多肾病的急性期和慢性肾病急性发作期，是因外邪侵袭，正邪相争于肌表，从而出现发热、恶寒、遍身水肿、脉浮等表现，此时邪在肺卫，肺失宣肃，水道失调，治疗当宣肺利水，清热解毒。若邪气循经入里化热，热邪损伤肾络，迫血下行精微外泄，出现血尿、蛋白尿等理化指标异常，此时多在急性肾炎热退阶段，或局灶性肾炎，或过敏性紫癜伴肾炎的患者，则应清热解毒凉血止血。

二、治病求本，当辨阴阳

肾病的本质是正虚，主要表现在肾虚，而肾藏阴阳，故治疗肾病之本在于辨肾虚之阴阳所偏。肾藏精为先天之本，内藏肾阴肾阳，为人体生长发育之根，脏腑机能活动之本，一有耗伤则当辨肾阴不足或肾阳亏虚。西医认为，肾病综合征的发生与免疫复合物沉积有关，治疗首选免疫抑制剂肾上腺皮质激素，并主张应用足量激素，迅速控制病情后逐步撤减。由于激素类似中药的“纯阳之品”，大剂量应用时患者往往出现肾阴虚之证，此时当滋肾阴清虚热为主。肾藏精、肝藏血，精血同源，肝肾同源，肾阴虚即为肝肾阴虚，故治疗应滋补肝肾之阴。撤减激素时，由于外源性激素对内源性激素的长期抑制，致使内源性激素分泌不足，患者出现激素撤减综合征，其表现多符合肾阳虚证，治疗当温肾阳，祛痰湿。肾为先天之本，脾为后天之本，先天赖后天之供养，肾阳虚实为脾肾阳虚，治疗中当脾肾双补。当然，阴阳互根互用，有道“善补阳者，必于阴中求阳；善补阴者，必于阳

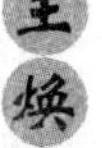

中求阴”。

三、标本兼顾，权衡虚实

肾病病程较长，迁延反复，本虚标实的病机可出现在疾病的各个阶段，治疗当标本兼顾，权衡虚实。肾病患者可见神疲乏力，食欲不振，面色㿠白或晦暗，腰膝酸软等本虚之象，同时又见水肿，恶心，腹胀，二便不调，舌质红绛或淡暗，舌苔黄腻或白厚，舌下脉络紫黯怒张等水、痰、浊、瘀、毒阻滞之标实之征。肾病蛋白尿，多责之于肾虚封藏失司，脾虚肾关不固，脾肾两虚失于统摄封藏，加之久病入络，瘀阻肾络，经气不利，精微外溢下泄而成，属于虚实夹杂之证。有些肾病患者无临床症状，仅以反复血尿为主诉，而血尿的发生多责之于血虚有热，瘀血阻络，亦为虚实错杂之证。因此，本虚标实病机贯穿于肾病发展的各个阶段，治疗中注意扶正与祛邪并用，扶正不碍邪，祛邪不伤正。

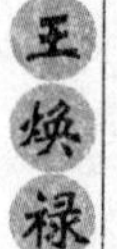

四、治肾六方

肾Ⅰ方

【方药】麻黄　防风　生桑皮　泽泻　白茅根　大蓟　小蓟　金银花　车前子炭

【功能】宣肺利水，清热解毒。

【主治】一身尽肿，先眼睑及颜面浮肿，后延及全身，伴咳嗽，咽痛，发热等。

【方解】本方适用于风水阻遏、肺气失宣之证。临床常用于急性肾炎，慢性肾炎急性发作期。方中麻黄、防风、桑皮、泽泻、车前子炭宣发肺气，通利水道；金银花、大小蓟、白茅根清热解毒凉血；车前子炭兼有止血尿作用。本方

治肿，突出宣肺利水之功。肺为水上之源，主一身之表，外合皮毛，一旦被风邪所伤，肺气失于宣发，风遏水阻则发为水肿。个别患者浮肿消退后，有蛋白尿复升情况。

【加减】发热者，加生石膏；麻黄不影响肾炎的症状性高血压，浮肿消退，血压亦可下降。

肾Ⅱ方

【方药】金银花　连翘　白茅根　大蓟　小蓟　赤小豆　白及　当归　车前子炭　血余炭　积雪草　接骨木

【功能】清热解毒，凉血止血。

【主治】尿如洗肉水色，或尿少涩赤，镜检可见少量或大量红细胞。

【方解】本方适用于热伤血络、迫血下行之血尿证。临床常见于急性肾炎水肿消退后，或局灶性肾炎，以血尿症状为主。方中金银花、连翘、白茅根、大小蓟清热解毒凉血；白及、当归、血余炭、赤小豆、车前子炭止血养血利尿；积雪草、接骨木抑制蛋白尿。本方服至血尿消失为止。

【加减】血尿长期不愈，加三七粉、旱莲草；尿少涩者，加石韦。

肾Ⅲ方

【方药】生地黄　熟地黄　山茱萸　山药　茯苓　泽泻　牡丹皮　党参　黄芪　益母草　红花

【功能】补肾益脾，养血活血。

【主治】腰膝酸软，身倦乏力，夜寐不安，眼睑微肿，尿蛋白阳性，少量红细胞或见管型者。

【方解】本方适用于脾肾两虚，以肾虚为主且久虚夹瘀者，临床常见于慢性肾炎见上述症状者。本方以六味地黄丸为主方滋补肾阴；党参、黄芪补脾益气；生熟地黄、益母

草、红花养血活血。

【加减】蛋白尿者，加煅牡蛎、血余炭、积雪草、接骨木；阳虚者，加附子、肉桂。

肾Ⅳ方

【方药】党参　黄芪　莲子肉　山药　菟丝子　熟地黄　金樱子　益母草　红花

【功能】补脾益肾，养血活血。

【主治】面部及下肢轻度浮肿，面色苍白，身重乏力，腰膝酸软，蛋白尿阳性，尿中红、白细胞少量，或偶见管型。

【方解】本方适用于脾肾两虚，以脾虚为主，且久虚夹瘀者。临床常见慢性肾炎见上述症状者。方中莲子肉、山药、党参、黄芪补脾益气；金樱子、菟丝子、熟地黄补肾益阴；益母草、红花活血养血。

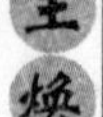

【加减】蛋白尿重者，加煅牡蛎、血余炭、积雪草、接骨木；水肿明显者，加茯苓皮、车前子；阳虚明显者，加附子、肉桂。

肾Ⅴ方

【方药】白芍　牡丹皮　生地黄　白茅根　大蓟　小蓟　金银花　积雪草　接骨木　水牛角粉

【功能】凉血活血，清热解毒。

【主治】两腿皮肤可见紫色斑片，或小出血点，尿赤量少。

【方解】本方适用于毒热内蕴、迫血外溢之证。临床常见用于过敏性紫癜伴发肾炎而见上述症状者。本方以犀角地黄汤加味而成，水牛角粉清营凉血；生地黄、赤芍、牡丹皮清热凉血，活血散瘀；白茅根、大小蓟、金银花清热解毒，

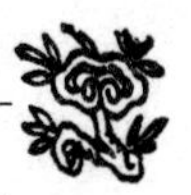

凉血止血；积雪草、接骨木抑制蛋白尿，改善肾纤维化。本方以犀角为佳。今已禁用，用水牛角粉代替。

肾Ⅶ方

【方药】仙灵脾　巴戟天　人参　黄芪　白术　附子　茯苓　木瓜　木香　草果　大腹皮　槟榔　生姜

【功能】补益脾肾，行气利水。

【主治】面色㿠白或萎黄，全身高度浮肿，腹部胀大，肢凉怕冷，大便溏，小便少而色清，腰膝酸软者。

【方解】本方适用于脾肾两虚、气滞水阻之证。临床多见肾病综合征有上述症状者。方中人参、生黄芪、白术补益脾气；木香、木瓜、草果、大腹皮、槟榔、茯苓、生姜行气利水，消除肿胀；仙灵脾、巴戟天、附片补益肾阳资助脾阳。

【加减】热邪内伏者，加白花蛇舌草、半枝莲、蜂房、积雪草、接骨木；水肿不退者，加抽葫芦；阳虚症状不明显者，减附片；水肿消退者，减木香、草果、大腹皮、槟榔、木瓜。

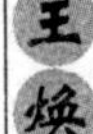

（黄　莉）

梅核气论治

一、历史沿革

梅核气是中医病证名，在古代文献中被描述为“咽中如有炙脔”“咽喉中如有物噎塞”。《灵枢·邪气脏腑病形》曰：“胆病者，善太息……心下澹澹，恐人将捕之，咽中介介然，数唾。”《金匮要略》描述了妇人“咽中如有炙脔”

的症状，及用半夏厚朴予以治疗。《诸病源候论》中云："咽中如有炙肉脔者，此是胸隔痰结与气相搏，逆上咽喉之间结聚。"《太平圣惠方》中云："亦有愁忧思虑，五脏气逆，胸膈痰结，则喉中如梗。"

二、病症结合

梅核气在临床上极为常见，以咽部梗阻不适，如梅核塞于咽喉，咳吐不出，吞咽不下，时发时止，不影响进食为主要表现。由于其病情缠绵，容易反复，初期病情较轻不受重视，至症状明显就医时多因病情迁延成难治之病，严重影响患者的学习、生活和工作。对梅核气的病因病机认识较为明确，认为多属情志不畅，肝气郁结，循经上逆，结于咽喉；或乘脾犯胃，运化失司，津液不得输布，凝结成痰，痰气结于咽喉所致。所谓"气不行则郁不解，痰不化则结难散"，故治疗多行气散结，降逆化痰，以半夏厚朴汤加减化裁。

临证对梅核气的辨治，除考虑梅核气本身中医证候辨别，还应重视患者西医诊断，将辨证与辨病紧密结合，临床方能取得满意疗效。梅核气的临床表现，可在西医学咽部神经官能症（咽癔症）、慢性咽炎、反流性食管炎、颈椎病等疾病中出现，临床治疗时需结合不同疾病的中医辨治特点，将梅核气的辨治与中医对上述不同疾病的辨治有机结合，不能仅局限于咽部神经官能症，必须思路开阔，方能做到有的放矢，临床取得满意疗效。

三、分病论治

咽部神经官能症：又称咽异感症，最常见的症状是咽部的异常感觉，如球塞感、瘙痒感、紧迫感、黏着感、烧灼

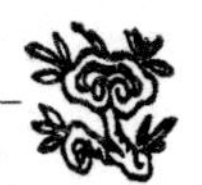

感、蚁行感、无咽下困难的吞咽梗阻感等，通过钡餐、咽喉镜、X线等，无阳性检查结果。还有部分病人有颈部不适感、紧迫感、自觉呼吸不畅以及咽喉部有物上下移动不定的感觉。女性患者居多，精神类型多较敏感、多疑或抑郁。此类患者属于狭义“梅核气”范畴，治疗以疏肝解郁，化痰散结为主，方选半夏厚朴汤加柴胡、香附、白芍、青皮、佛手、乌药、绿萼梅、甘松、缬草等疏肝理气解郁之品。

慢性咽炎：慢性咽炎是黏膜慢性炎症，表现为咽部不适，或疼、或痒、或干燥感、灼热感、烟熏感、异物感等；刺激性咳嗽，晨起用力咳出分泌物，甚或作呕。病程2个月以上，常因受凉、感冒、疲劳、多言等原因致症状加重。检查可见咽部慢性充血，加重呈暗红色，或树枝状充血；咽后壁淋巴滤泡增生，或咽侧索肿大；咽黏膜增生肥厚，或干燥、萎缩、变薄，有分泌物附着。慢性咽炎患者，因咽分泌物增多，故常有清嗓动作，吐白色痰液。对此类患者，在半夏厚朴汤基础上加用玄参、麦冬、川贝母、桑叶、石斛、玉竹、浙贝母、桔梗、牛蒡子、生地黄、郁金、生牡蛎等养阴清肺散结之品。

反流性食管炎：主要表现是咽部至胸骨后灼热或疼痛，多发生于餐后1小时内，尤其取平卧、弯腰俯拾体位时明显，疼痛可涉及剑突下、肩胛区、颈、耳部，有时放射至臂。伴有口苦咽干，咽中少量分泌物，平卧时觉分泌物增多，病重者可有咽下疼痛及间歇性吞咽梗塞感。常有呃逆，反胃，呕吐物呈酸味或苦味，偶含少量食物。上消化道钡餐X线检查、胃镜可帮助确诊。治疗反流性食管炎出现梅核气症状的患者，在半夏厚朴汤基础上加黄连、吴茱萸、龙胆草、金钱草、黄芩、乌贼骨、贝母、煅瓦楞、柴胡、枳壳、

炙甘草、党参、茯苓、焦三仙等药。

颈椎病：食管的上端和第六颈椎相连，第六颈椎出现增生，就会压迫和刺激食管，甚至造成食管周围炎症、水肿，从而在进食时产生异物感，出现慢性咽炎症状（颈咽症），如口干舌燥似有异物感，吐之不出、咽之不下，进食无碍，咽部稍有充血或变紫等。此类患者多伴有颈肩部僵硬不舒或疼痛感，通过颈部 X 线检查可以确诊。治疗此类患者时，在半夏厚朴汤基础上加用昆布、海藻、莪术、生牡蛎、木瓜、威灵仙、白芍、葛根、夏枯草等散结通络化瘀之品。

（黄　莉）

抑郁症治疗

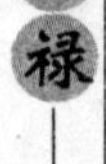

一、气机郁滞，责之于肝

本证多因情志不遂、精神抑郁，导致肝失疏泄，气机郁滞。因此，气郁是抑郁症产生的基础病机，贯穿于抑郁症发病的全过程。肝主疏泄，可以调节全身气机的运行，亦可以调畅情志。肝失疏泄，则气机运行失常，临床可见情绪低落的精神状态，并伴见胸闷不舒，善太息，胸胁胀满等症。治疗时，疏肝解郁法是治疗抑郁症的基本治疗方法，临床常用基础方为柴胡、枳实、白芍、八月札、香附、炒枣仁、菖蒲、远志、生龙骨。

二、痰浊内蕴，胆腑被扰

肝主疏泄，调节全身气机之升降出入。与其相表里的胆腑为“中精之腑”，喜清静，恶抑郁，亦主气机调畅。若肝

失疏泄，最容易影响胆的功能，造成胆气不利；若肝郁气滞，影响中焦脾胃的运化，造成气血津液运化失常，痰湿内生，二者侵扰胆腑，则胆气失于调达。胆失决断，临床上可以见到患者胆怯易惊、善恐、失眠、多梦等症状。因此，临床治疗时选用陈无择《三因极一病证方论》中所载的温胆汤加减治疗，意在化痰浊，利胆气，使脏腑功能恢复正常，气机调顺，神志自安。具体临床经验方药组成为清半夏、陈皮、茯苓、枳实、竹茹、胆南星、生甘草、菖蒲、白梅花。方中半夏降逆和胃、燥湿化痰为君；陈皮理气燥湿、茯苓健脾渗湿为佐；竹茹清热化痰、止呕除烦，枳实行气消痰，使痰随气下，为臣；甘草健脾和胃、协调诸药为使。胆南星、菖蒲化痰开窍；白梅花，疏肝理气。诸药合用，共奏理气化痰、清胆和胃之效。若肝火旺盛，加龙胆草、黄芩、栀子，清肝泻火；若肝郁气滞明显，加八月札、郁金，助白梅花疏肝理气解郁；若睡眠较差，加炒枣仁、远志、生龙骨，养心安神。

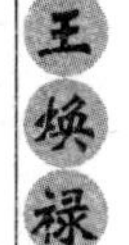

三、痰火内扰，心神错乱

由于情志不遂，气机郁滞，郁而化火，正所谓“五志过极皆从火化”。热伤津液，炼液为痰，痰火扰动心神；或木郁土不达，运化失常，痰湿内生，火邪夹痰浊上扰心神，痰火作祟，变化多端，故临床表现焦虑，悲观失望，烦躁易怒，胸胁胀满，多梦，或不寐，耳鸣，头晕，头胀，腹胀，口苦，咽有异物感，小便短赤，或咳喘痰稠，舌质红，舌苔黄腻，脉弦数或滑数等症。在上述表现中，患者烦躁易怒发作程度较重，甚则暴怒不能自控。临床治疗时，选用礞石滚痰丸加减变化。其经验方药组成为青礞石、黄芩、大黄、沉

香面、炒枣仁、菖蒲、清半夏、胆南星。方中青礞石甘、咸、平，坠痰下气，平肝镇惊安神；黄芩清热泻火；大黄清热泻火，使热从大便清；沉香降气安神；半夏、胆南星燥湿祛痰；炒枣仁、菖蒲化痰安神开窍。全方配伍共奏逐痰泻火、宁心安神之效。若伴肝火旺盛，方中加龙胆草、栀子清肝泻火；若肝阳亢逆，加珍珠粉、生石决明平肝潜阳。

四、心肺阴虚，心神被扰

对于素体阴虚的患者，适逢情志不遂，气郁化热，郁热伤及心肺之阴，加重原有阴虚之候，阴虚内热，百脉受病，亦可发病。临床症见患者情绪低落，对生活缺乏兴趣，“意欲食不能食，常默默，欲卧不能卧，欲行不能行，饮食或有美时，或有不用闻食臭时，如寒无寒，如热无热……诸药不能治……如有神灵者，身形如和，其脉微数”（《金匮要略·百合狐惑阴阳毒病》）等诸多神经症样表现。因此，临床治疗时选用百合知母汤（或百合地黄汤）加味化裁治疗。具体经验方药为百合、知母、炒枣仁、菖蒲、远志、生龙骨。方中百合养阴润肺，知母清热养阴，若热象较重，则易生地黄清热养阴、凉血。由于抑郁症临床多见睡眠障碍及气郁表现，方中配伍生龙骨、远志、菖蒲、炒枣仁，安神定志；菖蒲、远志二药味辛，又有辛散之功，可助疏理气机、解郁开窍。若患者为处于围绝经期的中年妇人，临床伴见善悲欲哭之证，则上方加甘麦大枣汤以润燥养心安神。若患者肝郁气滞症状明显，则合柴胡疏肝散组方治疗。若入睡困难明显者，可加缬草，助疏肝解郁、安神定志。

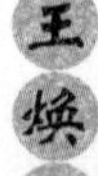

注意事项：抑郁症中，除了情绪变化的表现外，常伴见睡眠障碍，亦要予以积极干预治疗，这对于改善患者的抑郁

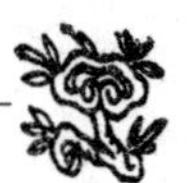

状态大有裨益，处方时常配伍炒枣仁、远志、生龙骨、菖蒲等养心安神药。另外，抑郁症属于心理、情感障碍，临床上除了药物调治神志外，还要注意接诊时对患者进行心理疏导，使其建立战胜疾病的信心；鼓励患者积极参加各种社会活动，对促进患者疾病恢复有很大帮助。这也可以看作是治疗抑郁症、调畅气机的非药物干预之法。

（燕　莉）

湿热痹证论治

一、历史沿革

《素问·痹论》曰："风寒湿三气杂至，合而为痹也。其风气胜者为行痹；寒气胜者为痛痹；湿气胜者为着痹。"后世医家多遵经重道，咸宗其论，辨治痹证以风、寒、湿三气立论，多用温经散寒之法。《伤寒论》辨治痹证经方附子汤、麻黄细辛附子汤、当归四逆汤、麻杏薏甘汤等，亦多从风寒湿立论予辛散温通之法。吴鞠通对痹证的认识有独到见解，提出痹证有寒湿和湿热二类，而湿热痹证尤多，提出湿热痹证的治则为苦辛通法和辛凉淡法，并创立治疗湿热痹证方剂宣痹汤、薏苡竹叶散和加减木防己汤。

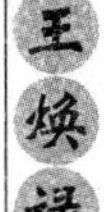

二、病因病机

痹证多见于中老年人，其发病多属内外因相合而致。内因责之于气血失调、卫外不固，肝肾虚损、筋骨失养；外因多为风寒湿热之邪乘虚而入，致气血凝结、经络阻滞，发为痹症。痹证迁延不愈，肝肾亏损引起脾阳、脾气不足，气滞

津停，日久痰湿内生、瘀血内留，痰瘀留滞于筋骨关节，导致关节肿胀、变形。近几十年，临床所见痹证，湿热痹证明显多于寒湿痹证，究其原因主要有以下几点。

（1）全球气候变暖，寒邪肆虐较之前明显减少，因感受寒邪导致寒湿痹证亦减少。

（2）由于患者素体阴阳偏盛不同，外邪或从阳化热，或从阴化寒。今人起居近温远寒，饮食嗜好肥甘厚味，人群中阳热体质偏多，外感寒湿之邪易从阳化热，发为湿热痹证。

（3）风寒湿邪痹阻，经久不愈，邪留经络，郁而化热，亦是临床湿热痹证多见的原因之一。

（4）还有一类药源性湿热痹证，因治疗中过服辛温发散之品，耗伤阴津，从而化热，导致湿热痹证。湿为阴邪，黏腻重浊，与热相搏，如油裹面，一阴一阳胶着难解，不易祛除，是湿热痹证缠绵难愈的主要原因。

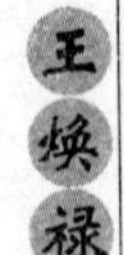

三、证候表现

湿热痹证以骨节烦痛为主症，临床可见病变处皮肤散在红斑、结节，疼痛、灼热，关节疼痛僵硬不适，局部扪之灼热，同时伴见烦热，午后发热，汗多，口渴，舌质红，舌苔薄黄腻或黄厚腻，脉濡数等全身症状。痹证病机复杂，治不及时或治不得法，病情易反复，病程易缠绵，终至关节、筋骨、脏腑、经络损害，导致关节变形致残，甚至危及生命。湿热痹证的临床表现，涉及类风湿关节炎、强直性脊柱炎、反应性关节炎、结节红斑、骨关节炎和痛风等西医学疾病。

四、治则方药

湿热搏结于肌肉、经络、筋脉及关节，导致气血运行不畅，经络痹阻不通，是湿热痹证病机之关键。“热者寒之”“湿者利之”，对湿热痹证的治疗，清热利湿，通络止痛为其大法。临床具体应用时，应首分湿热孰轻孰重。对湿热并重者，宜清热利湿并举；对热邪偏重者，侧重清热解毒；对湿邪偏重者，则侧重祛湿通络。常用有效药物有茵陈、滑石、薏苡仁、防己、猪苓等清热利湿；金银花、蒲公英、白花蛇舌草等清热解毒；防风、老鹳草、蜂房、木瓜等祛风除湿。针对病因治疗同时，应酌情使用补气血滋肝肾之品，旨在扶正驱邪。常用药物有当归、桑枝、鸡血藤、桑寄生、续断、牛膝、仙灵脾。由于本病多累及筋骨关节，故治疗中强调搜风通络药的使用，根据具体药证表现，选择恰当的通络药物。例如草木类通络药威灵仙、木瓜、伸筋草、海风藤、青风藤、秦艽、豨莶草、老鹳草等；虫类通络药蕲蛇、乌梢蛇、蜈蚣、全虫、僵蚕等，在湿热痹证治疗中都应酌情使用。临床治疗湿热痹证，遣方用药时应少佐辛散之品，恐一派苦寒不利湿热之清利和气血之通调，可选麻黄、羌活、桂枝等。

雷公藤具有良好的祛风湿、活血通络、止痛作用，尤其适用于关节红肿热痛、肿胀难消、晨僵、功能受限者，是治疗湿热痹证活动期必用之药。由于其毒性较大且需久煎，故可弃用饮片而用雷公藤多苷，每次 20 毫克每日两次，与中药煎剂同服，可起到减毒增效的作用。对平素脾胃虚弱服用雷公藤多苷不适的患者，可用雷公藤多苷酒精溶剂涂擦患部关节，配合内服中药，亦可取得较好效果。

五、有效验方

清热宣痹汤：茵陈、滑石块、生薏苡仁、甘草、防己、防风、麻黄、金银花、夜交藤，功能清热利湿，宣痹通络，主治湿热内蕴，阻滞经络，症见关节疼痛，局部红肿灼热，发热口渴。

宣痹通络汤：茵陈、滑石块、生薏苡仁、甘草、防己、防风、金银花、蜈蚣、全虫、蜂房、猪苓、老鹳草、雷公藤，功能清热利湿，搜风通络，主治湿热内蕴，阻滞经络关节，症见手指关节疼痛肿胀，局部红肿或扪之灼热，腕、踝关节漫肿疼痛，甚则关节变形。

（黄　莉）

育龄期月经不调论治

一、月经生理

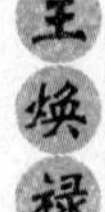

《素问·上古天真论》谓："女子七岁，肾气盛，齿更发长；二七天癸至，任脉通，太冲脉盛，月事以时下……七七任脉虚，太冲脉衰少，天癸竭，地道不通，故形坏而无子也。"说明月经与肾气盛衰、冲任二脉通盛与否直接相关。肾所藏之精包括肾精和肾气，肾精是肾气的物质基础，肾气是肾精的功能体现，两者相互资生、相互为用。冲任二脉属奇经八脉，冲为血海，任主胞胎，冲任二脉与女性月经有直接联系。"冲任二脉不能独行其经"，其生理功能是肝、脾、肾三脏的功能体现。足厥阴肝经络阴器，与冲、任二脉相通，肝血有余，下注血海，变化而为月经。冲脉出会阴，至气节即与足少阴肾经相并而上行，任为阴脉之海，在腹部与足少阴肾经相会，肾主二阴，肾气盛则任脉通，太冲脉盛，月事以时下，且能孕育生子。足太阴脾经、足阳明胃经在少腹部的气街以及三脘穴与冲任二脉相通，脾胃精气充盛，则气血津液充足，进而冲脉盛，血海盈，月经则能以时下。所以，肝、脾、肾三脏和冲任二脉功能正常，气血津液充盈，是月事以时下的保证。

二、月经病理

月经病的原因很多，内因如情志不遂、忧思郁怒、房劳、多产、饮食劳倦等，外因如寒、热、风、湿等六淫之邪内侵。

就育龄期女性月经失调而言，因其特殊的生理阶段，又有其特殊的病理特征。《素问·上古天真论》明确提出女性生殖机能萌发、成熟、旺盛、衰退、枯竭的自然规律，二七成熟，五七衰退，七七衰竭，因此女性生殖机能从成熟到衰退大概二十年时间。随着社会发展和人类进步，现代女性承担了更多的社会责任，在各个领域发挥着自己的聪明才智，随之而来的是同时承受了更多的身体和心理的压力，即耗气伤精亏血更甚，所以现代女性较上古时期女性，生殖机能衰退会提前到来。近几年临床发现，女性出现更年期综合征的年龄较十年前明显提前，四十岁左右就出现月经不调，卵巢激素水平明显降低，甚至三十五岁左右就出现卵巢衰竭、月经停闭。因此，育龄期女性月经不调，肾精不足、血海不充，而致冲任虚损是其病理机制之一。

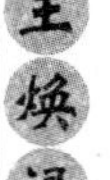

胞宫通过阴道与外界相通，起居不慎或气血虚弱，极易引起外邪由此内侵上扰，导致湿热、寒湿、热毒、瘀血等停滞胞宫，阻滞气血。育龄期妇女阴道内有定植细菌，发挥自洁作用，如遇外界因素或自身因素的影响，阴道内环境失去平衡，定植菌转化为致病菌，亦可造成邪毒逆行而上侵袭胞

宫。上述育龄期女性的生理特点，决定了其易受外邪侵袭，导致邪滞胞宫，冲任瘀阻。因此，育龄期女性月经不调、冲任瘀阻也是其病理机制之一。

陈自明《妇人大全良方》指出：“大率治病，先论其所主。男子调其气，女子调其血。气血，人之神也，不可不谨调护。然妇人以血为基本，气血宣行，其神自清。”故气血与女性生理病理有着密切联系，气血失调是女性疾病常见的发病机理。由于经、孕、产、乳都以血为用，而且皆易耗血，所以女性机体常处于血分不足、气偏有余的状态。《灵枢·五音五味》说：“妇人之生，有余于气，不足于血，以其数脱血也。”有研究认为，“七七”之前脏腑衰退主在肝，“七七”年龄段肝气衰退最明显，“七七”之后脏腑衰退主在肝肾；阴虚为中老年女性衰老的主要生理病理基础。可见肝在女性衰老中至关重要，而肝藏血，体阴用阳，肝血是肝脏发挥正常生理作用的物质基础，肝血不足是肝脏衰退的主要内在因素。因此，育龄期妇女常处于血虚、阴虚状态，阴虚则生内热，热扰冲任致冲任不固，易出现月经不调。因此，育龄期女性月经不调、热扰冲任也是其病理机制之一。

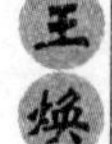

综上所述，冲任虚损、冲任瘀阻、热扰冲任是育龄期女性月经不调的主要病理机制，三者可单独致病，也常相兼致病。

三、证候表现

冲任虚损型月经不调多见于35岁以上女性，可见月经规律或推后，经量明显减少，经色暗淡，经期无明显腹痛，甚或经水闭止不来，伴见腰骶酸困，双下肢酸软无力，平素性欲淡漠，舌质淡红，舌苔薄白，脉沉。

冲任瘀阻型月经不调多见于35岁以下女性，可见月经先期或推后，经量或多或少，经色暗红夹有血块，经期腰腹疼痛，平素少腹隐痛下坠，或腰腹沉重坠胀不适，或有少腹癥瘕，舌质暗红，或有瘀斑瘀点，舌下脉络怒张或呈串珠状、分叉，舌苔薄白或薄黄，脉象涩。

热扰冲任型月经不调多见于35岁以上女性，可见月经先期，经量偏多或正常，经色鲜红，或夹有小血块，经期腰腹无明显不适感，或经水淋漓不断，或经行吐衄，平素伴有阴虚之象，舌质偏红，舌体偏瘦，舌苔薄黄或舌苔少，脉细数。

四、治则方药

“虚则补之”，冲任虚损型月经不调予补肝肾益冲任。常用基本方：熟地黄、山茱萸、山药、鸡血藤、紫河车、枸杞、阿胶、当归、白芍、川芎、柴胡、香附等。方中需配伍健脾行气之品，如陈皮、砂仁、木香等，以防滋腻碍脾。

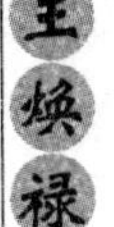

“瘀者通之”，冲任瘀阻型月经不调予化瘀解毒、调理冲任。常用基本方：红藤、三棱、莪术、三七粉、桃仁、红花、益母草、当归、川芎、大黄炭、柴胡、香附等。方中需配伍益气养血之品，如生黄芪、山药、莲子、丹参等，以防攻邪过度耗伤气血。

“热者清之”，热扰冲任型月经不调予滋阴凉血、调养冲任。常用基本方：青蒿、鳖甲、生地黄、牡丹皮、地骨皮、黄芩炭、茜草炭、三七粉、白芍、旱莲草等。方中需配伍甘平养阴之品，如枸杞、黄精、桑椹、丹参等，以防凉闭致瘀。

五、相兼致病

临床常见有些患者症状多样，病机复杂，并非单一病机致病，此时当灵活辨证，综合判断。首先应抓住主症，确立核心病机，然后根据兼症，确定相兼病机。如：冲任虚损兼瘀阻，冲任虚损兼血热，热扰冲任兼瘀阻等。法随证立，方随法出，选方用药应紧扣核心病机，兼顾兼症，根据上述各型主方，结合药证加减配伍，攻补兼施，寒热并用。

（黄　莉）

崩漏证治经验

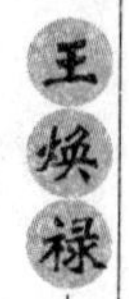

所谓崩漏，是指妇女不在行经期间阴道突然大量出血，或淋漓下血不断者，前者称为“崩中”，后者称为“漏下”。若经期延长达2周以上者，应属崩漏范畴，称为“经崩”或“经漏”。崩与漏虽然出血情况不同，但其发病机理一致，在发病过程中两者也常互相转化，故临床多以崩漏并称。本病多见于青春期和更年期女性，相当于西医学无排卵型功能失调性子宫出血病。由于崩中时病情急迫，甚则危及生命，或漏下时病情缠绵难愈，因此本病属于妇科疾病中的疑难重症。

一、辨证论治

1. 辨标本虚实之轻重缓急

本病多为虚实夹杂之证，且发病时有时标急大于本虚，治疗时要辨别虚实证的轻重，若虚实并重，则补虚祛邪并举；若虚证为主，则应补虚为主；若实证为主，则应祛邪为

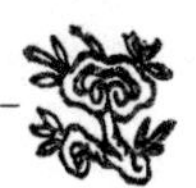

主。本病若突发崩中，病势急迫，则遵循中医学治疗原则，即“急则治其标，缓则治其本”，相应治疗之。

2. 辨年龄段

由于本病多见于青春期和更年期女性，这两个不同年龄段的患者罹患本病的病机不尽相同，因而辨证角度有所不同。

青春期女性：即初潮后少女。此年龄段崩漏的发生与肾虚、血热有关。因为少女，肾中精气逐渐充盛而形成天癸，但由于初期肾精充盛尚不稳定，加之年轻人相对阳气旺盛，阴血相对不足，阴虚内热，热扰冲任，而致冲任不固，出现月经非时而下，下而不净或突然大量出血。《伤寒明理论》有云：“冲之得热，血必妄行。”因此，此类崩漏治疗时应可参考“血病即火病，泻火即止血”（《血证论》）的论述治疗。治疗时，方选清经汤加减治疗，方药组成为青蒿、牡丹皮、生地黄、地骨皮、白芍、黄芩、黄连、黄柏、黑芥穗、三七粉。

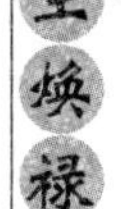

绝经期前后的女性：由于此类患者发病年龄多在《黄帝内经》所说的“六七”“七七”之间，正是肾气渐衰之时，故肾之封藏失司，冲任不固，不能制约经血，而致崩漏，而离经之血即为瘀血，若不祛之则影响新血之化生，正如《血证论》有云：“凡系离经之血……此血在身，不能加于好血，而反阻新血之化机。”治疗时当活血化瘀为法，同时兼顾补益肝肾。因此，治疗时方选桃红四物汤加减。

3. 结合妇科 B 超结果辅助辨证

临床上，有学者研究表明，子宫内膜非时增厚与中医学所说之瘀血有关。因此，临床辨治崩漏时，往往建议患者行妇科 B 超以参考子宫内膜厚度，作为是否存在血瘀证的佐

证之一。不过，临床中发现，一般青春期的功能性子宫出血患者，往往子宫内膜无增厚情况；子宫内膜增厚多见于围绝经期的女性。

二、治疗崩漏的注意事项

古人提出的治疗崩漏三大治疗法则——“塞流、澄源、复旧”，临床应用时要相互联系，不可完全割裂治疗。塞流时并不是简单的见血而止血，如果治疗如此简单化，一方面单纯止血可能造成留瘀，使原有病情更加复杂；另一方面对于瘀阻胞宫之崩漏，一味止血会造成崩漏不止，反而加重。临床上，有时澄源、复旧往往即可实现塞流，如瘀阻胞宫，方用活血化瘀药，采用通因通用法，虽然方中未选用止血药，但用药后患者血自止。对于出血量大，或病程时间较长，而伤及气血者，一定要注意益气养血，以免造成崩漏的进一步加重，缠绵难愈。

（燕　莉）

带下病论治

带下病通常是指带下量明显增多，色、质、气味发生异常，或伴全身、局部症状者。相当于西医学的阴道炎、宫颈炎、盆腔炎、妇科肿瘤等疾病引起的带下增多。带下过少亦属异常。

一、辨证

1. 带下过多需辨证

带下过多，应结合色、质、气味进一步辨识：若带下量

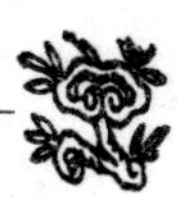

多，色白或淡黄，质清稀，多属脾阳虚，多伴有四末凉冷，大便溏稀，舌体胖大有齿痕；若在此基础上见带下色白、清稀如水，畏寒肢冷，腰膝酸软，久不受孕，脉沉迟或沉细，其程度甚于脾阳虚证，应属脾肾两虚或脾肾阳虚；若带下量多色黄，质黏稠，或如豆渣，有异味，伴阴部瘙痒，为湿热下注，在此基础上若伴有少腹胀痛下坠，腰痛或同房疼痛等，则在湿热的同时还有血瘀的存在。其他如绿带，认为基本等同黄带，应为湿热较重之象，而赤带多为湿热较重，热迫血络，或兼有血瘀之象。

2. 带下过少多为虚证

另外，带下过少亦属异常，因正常女性自青春期开始，肾气充盛，脾气健运，任脉通调，带脉健固，阴道内应有少量白色或无色透明无臭的黏性液体，以行润泽、御邪之用。若带下过少者，多为脾肾两虚，肝肾不足，多伴有月经量少、闭经等情况。

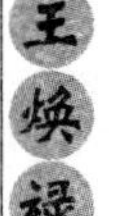

二、治疗

脾阳虚型带下病，多用傅青主的完带汤加减。因脾虚多伴肾虚，多加芡实、紫河车粉；阳虚明显的加巴戟天、淫羊藿；腰膝酸软的加桑寄生、盐杜仲；若寒象明显者，加用肉桂，但因肉桂温燥，故不宜久用，若见带下转黏稠或呈现黄色，即可减去。

湿热下注者，若单纯带下量多色黄有异味，多用经验方茵石米甘汤加金银花、蒲公英、败酱草，清热利湿、清热解毒。若伴有小腹胀，可加乌药、香附；若伴有阴部瘙痒者，可加白鲜皮、皂角刺；若湿热伴有瘀血症状者，如见非经期小腹部、两少腹疼痛，同房疼痛明显，多用经验方清坤宁宫

汤加减。方中红藤、金银花、蒲公英、败酱草清热利湿，三棱、莪术、三七粉、酒大黄活血化瘀、邪热逐瘀，消除炎症，延胡索、乌药、香附行气止痛。

带下少者，多从补益肝肾入手治疗，如选用六味地黄汤中三补（熟地黄、山茱萸、山药），加枸杞、制首乌、当归、紫河车补益肝肾精血。阳虚明显者可加鹿角胶、淫羊藿、巴戟天；阴虚者，可加女贞子、旱莲草、沙参、麦冬。因带下少者，多为肝肾不足，从补益肝肾，调节冲任治疗后，在带下转多基础上，闭经者月经会渐次而至。

所以通过察带下可以了解女性脏腑虚实寒热，因其为带下异常的内在因素，虽然傅青主说“夫带下俱是湿症”，但必须察明此“湿”是脾肾功能失常，运化水湿能力下降，抑或是以湿热邪气为主，兼有瘀血之象，虚者当补当固，实者当清当利当化。

（王洪蓓）

小儿厌食症证治

一、基本概念

小儿厌食症是指小儿较长时间食欲不振或减退，进食量明显减少，甚至拒食的一种常见儿科脾胃疾患，一般病程两个月以上，临床可伴有形体消瘦，面色萎黄少华，精疲乏力，夜卧不安，大便溏秘不定等症状。如果长期发展，可导致患儿营养不良，以及各种维生素与微量元素缺乏，机体免疫力低下，严重影响小儿生长发育，且易患各种疾病。

西医学研究表明，小儿厌食症多由微量元素“锌”的

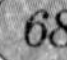

缺乏导致，西药在治疗上以助消化及补充含锌制剂为主。但在临床上，有些儿童血锌正常，但仍有厌食症状，说明此法效果不甚理想。中医古籍中无“小儿厌食症”之病名，然有“恶食”“不能食”“不思食”等记载。临床对小儿厌食症的辨证，大多医家以脾胃虚弱、胃阴不足、脾运失健、肝脾不调、肝胃不和、食滞胃脘等为多，治疗以健脾、益胃、疏肝、化湿、消食等治法为主。

二、病因病机

“脾常不足，肾常虚”是小儿的生理特点。小儿自初生到成年，处于不断生长发育过程中，身体各组织器官、生理功能都尚未成熟，有其特有的生理、病理特点，正如《小儿药证直诀》所说：“小儿五脏六腑，成而未全，全而未壮”，其脏腑阴阳虽俱，但阴气不足，阳气未充，尤以脾、肾两脏表现突出。脾为后天之本，气血生化之源，小儿生长发育迅速，对气血精微需求较旺盛，但小儿脾胃薄弱，运化未健，又寒暖不能自调，乳食不知自节，极易损伤脾胃；肾为先天之本，小儿正处生长发育之时，肾气未盛，肾精未充，随年龄增长正逐渐充盛，且各脏之阴需肾阴之滋润，各脏之阳赖肾阳之温养，更显肾之重要与常处不足状态。万密斋在《育婴秘诀·五脏证治总论》中，将此总结为“脾常不足，肾常虚”。小儿的生理特点决定了其病理变化特征，即易为饮食所伤，且易虚易实，病久必虚实夹杂以虚为主。

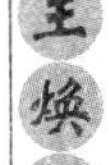

小儿厌食症的常见病因有：①喂养不当、饮食不节，湿食积滞，损伤脾胃；②禀赋不足，脾胃素虚，或病后失调，脾胃受损；③情志不遂、恐吓意外，肝郁乘脾，脾失健运。以上因素均使小儿本就“脾常不足”的脾胃功能受到损伤，

导致胃阴伤而不思饮食，脾阳伤而运化失职，产生见食不贪，食量明显减少，甚或拒食，发为厌食之症；水谷不入，日久则气血乏源，后天累及先天，肾精、肾气得不到后天水谷精微的充养，使小儿本就“常虚”的肾脏更虚，影响肾主生长发育、主骨生髓的生理功能，而见小儿面色萎黄、肌肉消瘦、骨骼不壮。因此，小儿厌食症之病位在脾胃，与肝、肾有密切关系，其病机主要为脾胃虚弱、功能失调。

三、治则治法

针对小儿厌食症脾胃虚弱、功能失调的主要病机，治疗当以健脾益肾助运为基本原则，随证辅以滋阴、清热、疏肝、祛湿等法。《幼幼集成》云：“幼稚之禀，尤为易亏，惟必根究先天之薄弱，而从方脉诸书，求源探本以为治。”周慎斋在《医家秘奥》中云：“火乃生土，故知非此火，则土亦无生。”脾的运化功能须赖肾阳的温煦、蒸化才能健旺，补肾能够达到温运脾阳以助运化的作用，即“益火补土”，肾所藏先天之精及化生的元气靠脾所转输的营养物质不断补充方能充盛，补脾亦即补肾。因此，对小儿厌食症，应注重后天先天脾肾同补，而非仅补脾胃，通过健脾益肾，使小儿受损虚弱之脾胃功能得以逐渐恢复，食欲渐增，食量渐长，气血渐旺，生长发育不良得以逐渐纠正；助运之品能化积、开胃、助运化，帮助患儿恢复食欲。在健脾益肾助运的原则下，临证根据患儿兼热、兼湿食、兼阴虚的不同，随证加减用药。

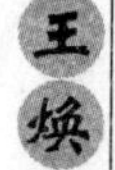

四、验方效药

治疗小儿厌食症的基本方剂：生黄芪、山药、龟甲、黑

芝麻、生龙骨、生牡蛎、杏仁、生谷芽、生麦芽、鸡内金等，共奏健脾益肾助运之效。其中生黄芪、山药补脾益气；龟甲、黑芝麻补肝肾益精血；龙骨、牡蛎壮骨补钙，补充铁、钾、锌等微量元素及多种氨基酸；杏仁润肠胃消面粉积，补充蛋白质，微量元素铁、锌及维生素 E；谷芽、麦芽、鸡内金开胃助运，并利于龟甲、龙骨、牡蛎的吸收。兼热者加竹叶、金银花；兼湿食者加白术、茯苓、川军炭；兼阴虚者加太子参、玉竹。

五、饮食调护

治疗期间，应嘱患儿家长注意以下几点：①切忌填塞喂养，应待其主动求食；②忌食冰类制品；③瓜果梨桃等水果要适度；④快餐、油炸食品要控制；⑤不要暴饮暴食，饮食要有节制。

（黄　莉）

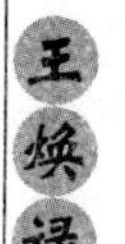

痤疮从肾虚论治

痤疮是一种与内分泌功能失调有关的毛囊、皮脂腺慢性炎症性皮肤病。好发于青少年颜面部位，临床上以面部的粉刺、丘疹、脓疱或结节、囊肿等为特征，易反复发作。近年随着人们生活节奏加快，生活压力加大和环境污染加剧等，本病发病率呈上升趋势，因其有损容貌，痤疮的防治日益受到重视。

古代医家多从风热、肺风、血热认识痤疮，认为该病病位在肺，与风热、血热有关。如《医宗金鉴·外科心法要诀》：“肺风粉刺，此病由肺经血热而成。”《外科正宗·肺

风粉刺酒渣鼻第八十一》："肺风、粉刺、酒渣鼻三名同种。粉刺属肺，渣鼻属脾，总皆血热郁滞不散。"现代医家又提出了血瘀、湿热、痰结、肾阴不足等新观点和新理论。血瘀痰结的观点认为，痤疮初多为风热、肺热或血热，日久热邪郁阻皮肤脉络，气血运行不畅，而致血瘀痰阻、痰瘀互结，以至面上出现结节、囊肿和瘢痕疙瘩；湿热困阻乃因饮食不节，或过食辛辣肥甘油腻之品，日久中土运化不畅，助阳生湿化热，湿热循经上蒸头面而发为痤疮；或脾虚不运，水湿内停成痰，郁久化热，湿热阻滞肌肤，毛窍闭阻发为痤疮；肾阴不足观点认为，痤疮的发生主要是由于素体（先天）肾阴不足，肾之阴阳平衡失调和天癸相火太旺，循经上蒸头面。肾阴不足，不能充养肺胃之阴，以至肺胃阴虚血热，发为痤疮。

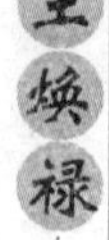

多年临床实践表明，痤疮实证虽多见，但虚证亦不少见，尤其是肾虚所致，往往容易被忽略，一定程度上影响了痤疮的治疗效果。虚证当中，除阴虚火旺，还有肾阳虚者。虚实夹杂亦不少见，分述于下。

一、肾阴不足，阴虚火旺

肾为先天之本，藏精，主人之生长发育与生殖。其中由肾产生的天癸是直接影响人体生长发育与生殖功能的物质，若素体肾阴不足，肾之阴阳平衡失调，会导致相火亢盛，天癸过旺，面生痤疮。皮损色红或暗红，疼痛或不疼痛，恶热喜凉，女性患者多伴月经不调，男性患者可有梦遗现象。以滋肾阴、清相火为主治疗，多以知柏地黄丸加金银花、蒲公英、草河车、急性子等治疗，冲任失调者可酌加当归、香附、益母草、泽兰调气血与冲任。

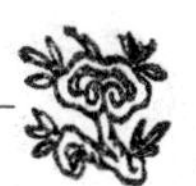

二、肾阳不足，火不归原

此型是因为各种原因导致肾阳损伤，形成阴盛格阳于上的证候。《景岳全书·火证》中认为“阳虚者亦能发热，此以元阳败竭，火不归元也。”导致阳虚格阳于上，格阳郁结之处（面部痤疮处），阳气相对有余，故表现出火热之象，此为假热，纯属阳虚，当用温阳之法，宜用温补肾阳药治疗。清代岭南名医何梦瑶在《医碥·火水说》中认为，阳虚火动是言“相火为病者，乃因其在上之热，而直探其在下之根言之。病既根于下，则不可以治上者治之矣，何也？火虚而治以寒凉，是益助其下焦之寒，火愈被逼而上浮矣”。说明温补阳气才是治疗此类火病正法。临床上许多多囊卵巢综合征或卵巢囊肿的患者的痤疮属于肾虚血瘀型，患者多见月经紊乱、畏冷、腰酸、卵巢呈多囊性改变，也就是不能正常排出成熟卵子，肾虚多属阳虚，兼有瘀血，多用补肾温阳药兼活血化瘀治疗，在六味地黄丸三补的基础上加淫羊藿、巴戟天等温补肾阳药物，并加三棱、莪术等活血化瘀。

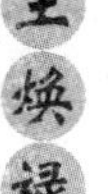

三、虚实寒热错杂，多种病因综合作用

临床许多痤疮患者，尤其是女性患者，往往既有冲任失调，又有脾胃湿热的存在，或偏于肾阴虚，或偏于肾阳虚，又有气滞血瘀的存在，形成较为复杂的格局。这种情况要求我们治疗中一定要权衡热毒、冲任失调、脾胃湿热孰轻孰重，予重者以先调理，或综合调理。

（王洪蓓）

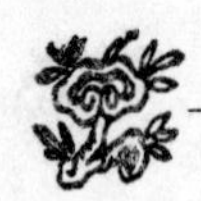

荨麻疹证治

一、风邪为主，兼夹寒热湿等邪气

荨麻疹俗称风疹块，是由于皮肤、黏膜小血管扩张及渗透性增加而出现的一种局限性水肿反应，通常在2～24小时内消退，但反复发生新的皮疹。疾病于短期内痊愈者，称为急性荨麻疹。若反复发作达每周至少两次，并连续6周以上者，称为慢性荨麻疹。风邪为荨麻疹的主要病因，因风邪善行数变，且为百病之长，易夹寒、热、湿等邪气侵入肌肤，与气血相搏，壅滞肌肤，发为荨麻疹。《诸病源候论》云："夫人阳气外虚则多汗，汗出当风，风气搏于肌肉，与热气并，则生。"其中"风瘙隐疹候"篇云："风入腠理，与血气相搏，结聚起相连，成隐疹。"此外结合西医学研究，传统风邪还应包括多种过敏致病因素，如花粉、烟尘、异味气体、尘螨、动物毛屑等。荨麻疹初起多有皮肤瘙痒，随即出现风团，风团的大小和形态不一，发作时间不定，风团持续数分钟至数小时，少数可延长至数天后消退，不留痕迹。

1. 风寒证

寒为阴邪，由于气温骤降、冬季寒冷、淋雨涉水或汗出当风，感受风寒之邪，邪入肌肤腠理，卫阳闭郁，发为荨麻疹。其致病特点为：荨麻疹多为受凉后发生，皮疹多为苍白色或皮肤色，可能伴有全身或局部疼痛，肌肉发紧，畏寒，无汗，脉浮或浮紧，苔薄白。治宜疏风散寒止痒。选用麻杏苡甘汤和消风散加减。

2. 风热证

热为阳邪，春夏多见，风热侵于肌肤，气血相搏，外壅

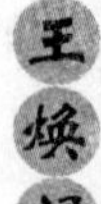

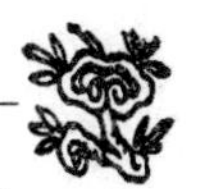

肌肤，发为荨麻疹。其致病特点为：荨麻疹多见于春夏较为炎热的季节，皮疹多发红，可能伴有咽痛、身热、口干等热症，舌苔薄黄，脉浮数。治宜疏风清热止痒。选用消风散加减。血热证较重可加牡丹皮、地骨皮、紫草等清热凉血药。

3. 湿热证

长夏以湿气当令，或素体夹湿，湿热相搏于肌肤腠理，气血凝滞，发为荨麻疹。其致病特点为：皮疹发红，瘙痒，皮疹抓破后有渗出液，可伴有口苦，咽痛，大便黏腻不爽，身重等湿热症，舌苔黄腻，脉滑。治宜清利湿热止痒。湿重于热选用茵石苡甘汤加减（组成：茵陈、滑石、薏苡仁、甘草）；热重于湿选用龙胆泻肝汤加减。

二、证治分清急性、慢性、恢复期

急性荨麻疹根据辨证分清风寒、风热、湿热。

慢性荨麻疹反复发作，因血热壅盛，热盛生风，风盛化燥，壅滞肌肤，在辨证分清风寒、风热、湿热的基础上应注重清热凉血、润燥止痒（可以选用生地黄、牡丹皮、地骨皮、紫草、当归等）。

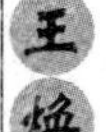

荨麻疹恢复期皮疹已经好转，因血虚肌肤失养，辨证应以养血为主，兼疏风、清热、凉血、润燥、止痒，选用四物汤加减。

三、论治疗“治风”和“治血”并重

荨麻疹的主要病因为风邪，因此在辨证用药上强调“治风先治血，血行风自灭”，“治风”和“治血”并重。“治风”包括疏风、祛风、搜风等方面，疏风、祛风多用消风散，慢性荨麻疹应加僵蚕、蜈蚣、乌蛇、全虫等搜风药。

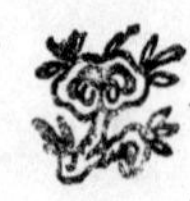

"治血"包括凉血、活血、养血等方面。皮疹颜色鲜红、潮红，运动后身热瘙痒加重，抓破皮疹有点状出血，应加牡丹皮、地骨皮、紫草等清热凉血药。皮疹颜色暗红，舌下络脉增粗，应加当归、红藤、三棱、莪术等活血药。荨麻疹的恢复期，皮疹已经好转，应加当归、生地黄、川芎、赤芍等养血药。

四、经验用药

审证与经验结合。在辨证论治的基础上，结合经验用药，审证与经验二者有机结合，临床疗效显著。皂角刺、苦参、白鲜皮，清热利湿、凉血止痒，可以适用于各种类型的荨麻疹，作为止痒的经验用药。无柄灵芝，扶正培本、消炎、抗菌、解毒，据现代药理研究具有免疫调节的作用，可用于各种类型的荨麻疹。生地黄、牡丹皮、地骨皮、紫草、当归，凉血润燥止痒，用于皮疹鲜红的血热证。金银花、蒲公英，清热解毒，用于湿热蕴结的荨麻疹。生石决明、珍珠母、生磁石，重镇止痒，用于瘙痒明显、迁延不愈的慢性荨麻疹，新发的急性荨麻疹应慎用矿物类药。蜈蚣、全虫、乌蛇、僵蚕，搜风止痒，用于慢性荨麻疹瘙痒疗效明显，同时具有一定的抗过敏作用。

（肖　怡）

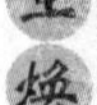
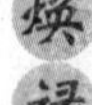

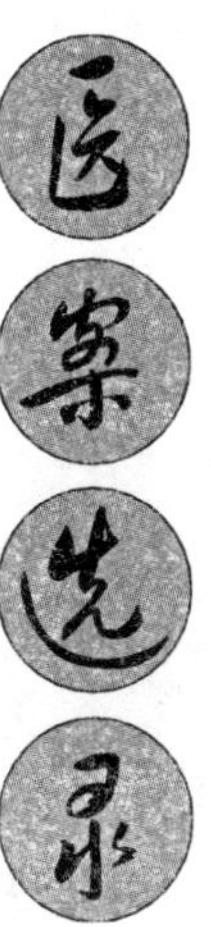
医案选录

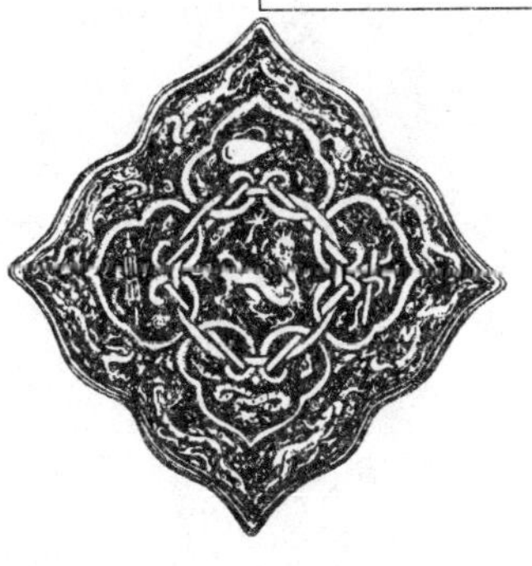

外感病

感冒（表里俱热）

葛某，男，22岁。初诊节气：雨水后3天。

初诊日期：2009年2月23日。4天前傍晚因室内温度过高，开窗透气，汗出当风，半夜突发高热，体温39.8℃，汗多，咽痛甚，口干渴欲饮，时有咳嗽，咯少量黄痰，小溲色黄不利，大便干，自服“清开灵胶囊”“银黄口服液”等药3天，体温波动，每晨起体温稍降，午后旋即又升至38.5℃以上，口渴，咽痛甚，不能吞咽，随来门诊求治。来诊时见：体温38.6℃，面色潮红，皮肤扪之灼热、潮湿，咽部充血红肿，双侧扁桃体轻度肿大，舌质红，苔薄黄，脉浮数。血常规：正常。胸透：肺纹理增粗。根据脉症，此属表里俱热之感冒。治以解表清热。处方：

金银花30克　连翘15克　生石膏30克先煎　生甘草10克　柴胡12克　白薇10克　地骨皮15克　板蓝根30克　玄参15克　牛蒡子10克　大黄10克后下　羚羊角粉0.6克冲　羌活6克　5剂。

患者未复诊，1周后电话随访，其母诉服药1剂后，体温降至37.2℃，药进3剂，体温正常，汗止，咽痛明显缓解，咳嗽减轻，小便正常，尽剂诸症悉除。

按：清代温病大家叶天士云：“温邪上受，首先犯肺。”青年葛某，体壮气盛，素有内热。初春时节，起居不慎，夜间汗出当风，感受温邪，风热外袭，扰动素体内热而发病，形成表里俱热之感冒。症见发热39.8℃，汗出，口渴，咽

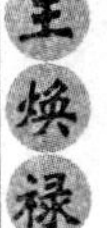

痛，咳嗽，咯黄痰，溲黄不利，便干，舌红苔薄黄，脉浮数。治疗以解表清里为法。方中角药柴胡、白薇、地骨皮退热作用确切，配用生石膏效果更佳。佐少量辛温疏泄之羌活，一来利于热邪外透，二来佐制方中大剂凉药以免凉闭，乃本方精要之处。

治疗外感疾病，尤当注意患者体质因素，遵循“因人制宜”原则，不能“一病一方”，所谓甲型流感一个方，乙型流感一个方，不同体质之人，即使感受同一种病邪，也可出现不同的病机和转归，决定着不同的处方用药，临床应时刻牢记。辨证论治始终是中医之本。

（黄　莉）

感冒（外寒内热）

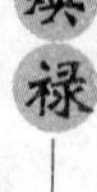

奚某，女，83岁。初诊节气：雨水前1天。

首诊日期：2010年2月17日。身冷、背凉半年，伴咳嗽、咯少量黏白痰反复发作。患者去年8月因右侧肾脏肿瘤行“右肾摘除术”，术后1周出院在家洗澡，不慎受凉，诱发发热、恶寒、鼻塞、咳嗽等感冒症状，当时服多种治疗感冒的中、西药，半月后体温正常，但仍有全身凉冷紧皱、背部冷风习习、轻咳症状。此后反复服用多种化痰止咳中西药，咳嗽时轻时重，缠绵近半年。每日总觉身冷背凉，稍有受风则喷嚏频发，时感鼻塞，鼻流浊涕，轻则每日阵咳数次，基本无痰，重则昼夜均咳，咳甚牵引胸痛并欲呕，咯少量白痰，黏稠不易咯出，口渴，夜眠一般，自觉近半年出汗较少。来诊见：老年女性，形体偏瘦，舌质淡红舌体胖，舌苔薄黄，脉弦紧。根据脉症辨为风寒束表，肺热内盛之感冒。治以解表清里，化痰止咳。处方：

荆芥10克　防风10克　苍耳子20克　炙麻黄4克　杏仁10克　生石膏20克先煎　甘草10克　金银花30克　蒲公英30克　射干10克　炙枇杷叶30克　川贝粉4克冲　紫菀15克　五味子10克　7剂。

二诊：2010年2月24日。药进3剂，周身微汗，鼻塞流涕消失，咳嗽开始减轻，药进7剂，周身凉冷紧皱感消失，背亦不觉有凉风，咳嗽减轻五成，痰液较前质稀容易咯出，夜间睡眠改善，口渴缓解，舌、脉同前，原方去荆芥、防风，加麦冬15克，7剂。药进7剂，疾病遂告痊愈。

按：《伤寒论》对外感表证有“发于阳者七日愈，发于阴者六日愈”之说，西医亦认为感冒病程大概1周左右，此观点与临床实际所见基本相符，但不同体质的人外感有其不同的病理病机和转归预后，医者不可拘泥于外感病病程仅限1周之说。临床所见表虚又有内热之人，外感有如下特点：

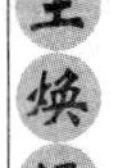

（1）表气不足，正邪交争不激烈，故感冒初期发热、恶寒、鼻塞、流涕等表证不典型，而素有内热又导致咳嗽、咯痰症状明显。

（2）表气不足，祛邪无力，表寒可持续时日，或表虚而反复外感，表未尽又复感。

（3）由于表寒不解，里热不易外散，形成所谓“灯笼热”，导致感冒迁延时日。由于上述特点，表虚内热之人感冒，临床感冒症状不典型，但缠绵反复病程较长，易被医者忽视表证的存在而作内伤病治疗，导致疗效欠佳。

本例患者老年女性，肾脏摘除术后1周受凉发病，虽以咳嗽、咯少量白色黏痰反复发作为所苦求治，有咳甚胸痛、痰黏不易咯出、口渴、舌苔薄黄等肺热之象，但同时有全身

凉冷紧皱，背部冷风习习，无汗，稍有受风则喷嚏频发，时有鼻塞、流涕等不典型的表证症状。因此，治疗当解表清里，表里同治。以荆芥、防风、苍耳子发散束表之风寒，麻杏石甘汤辛凉疏表，清肺平喘，加金银花、蒲公英、射干加强石膏清泻在里之肺热；同时加炙枇杷叶、川贝粉、紫菀清肺润肺，化痰止咳；五味子味酸收敛，甘温而润，敛肺止咳，益气生津。全方共奏解表清里，化痰止咳之效。初诊药进7剂，患者全身凉冷紧皱、背部凉风习习、鼻塞流涕等表象悉除，咳嗽减轻五成，痰质较前稀，容易咯出，口干渴减轻，夜间睡眠改善等里热现象也减轻，二诊原方去辛散表邪之荆芥、防风，加养肺阴清肺热之麦冬，以求扶助正气、除邪务尽。经两次调理服药14剂，长达半年之身冷背凉咳嗽获得痊愈。

五味子味酸收敛，甘温而润，有医者认为不宜用于有表证者，因其敛邪之弊，但解表剂中一般有大剂辛散之品，配一味酸敛甘润之五味子，实有妙不可言之用。“小青龙汤”“射干麻黄汤”等解表剂中均含五味子。

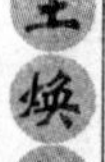

（黄　莉）

咳嗽（表邪未尽）

王某，女，63岁。初诊节气：秋分。

初诊日期：2008年9月25日。1月前不慎受凉，症见发热，体温38.2℃，咽痛，流清涕，轻咳少痰，自服感冒药3天，发热休，流涕止，唯咳嗽加重，迁延至今3周余，遂来门诊求治。现咳嗽频作，无痰，咽干痒不适，欲饮水，微恶风，无汗，小便利，大便稍干，舌淡红，苔薄黄欠润，脉数。根据脉症，此属表邪未尽、肺燥阴伤之咳嗽。治以清

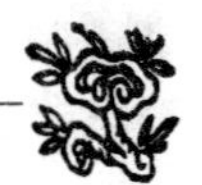

肺解表，润肺止咳。处方：

桑叶 15 克　杏仁 10 克　荆芥穗 10 克[后下]　儿茶 4 克　金银花 30 克　川贝粉 3 克[冲]　玄参 15 克　麦冬 15 克　炙紫菀 10 克　蜜百部 10 克　五味子 10 克　甘草 10 克　5 剂。

二诊：9 月 30 日。药进 5 剂，咳嗽大减，咽干痒消失，不再恶风，大便软、通畅，舌淡红，苔薄黄，脉平，原方去荆芥穗、儿茶，再进 5 剂，以善其后。

按：感冒后咳嗽临床常见，治不得当，可迁延良久，探其原因，表邪未尽，燥气伤肺当属其一。外感风寒初期，经辛温解表而邪未尽除，余邪入里化热伤阴成燥，或过用辛温而余邪化燥入里伤肺，出现寒热、头身痛等症消失，而仅留咳嗽一症缠绵时日；外感风热之邪，若初期表邪不能尽除，迁延时日，风热之邪必将化燥入里伤肺，出现肺阴耗损之干咳少痰之症。因此，对感冒后迁延不愈之干咳无痰、咽痒、口干欲饮者，应详辨是否存在表邪未尽之证。若存在表未尽除，治疗当清肺解表，润肺止咳。

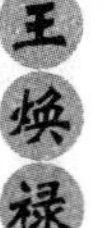

本例患者初感风寒，自服感冒药，寒热、流涕症状缓解，唯有咳嗽不愈迁延 3 周余，尚有咽喉干痒、恶风等症，若此时仅予润肺止咳之剂，疗效往往欠佳。应注意患者 3 周前外感，至今仍有恶风之症，是其表邪未尽之征兆，所谓“有一分恶寒，便有一分表证”。治当清肺解表，润肺止咳。方中桑叶、杏仁、荆芥穗清肺解表，透邪外出，除未尽之表邪；玄参、麦冬养阴润肺；川贝粉、炙紫菀、蜜百部、五味子润肺止咳宁嗽；金银花、儿茶清解在里之肺热。全方共奏清肺解表、润肺止咳之功。由于辨证准确用药恰当，首诊服药 5 剂后，患者不再恶风，干咳大减，大便通畅，说明表邪已尽，营卫已和，燥热出表，被阻之肺气得到宣肃；二诊减

去辛散之荆芥穗、清肺热之儿茶，继服5剂善后。本方特点在于甘寒、甘润药中，佐一味辛散发表力较强之荆芥穗，一则宣散在表之余邪，使表邪散而腠理开，被余邪郁遏之营卫恢复调和，并给里热外出有路；二则荆芥穗辛散之性佐制方中寒凉之品，以防凉遏，邪气不利祛除。

应用荆芥穗解表尚需注意一点，本品宜于后下，若煮沸15分钟以上，宣散解表之有效成分将全部逸出，失去解表功效。

（黄　莉）

咳嗽（暑火犯肺）

王某，女，71岁。初诊节气：处暑前两天。

初诊日期：2009年8月20日。近1周天气炎热难耐，患者自觉身体不适，食欲欠佳，咽干咽痛，汗出较多。近3天咳嗽频作，昼夜均咳，夜不能安寐，咯少量黄色黏痰，咯痰不利，微喘，伴发热，体温波动在38℃左右，神疲乏力，汗出，时有心烦口渴，小溲黄，便干。来诊测体温38℃，舌红苔薄黄，脉浮滑数。既往有慢性支气管炎病史。根据脉症，此属暑火犯肺之咳嗽。治以清热祛暑，清肺止咳。处方：

荷叶15克　丝瓜络10克　竹叶10克　西瓜翠衣30克
金银花30克　川贝粉4克[冲]　炙枇杷叶30克　炙麻黄4克
杏仁10克　生石膏30克[先煎]　甘草10克　绿梅花10克
7剂。

二诊：2009年8月27日。药进7剂，咳嗽明显缓解，无痰，体温恢复正常，仍自觉乏力、口渴，舌淡红，苔少，脉细，原方去炙麻黄、生石膏，加太子参10克，花粉10

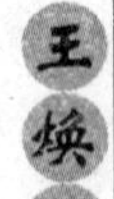

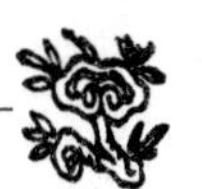

克，7 剂。二诊后患者未再复诊，1 周后电话随访，诸症悉除，疾病痊愈。

按：暑季存在暑火犯肺之咳嗽。暑为火化，其性炎上，易袭高位之肺，至肺叶被灼，失其宣发肃降，引发暑火犯肺之咳嗽。大暑、小暑乃一年中最热的节气，是日平均气温高于 30℃、日最高气温高于 35℃的集中时段。由于大暑、小暑中暑火最盛，最易侵犯人体，因此，临床所见暑火犯肺之咳嗽，高发于这两个节气。而大暑过后的立秋和处暑，仍可见到少量暑火犯肺之咳嗽，此乃暑邪伏而晚发，或暑邪初伤肺络，治不彻底，伏而晚发。暑火犯肺之咳嗽以空咳而少痰、咳声清高、口渴欲饮、小溲黄而短少、汗出、气短、乏力为主症，舌边尖红或舌质稍红，舌苔薄黄或黄腻，脉滑数或濡数。若暑邪较盛肺热明显，可出现发热，不思饮食，咯黄色黏液痰等兼症；若暑邪兼湿明显，可出现咳声重浊，咯黄色黏液痰，胸脘痞闷，头身困重，大便溏泄等兼症。

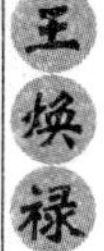

本证患者病起于暑季，有暑火之病因，同时又有肺热内盛之临床表现，缘于其有慢性肺病史，素有肺热内伏之病理状态，遇有外邪扰动，内外相合而发病。上方是清络饮与麻杏石甘汤合方，首诊 7 剂后，咳嗽减缓，无痰，体温恢复正常，二诊原方去炙麻黄、生石膏，加天花粉、太子参，旨在加强清热益气生津之力。

（黄　莉）

咳嗽（热邪壅肺）

刘某，男，90 岁。初诊节气：霜降后 1 天。

初诊日期：2012 年 10 月 25 日。发热、咳嗽 1 周。患者 1 周前受凉后发热，咳嗽，痰不易咳出，查胸片示肺部感

染，住院予抗生素治疗。目前仍发热，体温38℃，咳嗽，痰不易咳出，大便2日未行。舌薄黄苔欠津液，质红，脉右浮弦滑数，左细弦滑。根据脉症，此属热邪壅肺之发热、咳嗽。治以清宣肺热。处方：

炙麻黄4克　杏仁10克　黄芩10克　甘草10克　炙枇杷叶30克　川贝粉4克冲　金银花30克　鱼腥草30克　瓜蒌30克　金荞麦30克　羚羊角粉0.6克冲　柴胡10克　7剂。

二诊：2012年11月1日。药后咳嗽大减，痰量减少，热退，口干，疲乏，纳可，大便调，双足跟疼痛。舌薄黄中部少苔，少津液，质淡红，右脉弦不数，左脉细弱。守原处方去柴胡、瓜蒌，加麦冬10克，玄参10克，太子参15克，7剂。

三诊：2012年11月8日。药后精神好转，已无咳嗽，气短，纳谷不馨，大便尚调，胸片提示感染灶尚未完全吸收。舌质绛暗，舌苔薄少，左脉细弱，右脉弦。守原处方去柴胡、瓜蒌、金荞麦、鱼腥草，减炙麻黄为2克，加太子参15克，麦冬10克，芦根30克，冬瓜仁30克，桃仁10克，7剂。后随访痊愈。

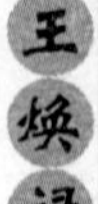

按：高龄男性病人，因肺部感染，发热，咳嗽，痰不易咳出，证属热邪壅肺，故以验方加味麻杏石甘汤宣肺清热，止咳化痰。因患者年事已高，且无明显口渴等阳明大热症状，故去石膏而用黄芩，顾护胃气；炙枇杷叶清降肺气、川贝粉润肺止咳，两药合用为治疗肺热咳嗽的有效对药；金银花、鱼腥草、瓜蒌、金荞麦清肺化痰；羚羊角粉清肺化痰，与柴胡同用又可起到退热的作用。7剂药后热退，咳减，但出现疲乏、口干等气阴两伤的情况，且患者初诊舌象即提示津液不足，故形成热病后余邪未尽、气阴两虚的局面。因热退痰减，故前方去柴胡、瓜蒌，加太子参、玄参、麦冬益气养阴，共成清肺止咳、益气养阴的治法。7剂后咳嗽已止，余邪已微，气阴仍不足，故进一步减少宣肺清热药力量，继续益气养阴，因胸片提示感染灶尚未完全吸收，故合入千金苇茎汤之意，即用芦根、冬瓜仁、桃仁清肺化脓，以促进感染灶吸收，善后调理。

（王洪蓓）

久咳（内饮外寒）

甘某，女，74岁。初诊节气：大雪前。

初诊：2015年4月4日。咳嗽近4个月。患者近4个月前感冒后开始咳嗽，曾服用多种清肺、润肺之止咳药，但始终未愈。现闻异味或无特殊原因则出现刺激性阵咳，咽干咽痒，咯白稀痰，夜卧时易作咳，无喉间哮鸣音，咳甚喷嚏、流清涕，有时觉背凉，无口干，大便调。单纯性甲状腺肿大50~60年，高血压病，2型糖尿病病史，否认其他疾病史。舌淡红，苔薄，脉弦。根据脉症，此属肺气上逆、痰饮阻肺之咳嗽，治以宣肺化饮止咳，处方：

射干10克　炙麻黄4克　细辛3克　紫菀10克　五味子10克　清半夏10克　炙枇杷叶30克　川贝粉4克冲　炙甘草10克　灵芝粉3克冲　6剂。

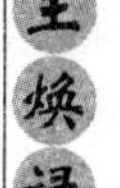

随访：2015年4月30日，患者专程告知，服药6剂后咳嗽即已不明显，后又服药6剂，咳止病愈，来访表示感谢。

按：此案患者之咳嗽，病程长达4月之久未愈，虽然咳嗽不甚，无喘息，但也给患者带来痛苦。临床中类似此案的

感冒后咳嗽日久不愈，又可排除其他器质性肺系病变之病例，并不少见，而且往往成为临证治疗的难点。从中医学对咳嗽病发展转归的一般规律来看，咳嗽日久，其临床证候发展多见止嗽散主治之余邪未净的咳嗽、桑杏汤主治之燥咳或阴虚肺热之干咳。但临床实践中，总有些患者采用上法治疗不效，医者应注意审查患者证候，辨证分析，究其本质而治之。可以仔细了解患者发病过程及目前症状，方可准确分析其发病机制。

患者4月前感冒咳嗽，正值冬季，外界气候寒冷之时，感冒风寒邪气，风寒犯肺，肺失宣肃，因治疗不得法造成患者风寒之邪未解，从其有时背凉即可作为风寒郁肺不解之佐证。由于风寒束肺，肺宣降失常，津聚成痰，阻遏于气道，时有咽痒欲咳，咯痰白稀。若遇异味或风邪等外界刺激，则引动阻于气道之痰液，肺气上逆则时时作咳。肺开窍于鼻，肺气上逆，肺窍不利，故见喷嚏、流清涕。方选《金匮要略·肺萎肺痈咳嗽上气病脉证治第七》之射干麻黄汤加减，此方原主治咳而上气之证。宣降失常，津聚成痰，阻遏于肺；或内有痰饮，复感风寒，寒饮上逆所致，其特征是内有寒饮，外感风寒，发为咳嗽喘逆、喉间痰鸣，是为辨证要点，治疗宜发散风寒，降气化痰。方中射干开结降痰；麻黄、细辛味辛性温，辛能发散，温散久伏于肺的寒邪；清半夏降逆化痰；炙枇杷叶降逆止咳，川贝粉止咳化痰；紫菀温润止咳，五味子敛肺止咳，防止咳嗽日久伤肺耗气，并能制约炙麻黄、细辛辛散之烈；炙甘草调和诸药；灵芝粉调节免疫，调补肺脏，增强体质，助人体祛邪外出。诸药配伍，散收合用，润燥并施，使风寒祛、痰饮消，故患者服药6剂则咳嗽已明显好转，再服6剂诸症全消而病愈。

（燕　莉）

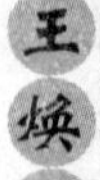

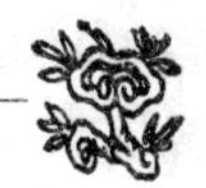

咳嗽（痰浊阻肺）

丁某，女，27岁。初诊节气：白露前8天。

初诊：2012年8月30日。反复慢性咳嗽、咯痰10余年，急性发作4天。患者10余年前曾因咳嗽、咯血，诊断为“支气管扩张”，经治疗后病情好转。但平时经常咳嗽、咯黄黏痰，上呼吸道感染反复发作。4天前再次出现发热，体温达39℃，咳嗽、咯痰加重，咯黄脓痰，无咯血，就诊于人民医院，查血常规示WBC（白细胞）$25.89 \times 10^9/L$，胸部X线示支气管扩张伴右肺炎。医嘱静点莫西沙星治疗已4天，现热退，咳嗽、咳痰略减轻，复查血常规提示WBC $15 \times 10^9/L$，口干欲饮，纳可，大便调，夜寐入睡困难。舌质略红苔黄，脉滑小数。根据脉症，此属痰浊阻肺、热邪壅肺之咳嗽，治以清肺化痰止咳，处方：

芦根30克　生薏苡仁30克　冬瓜子30克　炙麻黄4克　杏仁10克　生石膏20克先煎　生甘草10克　金银花30克　鱼腥草30克　炙枇杷叶30克　川贝粉4克冲　荷叶10克　羚羊角粉0.6克冲　7剂。

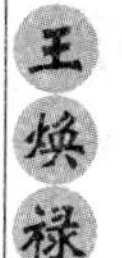

二诊：2012年9月6日。上次就诊服药后，咯脓痰减轻，痰色变淡，较前易咯出，晨起为白泡沫痰，中午痰略黄，痰出则胸闷减，仍咳嗽，纳可，大便调，仍口干，夜寐入睡困难。舌淡红，苔黄白，脉滑。证治同前，守8月30日方去生石膏，加清半夏10克、黄芩10克，再进7剂，水煎服日2次。

三诊：2012年9月13日。患者服药后仍中午咯黄痰，之后咯白痰，晨起为稀痰，纳可，小便可，大便偏多但成形，

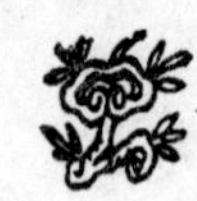

口干，夜间痰量较前减少，但夜寐入睡困难。8月30日复查血常规 WBC 13.7×10^9/L，HGB（血红蛋白）105g/L，PLT（血小板）395×10^9/L。舌苔黄白厚腻，脉弦滑略数。证治同前，方药为：

百合15克　生地黄10克　苏子15克　清半夏10克　陈皮10克　川贝粉4克冲　麦冬10克　生甘草10克　炙枇杷叶30克　金银花30克　鱼腥草30克　灵芝10克先煎　三七粉3克冲　天竺黄6克　羚羊角粉0.6克冲　14剂。

随访、调护：9月27日，患者专程告知末次就诊后，药尽服，咳嗽、咯痰症状基本恢复至急性发病前之状态，觉身体大安，因平时工作忙碌，不便长期复诊服药，且准备结婚，故表示希望暂停服用中草药，自行采取合理生活方式长期调理。医嘱患者防止感冒，忌肥甘厚味，忌生冷寒凉，但要保证饮食营养，合理运动锻炼以增强体质。若上呼吸道感染应及时合理治疗，以免病情加重。

按：患者既往十余年支气管扩张病史，说明患者素体即痰湿阻肺。本次又逢天气炎热，感受外邪伤肺，外邪与内邪相合，痰热蕴结于肺，热盛肉腐，肉腐成脓、成痰，故咯吐黄脓痰；热盛则津伤，故口干欲饮。因此，患者一方面表现为热邪壅肺之象，另一方面有痰热蕴阻之机，故治疗时选用麻杏石甘汤加味清泄肺热，又合苇茎汤清肺化痰、散结排脓。苇茎汤，又名千金苇茎汤，是《金匮要略·肺萎肺痈咳嗽上气病脉证治第七》之附方，是治疗肺痈成脓期的经典方剂。方中苇茎即芦根，甘寒轻浮，善清肺热，专于利窍，如《温热经纬》云："苇茎形如肺管，甘凉清肺，且有节之物生于水中，能不为津液阂隔者，于津液之阂隔而生患害者，尤能使之通行。"生薏苡仁甘淡微寒，上可清肺热而

排脓，下可利肠胃而渗湿，使湿热由下而解，且湿热去则脾胃健，脾胃健则肺气足，有培土生金之意，有利于肺脏恢复其宣发肃降之常；冬瓜子清热化痰，利湿排脓，肃降肺气，与苇茎相配一降一升，使热清痰消脓排。方中未选用苇茎汤中之桃仁，因该患者虽为痰热蕴肺，但尚无局部气血壅滞之虞，故暂不用之。

综观治疗全过程，患者二诊时痰热症减，即去石膏易黄芩，以免石膏大寒，使用太过而不利于痰湿化解，亦避免大寒之品伤及脾胃；至三诊时，患者病情已明显好转，予其调整方药为百合地黄汤合二陈汤加清肺化痰药，由前两诊的清肺泄热化痰为主，转变为养阴清热化痰，这正是因为热邪最易伤人阴液，临证治疗时对于热病后期的患者，要注意护养其肺阴，以免出现邪去而正伤之虞。

（燕　莉）

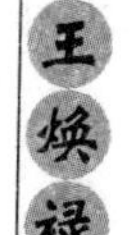

咳喘（肺热壅盛）

廖某，女，57岁。初诊节气：小雪。

初诊日期：2008年12月31日。5天前不慎受风感冒，出现发热，体温39.1℃，头身痛，无汗出，轻咳，自服“小柴胡冲剂”2天，体温降至37℃，头身痛减轻，但近3日咳嗽加重，夜间咳甚影响睡眠，咯黄色黏稠痰，痰量多，动则微喘，咽痛甚，汗出，口干渴，欲饮冷饮，背部恶风，大便2日未解，舌偏红，苔薄黄，脉滑数。有糖尿病病史5年。根据脉症，此属肺热壅盛之咳嗽。治以辛凉宣泄，清肺化痰。处方：

炙麻黄4克　杏仁10克　生石膏30克先煎　甘草10克

炙枇杷叶30克　川贝粉4克[冲]　金银花15克　鱼腥草15克　黄芩10克　全瓜蒌30克　清半夏10克　荆芥穗10克[后下]　羌活10克　5剂。并叮嘱体温正常、头身痛消失后，荆芥穗与群药同煎。

二诊：2009年1月7日。药进2剂，体温转正常，头身痛消失，大便已通畅。药进5剂，咳嗽大减，痰量减少，喘平，汗止，咽痛亦明显缓解，口不渴，舌淡红，苔薄白，脉滑。原方去荆芥穗、羌活，再进5剂。1周后电话随访，诸症悉除，咳嗽痊愈。

按：肺热壅盛之咳嗽，临床常见，多由于外邪不解、入里化热、邪热壅肺致咳；或饮食、情志等内因导致肺失宣肃、肺气郁闭、郁而化热、热壅于肺而咳。对于此类咳嗽，不可认为邪已入里，病位在肺，仅予寒凉清肺之属，而应当佐以辛散走表之品，有外邪则给邪出路，引邪外出，无外邪则开肺之表，导热外出，方可快速起效，药到病除，否则易致病情迁延，不易速愈。

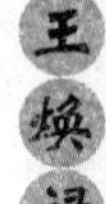

上例患者以咳喘就诊，但同时伴有低热，身痛微作，汗出，背部恶风等表未尽之症，说明表邪仍在，同时里热也盛，属表里同病。正由于表未尽解，使里热无路可泄，故里热炽盛，症见咳喘并大量黄痰，口渴甚。此时治疗当表里双解，以麻杏石甘汤辛凉宣泄、清肺平喘，加荆芥穗、羌活加强辛散表邪之力，开门送客；加炙枇杷叶、川贝粉、金银花、鱼腥草、黄芩、全瓜蒌之属，加强清肺化痰止咳之力；清半夏一味，与大量寒凉药同用，一则降逆化痰，二来佐制方中凉药伤胃。药进2剂，体温转正常，头身痛消失，大便通畅，说明表邪尽，营卫和，里热亦轻。此后荆芥穗与群药同煎，以免发散过度伤阴助热。药进5剂，咳嗽大减，痰量减少，喘平，汗止。二诊去荆芥穗、羌活，再进5剂。1周后电话随访，诸症悉除，咳嗽痊愈。

（黄　莉）

喘证（热邪壅肺）

欧某，男，73岁。初诊节气：立冬前4天。

初诊日期：2013年11月30日。咳嗽、喘憋、咯脓痰5天。患者近5天来出现咳嗽，咯黄脓痰质黏，喘息气促，动则喘剧，汗出，胸满闷塞，鼻塞，口干舌燥，甚则觉舌转不灵，神疲乏力，食欲不振，大便不畅难解，但便质不干，夜间足面微肿。患者慢性阻塞性肺病20余年。2013年11月1日至11月14日刚刚在北大医院呼吸科住院治疗，诊断为“慢性阻塞性肺病，II型呼吸衰竭”。患者由2名家人搀架缓慢步入诊室。面唇、指尖紫绀，喘息气促，呼吸浅促，张口抬肩，言语断续不能成句。舌紫黯有瘀斑，苔薄少，脉滑数。根据脉症，此属热邪壅肺之喘证，治以解表清热平喘，处方：

炙麻黄4克　杏仁10克后下　生石膏30克先煎　生甘草10克　炙枇杷叶40克　川贝粉4克冲　金银花30克　鱼腥草30克　麦冬30克　南沙参30克　羚羊角粉1.2克冲　射干10克　黄芩10克　瓜蒌30克　清半夏10克　鸡内金10克　7剂，日1剂3服。医嘱：患者病情较重，其身边勿离家属看护，家中准备制氧设备，予患者吸氧，注意病情变化。

二诊：2014年1月4日。上次就诊服药2剂后，症状明显减轻，因患者行动不便，遂上药服用完毕后又转抄前方继续服用。目前仍动则喘剧，气短，痰多色白泡沫样，时有右胸部压迫感，口干减轻，鼻塞，大便尚可，日1行欠畅，小便尿等待，既往有前列腺炎、前列腺肥大病史。下肢无

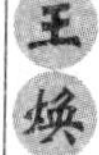

力。患者由一位家人搀扶步入诊室，步入诊室时喘息明显，静坐后喘息逐渐减轻，语言清晰，但仍气短。面唇、指尖已无紫绀，但颜色仍偏暗。舌质暗，苔薄黄欠津，脉弦滑有力。根据舌脉，证属痰涎壅盛、肺气不足，治以化痰平喘、兼补肺气，处方：

苏子 15 克　清半夏 10 克　陈皮 10 克　积雪草 40 克　当归 10 克　前胡 10 克　川贝粉 4 克冲　炙麻黄 6 克　鱼腥草 30 克　蒲公英 40 克　厚朴 10 克　灵芝粉 3 克冲　南沙参 10 克　生黄芪 20 克　杏仁 10 克后下　14 剂，日 1 剂 2 服。

随访：3 周后，患者家属来诊看病时，追问患者情况，诉患者服药后，喘息基本恢复至患病以前的状态，因行动不便，未再复诊，后续家中自行调理。

按：本病案是 1 例在中医门诊中较难遇到的急症咳喘重症病案。患者老年男性，多年慢性阻塞性肺病病史，反复发作咳嗽、咳痰、喘息。患者就诊时面唇、指甲紫绀，呼吸表浅、急促，张口抬肩，明显表现出因咳喘所致严重缺氧的征象，且病情急迫、较重。但综合患者其他病证表现，如咯黄浓黏痰，口干舌燥欲饮，喘而汗出，脉滑数，其证候为典型的热邪壅肺证。方选仲景之麻杏石甘汤为基础方，增加清肺化痰药味，并配伍养阴增液之药保护肺阴，患者服用 2 剂后即见奇效，喘息明显减轻，真可谓“有是证，用是方”。二诊时患者之紫绀症状已改善，但由于常年咳喘，患者仍存在慢性缺氧，且动则喘剧，证候表现已不甚急迫，调整辨证治疗思路，方选苏子降气丸加减化裁。方中苏子降气平喘，止咳化痰。前胡止咳下气，厚朴降气平喘，二者助苏子降气平喘。川贝粉、杏仁止咳；炙麻黄宣肺止咳，与苏子一降一升，助肺气恢复正常之宣肃；半夏、陈皮、鱼腥草、蒲公英

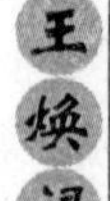

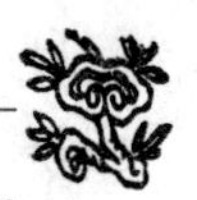

清热化痰而止咳；方中积雪草清热平喘，亦可改善“肺胀”之症状；生黄芪、当归、灵芝、沙参益气养阴，扶正而助祛邪。

本病案属于采用中医方法治疗临床急重症的一个有效案例。在北京优良的就医环境下，中医门诊中已很难见到急性咳喘重症患者，即使接诊，一般也是转诊至西医急诊或西医治疗为主，中医治疗为辅。通过本病案的成功治疗，一方面，我们体会到中医学在治疗急危重症中，疗效不比西医治疗差，见效亦不比西医慢，关键在于临证时辨证准确，选方得当。另一方面，从此咳喘案中，我们也认识到辨别疾病标本虚实，治疗时分清标本缓急的重要。患者咳喘多年，早已肺气虚损即本虚，急性咳喘发作时必然为本虚标实之证。但由于其初诊时喘息症状为剧，标实之候较为急迫，故治疗时采用“急则治其标”的方法，先清热泄肺平喘，用药后非但没有加重病情，反而标急之证大为缓解。待二诊之时，患者喘息明显减轻时，调整治法，采用标本兼顾、祛邪扶正并举之法，使患者恢复至慢性缓解期。

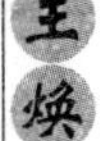

（燕　莉）

脾胃病

胃痛（脾胃虚寒）

程某，女，28 岁。初诊节气：芒种。

初诊日期：2009 年 6 月 14。胃脘隐痛 1 周余。1 周前过食冰激凌，食后 2 小时后出现严重胃痛，伴胃中凉冷感，自饮大量热水，并以热水杯置于胃脘处，约半小时后疼痛逐渐

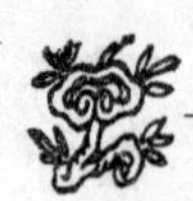

减轻，但胃脘隐痛持续不休。近1周来胃痛隐隐，喜暖喜按，口淡无味，食欲不佳。平素口中清涎较多，四肢欠温，大便溏稀。来诊见：舌质淡，苔薄白滑，脉沉滑。根据脉症，此属脾胃虚寒、胃络瘀阻之胃痛。治以补虚缓中，化瘀止痛。处方：

肉桂10克　白芍10克　生姜3片　大枣20克　炙甘草10克　五灵脂10克　生蒲黄10克包　延胡索10克　黄芪10克　清半夏10克　三七粉3克冲　7剂。

二诊：2009年6月21日。药进7剂，胃痛明显缓解，食欲较前增加，大便成形，舌、脉同前，效不更方，守上方加减调理1月。随访诸症消失，胃痛痊愈。

按：脾胃虚寒性胃痛多因素体脾胃虚弱，又形寒饮冷，寒邪损伤本就虚弱之脾阳胃气，胃络失于温养，“不荣则痛”；寒凝气滞，胃之气血运行不畅，胃络瘀阻，“不通则痛”。因此，脾胃虚寒性胃痛，其病机为中阳虚弱，胃络瘀阻，证属本虚标实虚实夹杂，治疗当补虚缓中，化瘀止痛。

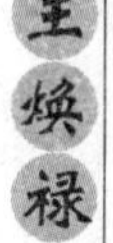

初诊方由“小建中汤”和“失笑散”合方化裁而成。方中以肉桂替代桂枝，取其温中祛寒守而不走之意，大枣、生姜健脾和中，芍药养血止痛，重用炙甘草取其补脾益气缓急止痛之意，西医学研究证明，甘草可解除胃肠平滑肌痉挛，对胃肠溃疡面有保护作用；寒则血凝，虚则血滞，脾胃虚寒必致血行瘀滞，胃络瘀阻，失笑散化瘀止痛，防其必瘀之果；另加黄芪温中补气，清半夏辛散胃中水寒，三七粉化瘀定痛，延胡索理气止痛。全方共奏补虚缓中，化瘀止痛之功。由于辨证精准，用药得当，初诊7剂药后患者胃痛大减，食欲增加，大便转实，说明中虚得温，血瘀得化。效不更方，二诊守方继服，调理1月后，胃痛未作，疾病痊愈。

此方为治疗脾胃虚寒胃痛之验方，名“建中失笑汤”。若患者有口苦、舌苔薄黄，可加黄连6克。方中甘草用量稍大，如连续服用出现水肿，可加茯苓或泽泻，或减少甘草用量，即可改善。

（黄　莉）

胃痛（肝胃不和）

李某，女，54岁。初诊节气：立春。

初诊日期：2009年2月4日。凌晨胃痛伴欲呕半年，加重2月。近半年来经常凌晨3～5点胃痛，疼痛部位多在上腹，牵及两胁及脐腹，以冷痛或胀痛为主。发作当天无明显诱因和征兆，凌晨每因胃痛而醒，伴有恶心欲吐，有时呕吐清涎，以暖水袋置胃脘部疼痛稍缓解，多持续半小时左右，偶有疼痛较甚似绞痛，需服止痛药方缓解。最近2月发作频次增加，每周发作1～2次，曾在他处多次诊治，服中药治疗，效果不佳。平素食欲不佳，总觉口干微苦少津，但却不欲饮，近半年体重下降明显。舌体瘦舌质暗，苔白，脉沉。胆囊息肉病史多年。根据脉症，此属肝胃不和、寒饮内伏、胃络阻滞之胃痛，治以疏肝和胃，散寒化饮，理气止痛。处方：

高良姜10克　香附10克　清半夏10克　川厚朴10克　枳实10克　茯苓10克　白术10克　沉香粉1.5克冲　檀香10克　延胡索10克　百合20克　玉竹10克　石斛10克　7剂。

二诊：2009年2月11日。药进7剂，胃痛未再作，口干舌燥亦缓解，仍有恶心欲呕感，舌、脉同前，原方加入干姜6克、旋覆花10克、代赭石30克，14剂。叮嘱：忌生

冷寒凉，肥甘厚味。

三诊：2009年2月25日。药进21剂，胃痛未再作，夜寐安，食欲较前好转，舌质淡红，舌苔薄白，脉沉。守2月4日方，加威灵仙15克，川贝粉4克冲，三七粉4克冲，14剂，水煎服。

四诊：2009年3月11日。服药期间胃痛一直未发作，饮食较前明显增加，体重较就诊前增加5斤，感觉心情舒畅身体轻松，舌、脉同前，处方：

檀香10克　丹参10克　砂仁10克　清半夏10克　川厚朴10克　茯苓10克　延胡索10克　百合20克　石斛10克　代赭石30克　旋覆花10克　威灵仙15克　川贝粉4克冲　三七粉4克冲　沉香粉1.5克冲　生姜3片　14剂。

五诊：2009年4月22日。患者守方继续门诊调理1月，服药期间胃痛一直未发作，饮食、睡眠均好，舌淡红，苔薄白，脉平。疾病告愈，停止治疗。

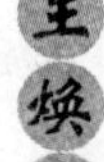

按：脾胃运化在很大程度上依赖肝气疏泄，在肝的疏泄下斡旋中焦之气。肝为风木之脏，体阴而用阳，其主动主升之用，以阴柔之肝体为物质基础，肝体则赖肾水、胃阴、血液的滋养濡润。肝之疏泄不利则导致水谷留滞，气机壅塞，胃络阻滞，发为疼痛。肝胃不和胃脘痛的临床特点，多表现为胃脘当心而痛，连及两胁，伴有口苦咽干，嗳气犯恶，或泛酸。对于此类胃痛的治疗，多用行气止痛类药，临床多有疗效。然而对于肝胃不和、久病胃痛者，屡用辛香疏散之行气止痛药，必然损伤肝阴、胃津，使肝体失其阴柔之性，肝体已虚用必不达，可出现阴虚与气滞同见，所以久病患者用行气止痛药不似新病患者有效。临床治疗肝胃不和之胃痛，应注意在辛散行气药中配合甘润滋阴之剂，体用同治，方能

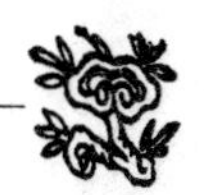

取得满意持久疗效。

此患者凌晨3～5点胃痛，发时呕吐清涎，喜温喜按，辨证属肝胃不和，寒饮内伏，胃络阻滞，以良附丸疏肝理气、温胃祛寒，加辛苦温之半夏、厚朴、枳实燥湿化痰散结消痞，以温化胃中寒饮痰涎，半夏尚有降逆止呕之功，沉香、檀香、延胡索理气调中、散寒止痛，茯苓、白术健脾祛湿，另加甘润之百合、玉竹、石斛，一则养阴生津、滋润肝胃，使肝体得柔，则可制约过亢之肝用，二则佐治方中大剂香燥理气之品，以防伤阴耗液之弊。药进7剂，胃痛消失，且此后一直未再发生胃痛。二诊、三诊守方调理，威灵仙对胆囊息肉、胃肠道息肉有效，川贝粉、三七粉是胃肠黏膜炎症经验用药。治疗1月后，以活血祛瘀、行气止痛之丹参饮加减，守方再调理1月，终获全效。

（黄　莉）

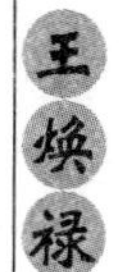

胃痛（胃阴不足）

宫某，女，75岁。初诊节气：立夏前1天。

初诊日期：2009年5月4日。胃脘隐痛1月。近1月胃脘隐痛频作，时感灼热，尤以饭前空腹时明显，伴口干，大便干燥。平素易胃脘胀满不舒，纳谷不香。舌红少津，苔薄黄，脉细数。慢性胃炎病史多年。根据脉症，此属胃阴不足之胃痛。治以滋阴养胃。处方：

玉竹10克　生地黄10克　麦冬10克　沙参10克　太子参15克　生黄芪15克　茯苓15克　黑芝麻15克　枸杞10克　木香10克　白豆蔻15克　冰糖30克　7剂。调护：调节情志，少食煎炒辛辣食物。

二诊：2009年5月11日。药后复诊，隐痛胀满，口干

诸症减轻，痞满嗳气明显好转，食欲增加，大便通畅，舌淡红，苔少，脉沉细。继以上方调理而愈。

按语：初诊方以益胃汤加减。益胃汤为滋养胃阴的代表方剂。来源于《温病条辨》，主治阳明温病，胃阴损伤证，不能食，口干咽燥，舌红少苔，脉细数者。益胃汤以生地黄、麦冬为君，味甘性寒，养阴清热，生津润燥，为甘凉益胃之上品。以北沙参、玉竹为臣，养阴生津，以加强生地黄、麦冬益胃养阴之力。以冰糖为使，濡养肺胃，调和诸药。该方证以食欲不振、口干咽燥、舌红少苔、脉细数为证治要点。若汗多，气短，兼有气虚者，加党参、五味子（与生脉散合用）以益气敛汗；食后脘胀者，加陈皮、神曲以理气消食。

用加味益胃汤治疗慢性胃炎、糖尿病、小儿厌食症等属胃阴亏损者，均可应用，每每获效。方中麦冬、沙参、玉竹、生地黄、生山药滋养胃阴；生麦芽化食消胀；生石膏清泻胃热；冰糖甘缓益胃；甘草调和诸药。口干重者，加玄参10克，花粉10克，石斛10克；气虚者，加黄芪15克；干呕者，加竹茹10克；糖尿病者，减冰糖。

（张立新）

食管痹（胆胃不和）

刘某，男，58岁。初诊节气：秋分前2天。

初诊日期：2010年9月20日。胸骨后灼热、疼痛，伴胃胀、口苦、泛酸20余年，加重半年。因工作原因长期饮食不规律，且工作压力大节奏快，30多岁即出现胸骨后不适，胃胀，口苦，泛酸，间断予中西药治疗，症状时有反复。10余年前于人民医院行胃镜检查，提示浅表性胃炎，

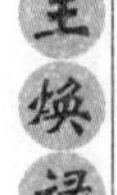

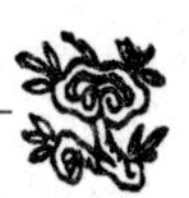

Hp（幽门螺旋菌）（+），行 Hp 根除治疗，临床症状缓解不明显。后又在多家医院行中西医结合治疗，症状反反复复。5 年前再次行胃镜检查，提示反流性食管炎，萎缩性胃炎。近半年胸骨后灼热、疼痛频发，伴胃胀，口苦，泛酸明显，尤以平卧时口苦、泛酸苦水，睡眠欠佳，大便时干时稀，稍有饮食不慎则引起腹泻，小便正常。来诊见：舌质淡红，舌苔薄黄，脉沉弦。根据脉症，此属胆胃不和之食管瘅，治以利胆和胃，制酸化瘀。处方：

柴胡 10 克　黄芩 10 克　金钱草 30 克　甘草 10 克　海螵蛸 15 克　川贝粉 4 克[冲]　瓦楞子 15 克　生黄芪 10 克　丹参 30 克　7 剂。叮嘱：清淡饮食，规律作息，舒畅情志。

二诊：2010 年 10 月 11 日。药进 2 剂，胸骨后灼热、疼痛缓解，胃胀、口苦、泛酸亦渐减轻，尽剂后上述症状竟全无，仅睡眠仍欠佳。患者欣喜若狂，来门诊告知病情，查舌、脉同前，守上方，加清半夏 30 克，炒枣仁 30 克，14 剂。仍需注意饮食、作息及情志。

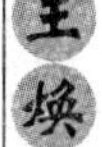

1 月后，患者因他病来就诊，追问病情，告知一直未出现胸骨后不适，饮食、睡眠正常。20 余年痼疾竟豁然痊愈。

按：胆属甲木，为“中精之府”，胃为戊土，有“谷海”之称，胆胃同属中焦，同主气机通降，胃土依赖胆木升发，胆木禀受胃土资助，生理上相互协调。病理上胆胃之间相互影响，可形成以胆病为本胃病为标，或以胃病为本胆病为标之胆胃不和之证。胆胃不和之由来，一是胆经受热，胆气上逆于胃，使胃失和降，即胆病及胃，出现口苦、呕吐苦水、脘胁疼痛等症；二是邪滞胃脘，久则胃热丛生，熏蒸胆腑，使胆失通降，胃热及胆，症见胃脘痞满，泛酸，呕吐，气逆等。《素问·气厥论》曰：“胃移热于胆，亦名食

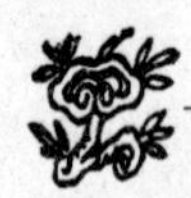

亦。”胆胃不和治疗原则为清泄少阳胆，通降阳明胃，临床根据具体病情，随证治之。

本例患者，反复发作胸骨后灼热、疼痛，胃胀，口苦、泛酸，尤以平卧时口苦、上泛酸苦水，属于胃病为本，胆病为标之胆胃不和证，初诊方仿小柴胡汤中柴芩夏清解少阳之意，但以性微寒味甘咸，善于清热利胆之金钱草替代性温味辛之半夏，加强清利胆腑调和胆胃的作用；乌贝散抑制胃酸分泌；瓦楞子既可制酸止痛，又有消痰、化瘀、散结之功；久病必瘀，用丹参通行血脉，祛瘀生新；久病必虚，用少量生黄芪补气健脾扶正；甘草补脾益气，调和诸药。全方共奏利胆和胃，制酸化瘀的作用。患者仅服药 7 剂，胸骨后灼热、疼痛，胃胀，泛酸，口苦症状竟全无，仅睡眠欠佳。二诊守方加大剂半夏、炒枣仁安神助眠，再予 14 剂。药后症状未再发作，20 多年顽疾临床痊愈。治疗期间反复强调清淡饮食，规律作息，舒畅情志，亦是症状迅速缓解并维持疗效的原因之一。

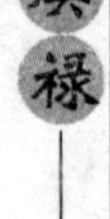

另外需强调一点，临床应注意鉴别胆胃不和与肝胃不和的区别。清·黄坤载《伤寒悬解》云：“甲木上逆而克戊土，法当痛见于胸膈；乙木下陷而克己土，法当痛见于腹胁。”在治疗上胆胃不和应通应利，故曰“甲木上逆”；肝胃不和宜疏宜达，故谓“乙木下陷”。明辨二者区别，是临床取效的关键所在。

（黄　莉）

食管痹（脾胃湿热夹瘀阻）

刘某，男，63 岁。初诊节气：霜降。

初诊日期：2013 年 10 月 23 日。反复胸骨后烧灼、疼痛3年，加重1个月。患者3年前出现胸骨后烧灼发热，甚则胸骨后疼痛，伴胃脘疼痛，烧心，反酸，胃胀，自觉有气上顶感，曾于2012年6月8日当地医院行胃镜检查，提示糜烂性胃炎、食管炎，Hp（+），经中西医治疗暂时缓解，但时有反复，2013年5月10日、10月9日分别复查胃镜，均提示食管炎、充血性胃炎，复查Hp（-）。纳可，进食后胃脘部不适感，大便日一行，溏便，近来便质较黏腻，口腔异味，无明显自觉口干口苦，反复发作口疮，睡眠尚可，无明显寒热喜恶。近3个月左手无名指发木。既往高血压史20年，2011年11月15日当地医院超声心动图示左室舒张功能减退。颈部血管超声示右颈动脉粥样斑块，双颈动脉内中膜增厚，双椎动脉走行迂曲。2012年12月26日心电图示下壁心肌缺血。舌质淡红，薄黄腻苔，舌下脉络树枝状增粗，脉沉弦。此属脾胃湿热、瘀阻之食管瘅。治以清热利湿，活血化瘀，理气和胃降逆。处方：

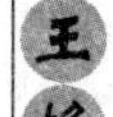

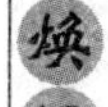

红藤30克　三棱10克　莪术10克　三七6克　蒲公英30克　败酱草30克　厚朴10克　枳实10克　黄连8克　吴茱萸4克　海螵蛸20克　浙贝母10克　瓦楞子20克　延胡索10克　24剂。

二诊：2013年11月20日。药后症减，大便黏减轻，便色转黄，基本成形，胸骨后烧灼感显减，仍略有疼痛，胃脘部烧灼感减轻，但饭后仍有烧灼感，略疼痛，多于饭后1～2小时发生，胃胀上顶感减轻，纳可，眠可，有时心悸，无明显活动后胸闷胸痛。舌绛暗，薄黄灰腻苔，右侧明显（垢苔），舌下脉络增粗，黏膜有颗粒，脉弦滑。证治同前，初诊处方去枳实、瓦楞子，蒲公英、败酱草分别加至40克，加肿节风30克，生薏苡仁30克，丹参30克，党参10克，

24剂。

三诊：2013年12月18日。药后胸骨后疼痛、灼热感基本消失，胃痛、胃灼热感显减，胃胀减，气上顶感亦减，偶尔进食后胃脘不适，大便黏减，但仍不成形，口腔异味减，心悸胸闷不明显。纳、眠可，右肩局部发木发沉如虫行感，左无名指发麻。舌质略绛，舌苔薄黄根黄白腻，舌下脉网络化，脉沉弦滑。证治同前，11月20日方去生薏苡仁，加土鳖虫6克，党参加至15克，24剂。1年后电话随访，胸骨后疼痛灼热消失未作。

按：食管痺（反流性食管炎）是或因情志不遂，或因刺激性饮食等的损伤，或因郁热内蕴，以及长期胃气上逆等，使食管受损，脉络瘀滞，以胸骨后灼热感与疼痛等为主要表现的消化道疾病。其主要病机在于湿热瘀阻于胸膈。本案患者有3年胸骨后烧灼、疼痛病史，伴胃脘疼痛，烧心，反酸，胃胀，自觉有气上顶感，胃镜显示食管炎、糜烂性胃炎，且Hp（+），结合大便黏腻，口腔异味，舌苔薄黄腻苔，舌下脉络树枝状增粗等征象属于湿热毒瘀阻于胸膈。治疗从清热利湿解毒化瘀为主，方用红藤棱莪煎加减，方中红藤性味苦平，具解毒消痈、活血止痛、祛风除湿的功效；三棱、莪术化瘀兼有理气之功；三七性温味辛，具有散瘀止血、消肿定痛的功效；金银花、蒲公英、败酱草清热解毒，三味药对于Hp有一定的杀灭和抑制作用；海螵蛸、瓦楞子、黄连、吴茱萸、延胡索和胃降逆止痛，对症抑酸。二诊诸症减轻，但见舌苔灰腻垢，故加大清热解毒力度，蒲公英、败酱草用量各增至40克，并加生薏苡仁30克清热化湿；肿节风味苦、辛，性平，清热解毒，祛风通络，活血止痛，现代药理研究表明具有抗肿瘤、抑菌，对胃溃疡有一定

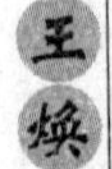

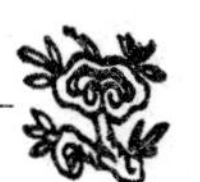

治疗作用。丹参加大化瘀力度。因患者年过花甲，大便欠成形，且方中化瘀清热药较多，有耗伤正气之弊，故加党参扶助正气，祛邪而不伤正。服药1月，3年之疾基本缓解。

（王洪蓓）

心下痞（脾胃湿热兼脾虚）

程某，男，50岁。初诊节气：大暑前7天。

初诊日期：2013年7月17日。胃脘部痞满不适30余年，加重1周。自述胃病史30余年，时觉胃脘部痞满，近1周脘痞明显，伴烧心，进食生花生米烧心感可缓解。无反酸，无呃嗳，矢气多，口腔异味，大便欠成形。曾行胃镜检查示慢性浅表性胃炎，但近期未复查。吸烟、饮酒均已戒。否认高血压、高血脂、糖尿病病史。近日检查身体发现肝囊肿、肾囊肿、眼底动脉硬化。舌质淡红，薄黄苔，伸舌颤，脉沉弦。此属脾胃湿热、脾虚之心下痞。治以清利脾胃湿热，健脾和胃。处方：

生薏苡仁30克　竹叶10克　白豆蔻10克　三七粉3克冲　金银花10克　蒲公英30克　败酱草30克　党参10克　生黄芪20克　海螵蛸15克　瓦楞子20克　清半夏10克　黄连6克　吴茱萸3克　14剂。

二诊：2013年7月31日。胃脘不适感减轻，右手掌脱皮干裂，大便转成形，仍口腔异味。碳13尿素呼气试验阴性。舌苔黄腻，脉滑。证治同前，原处方去党参、清半夏，生黄芪改30克，加焦槟榔10克，杏仁10克，陈皮10克，14剂。

三诊：2013年8月14日。心下痞满、烧心均未发作，大便日一行，已成形，偶费力，口腔异味显减，右手掌皮肤

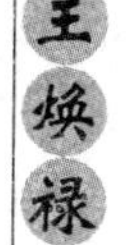

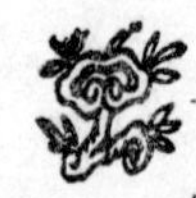

皲裂。自觉药后精力改善。舌质淡红，薄黄苔少津，脉沉弦滑。患者欲调理肾囊肿、肝囊肿。证治同前，上方去竹叶、焦槟榔，加急性子10克，夏枯草20克，14剂。

四诊：2013年8月28日。近日空腹时觉胃脘不适感，但较轻微，已无烧心，大便正常，口腔异味减轻，易疲乏。舌质淡红，薄黄苔，脉沉弦。证治同前，处方：

生薏苡仁30克　白豆蔻10克　三七粉3克冲　金银花10克　蒲公英30克　败酱草30克　生黄芪30克　党参10克　海螵蛸20克　黄连6克　吴茱萸3克　瓦楞子20克　急性子10克　清半夏10克　14剂。

五诊：2013年9月11日。近2日进食后胃脘部针刺样感，空腹明显，已无烧心，口腔异味减轻，疲劳感减轻，有时周身酸痛，眠可。舌黄苔裂纹，伸舌微颤，质淡红，脉沉弦。证治同前，上方去海螵蛸，加威灵仙20克，14剂。

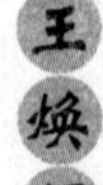

六诊：2013年9月25日。药后病情平稳，纳食好转，已无反酸、烧心，大便正常。仅早起就诊路上略觉左上腹部隐痛，小腹胀，矢气则胀减。舌质略绛，薄黄苔，脉弦。守前方10剂，1剂服2天。后随访病情平稳，胃脘部不适消失。

按：患者30余年的胃病史，以胃脘部痞满、烧心为主要症状，结合大便欠成形、口腔异味等症状，以及舌苔黄，说明患者病机特点一方面存在脾胃湿热，另一方面又有脾虚，故治疗既要清利脾胃湿热，又要健脾，清利脾胃湿热，以验方薏苡竹叶散加减方为主，生薏苡仁、竹叶、金银花、蒲公英、败酱草清热利湿，白豆蔻芳香化湿，加党参、生黄芪益气健脾，清半夏、海螵蛸、瓦楞子、黄连、吴茱萸和胃降逆，对症抑酸，因病史30余年，考虑久病必瘀，故加三

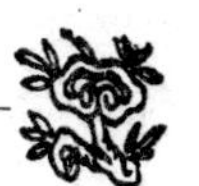

七粉活血化瘀，且现代药理研究表明，三七对慢性萎缩性胃炎有较好的治疗作用，并能逆转肠上皮化生及不典型增生，在治疗慢性萎缩性胃炎癌前病变方面具有一定优势。二诊时患者胃脘部不适症状明显改善，大便转成形，但舌苔黄腻，提示胃肠有积滞，故去党参，加焦槟榔、陈皮、杏仁消积导滞，理气润肠通便。至三诊患者胃脘部症状消失，大便便质已正常，舌苔亦转薄，治疗已见成效，故在二诊方基础上，继续清利脾胃湿热、健脾以巩固治疗，积滞去，故减去焦槟榔，因排便略费力，继续用陈皮、杏仁调理大便。后病情基本稳定，患者提出想同时调理肝囊肿、肾囊肿，故加急性子、威灵仙等药治疗。

（王洪蓓）

腹痛（湿滞瘀阻）

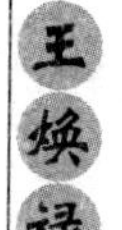

王某，男，84岁。初诊节气：白露。

初诊日期：2009年9月13日。脐腹隐痛1年余。近1年来，总觉肚脐下隐隐疼痛，伴有肚脐周围凉冷、下坠感，每至秋冬季节症状严重，需用棉垫围于肚脐周围，方觉腹部温暖舒适，否则肚脐下冷痛不能忍耐。曾在他处多方求治，前后服中药半年余，未见疗效。平素精神尚可，自觉口中黏涎较多，日间频频漱口，每于饭后觉腹胀，矢气频作，矢气后腹胀稍缓，每日晨起必咳吐大量白色黏痰，其他时间不咳无痰，睡眠一般，夜尿淋漓不畅10余次，大便干燥，舌质暗而苍老，裂如龟背纹，舌苔薄黄，舌下脉络紫黑怒张，脉沉弦滑，按之有力。高血压、冠心病史10余年，前列腺增生病史3年。根据脉症，此属湿滞脾胃、瘀阻肠络之腹痛，治以燥湿行气，化瘀止痛。处方：

苍术10克　川厚朴10克　陈皮10克　炙甘草10克　清半夏15克　枳实10克　焦槟榔15克　木香10克　沉香粉1.5克冲　三棱10克　莪术10克　红藤30克　三七粉3克冲　生黄芪20克　檀香10克　延胡索10克　7剂。

二诊：2009年9月20日。药进7剂，腹痛略减轻，以中午至下午3点腹痛为甚，矢气较前多，吐痰量多，大便干燥缓解，夜尿仍10余次，影响睡眠，舌、脉如前，原方去炙甘草、焦槟榔，加橘叶10克，王不留行20克，7剂。

三诊：2009年9月27日。药进7剂，脐腹疼痛明显缓解，仍有下坠感，凉冷感减轻，晨起咳吐白色黏痰量多，易吐出，大便通畅，夜尿频，舌质暗，其苍老龟裂程度较前减轻，舌苔薄黄，舌下脉络紫黑改善，脉沉弦滑，守上方加穿山甲6克，14剂。

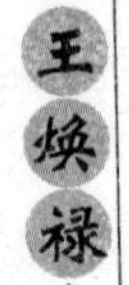

四诊：2009年10月18日。共服药28剂，脐腹疼痛基本消失，仅在上午11时左右和晚上9时左右觉肚脐下不适，有凉冷、下坠感，晨起吐痰较前减少，大便通畅，夜尿减至6~8次，仍淋漓不畅，舌、脉同前，处方：

苍术10克　川厚朴10克　陈皮10克　炙甘草10克　枳实10克　木香10克　三棱10克　莪术10克　红藤30克　三七粉3克冲　生黄芪30克　檀香10克　延胡索10克　桑螵蛸10克　益智仁10克　橘叶10克　王不留行20克　14剂。

五诊：2009年11月1日。服上药14剂，腹痛一直未作，唯时有下坠感，脐腹凉冷大减，平素护脐腹之棉垫已撤，晨起吐痰明显减少，大便通畅，夜尿次数4~6次，舌质暗，舌苔薄黄，舌下脉络青紫，脉沉弦，效不更方，守上方14剂，水煎服。

守方门诊再调理1月，腹痛消失，夜尿2~3次。

按：腹痛辨证首在轻重缓急，次在寒热虚实。本例患者脐腹隐痛1年余，非急性重症腹痛。患者老年男性，脐腹下冷痛，喜温，夜尿10余次，似脾肾不足之虚证，但前医用温补脾肾之剂却不效，定是药证不符。仔细审查脉症，除脐腹冷痛外，患者尚有晨咳大量白黏痰、口中黏涎较多、饭后腹胀、矢气腹胀得减、大便干燥、舌质暗而苍老裂如龟背纹、舌下脉络紫黑怒张、舌苔薄黄、脉沉弦滑按之有力等痰湿、瘀阻之实象。因此，患者绝非虚寒证，而属虚实夹杂，寒热并见之湿滞脾胃、瘀阻肠络腹痛。

法随证立，方随法出。初诊以燥湿健脾化痰之平胃散，合治疗瘀阻之经验组药三棱、莪术、红藤、三七粉为主方；再加化痰散结消积之半夏、枳实、槟榔；理气散寒定痛之木香、沉香、檀香、延胡索；患者有本虚之证，理应补虚扶正，且方中辛散之品较多，恐有耗气之弊，故加生黄芪一药两用。药进7剂，二诊患者腹痛略减，便干缓解，原方去缓急下气之炙甘草、槟榔，加橘叶、王不留行对症夜尿淋漓而频。三诊腹痛明显缓解，排痰量多，大便通畅，舌下脉络紫黑改善，守二诊方加穿山甲，加强活血通络、散结化瘀力量。四诊时腹痛基本消失，排痰量减少，大便通畅，夜尿仍淋漓不畅，每夜6~8次，三诊方去辛燥之半夏，加温脾暖肾、固精缩尿之益智仁、桑螵蛸。五诊患者疗效稳定，诸症进一步好转，守方继续调理1月。

临床辨证，一方面应全面细致分析脉症，同时还应从前医不效、误治中探得端倪，所谓：观其脉证，知犯何逆，随证治之。常须识此，勿令误也。

（黄　莉）

腹胀（脾胃湿热）

钟某，女，31 岁。初诊节气：处暑后 13 天。

初诊日期：2013 年 9 月 5 日。间断腹胀痛 10 余年。患者近 10 余年腹部怕凉，受凉则腹胀痛，无肠鸣、腹泻，矢气则舒，大便排便不畅，2～3 日一行，有时成形，有时溏稀，眠可。平时月经周期提前 2～3 天来潮，量多色红，无痛经，带下正常。舌淡红，苔薄黄，根部微腻，脉沉略细。根据脉症，此属脾胃湿热、脾胃不和之腹胀满病。治以清利湿热，调和脾胃。处方：

苍术 10 克　厚朴 10 克　陈皮 10 克　生甘草 10 克　木香 10 克　延胡索 10 克　檀香 10 克　干姜 6 克　白芍 20 克　蒲公英 30 克　败酱草 30 克　徐长卿 30 克　14 剂。

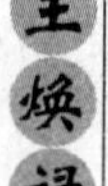

二诊：2013 年 9 月 26 日。服药后胃胀痛减轻，脘腹怕凉亦减轻，目前为腹胀，大便日一行，黏腻不畅，另诉药后咽干痛。9 月 1 日、9 月 21 日月经分别来潮，无痛经，经量、经色正常。舌红，苔薄黄，脉沉滑。原方减干姜，加浙贝母 10 克，炙枇杷叶 30 克，14 剂。

2014 年 1 月 2 日来诊求治他病，诉腹胀症状已消。

按语：本案患者发病 10 余年，症状反复发作，已成虚实错杂之证。脾胃虚弱，失于运化，阳气不行，故腹部畏寒，一遇外寒引动中焦寒湿，寒凝气滞发为腹胀疼痛。脾气虚弱无力推动粪便，故大便排解不畅，脾虚湿盛下扰肠腑，故大便时溏。舌苔薄黄根部微腻，脉沉略细为脾虚湿盛之象。

以燥湿运脾、行气和胃之平胃散为基础方加减化裁。本方为治疗湿滞脾胃的基础方。脾为太阴湿土，居中州而主运化，其性喜燥恶湿，湿邪滞于中焦，则脾运不健，胃失和降，且气机受阻，故而出现上述症状。治当燥湿运脾为主，兼以行气和胃，使气行则湿化。方中苍术、厚朴，以其辛香苦温，芳化苦燥，入中焦能燥湿健脾，使湿去则脾运有权，脾健则湿邪得化。两药相伍，行气以除湿，燥湿以运脾，使滞气得行，湿浊得去。陈皮理气和胃，燥湿醒脾，以助苍术、厚朴之力。甘草调和诸药，且能益气健脾和中。另配行气健脾、缓急止痛之木香、白芍，解除腹痛之证。本案患者舌苔虽黄，考虑其治则以化湿为主，故加干姜以温化胃中寒饮，蒲公英、败酱草清化湿浊。服药2周复诊，上述症状明显减轻，另见咽喉干痛，舌苔薄黄已无腻苔，且原方以温化中焦湿邪为主，易伤阴分，故原方去温燥之干姜，加浙贝母10克，炙枇杷叶30克，清肺利咽。

本案病人舌诊中可见热象，而方中用药多为温热之品，看似犯忌，然细阅病历可知其因果。病人发病10余年，久病多夹虚，大便排解不畅时有便溏，可知太阴之气已伤，虽舌苔薄黄舌根微腻，亦不可施以芩连一类，以防苦寒直折之品伤阳败胃，脾阳一伤更难化湿，湿气稽留，病必不除。况湿为阴，邪得温则化，得寒则聚，因此虽见黄苔，也应以化湿健脾之温药治之。

（王晶莹）

肠痹（脾虚气滞）

李某，女，61岁。初诊节气：大寒后3天。

初诊日期：2013年1月23日。间断脘腹胀、呕吐、无大便3个月。患者3个月前反复3次出现胃脘腹胀、呕吐、无大便，第3次伴有腹痛，在航空医院、306医院诊断“不

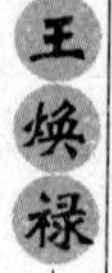

完全性肠梗阻”。西医治疗效果不显。刻下：食纳可，大便通而不畅，眠可。神清，精神可，面色萎黄虚浮，腹部略饱满，按之无抵抗感，肠鸣音弱。舌胖，质绛，齿痕，脉沉。既往血中嗜酸性粒细胞增多史。根据脉症，此属脾虚气滞之肠痹。治以健脾理气行滞。处方：

党参15克　生黄芪15克　炒白术10克　炙甘草10克　厚朴10克　枳实10克　木香10克　清半夏10克　玉竹10克　砂仁6克　石斛10克　檀香10克　杏仁10克　陈皮10克　沉香6克　7剂。

二诊：2013年1月30日。服药3剂后效果明显，腹胀减轻，大便通畅，口干舌燥减轻，右上睑浮肿，今日查EO%（嗜酸性粒细胞百分比）30.5%，EO#（嗜酸性粒细胞绝对值）2.21×10^9/L。近来畏冷。舌薄苔，质略绛，齿痕，脉沉。证治同前，因患者嗜酸性粒细胞升高明显，考虑过敏，中医属风邪作祟，加祛风药，原方去党参、炙甘草，生黄芪加至20克，加荆芥6克，防风6克，麻黄4克，桂枝10克，7剂。

三诊：2013年2月6日。药后已无腹胀，大便1~2日一行，略干，药后无汗出。今查EO%28.7%，EO#2.3×10^9/L，较前降低，药后无汗出。舌薄苔，齿痕，质略绛，伸舌颤，脉弦。上方加灵芝15克，麻黄5克，荆芥10克，防风10克，14剂。后随访腹胀基本消失，大便通畅。

按：不完全性肠梗阻中医属“肠痹”“肠结”范畴。多由腹部手术后，或因肠道、腹部的病变，或是全身性疾病、瘫痪等的影响，使肠体麻痹，气机不通所致。以腹胀如鼓，腹痛，呕吐，便秘，无肠鸣、矢气为主要表现的内脏痹病类疾病。西医主要采用胃肠减压，纠正水电解质紊乱、酸碱失

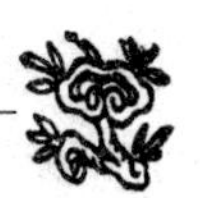

衡等方法治疗。中医治疗要区分虚实，气滞、寒凝、血瘀、痰饮为实，临床多见胀、闷、痛持续伴大便不通；脾胃虚弱、中阳不振为虚，临床胀、闷、痛多时轻时重，大便亦时通是秘。

患者发病3个月，经西医治疗症状时有反复，故求治于中医。初诊时患者有明显的脾虚表现：面色萎黄虚浮，舌胖，齿痕明显，脉沉无力。辨证脾虚气滞，虽脘腹胀满明显，大便不畅，但脾虚为本，气滞为标，故予健脾理气为治，以香砂六君子为基本方。方中四君子汤健脾益气，木香、砂仁、陈皮、半夏理气和胃，枳实、厚朴、檀香、沉香对症加强行气导滞之力，因舌绛提示阴分有亏，故稍加玉竹、石斛顾阴分，且二药无滋腻碍胃之嫌。3剂药即效果明显，患者甚为满意，7剂药基本好转，后继续巩固治疗。《金匮要略·腹满寒疝宿食病脉证治第十》篇有“腹满时减，复如故，此为寒，当与温药”的说法，患者脘腹胀满呈间断发作，结合其它症状体征，当从虚论治，未用一味攻下之品。

（王洪蓓）

肠痛（湿热蕴结）

张某，女，23岁。初诊节气：清明后第2天。

初诊：2015年4月7日。咳嗽近4个月。右下腹痛5天。患者5天前暴饮暴食后突然出现胃痛不适，起初未予理会，之后转移至右下腹痛，伴腹泻，无呕吐，无发热，就诊于外院急诊，诊断为“急性阑尾炎”。因当时腹部B超提示局部无化脓、腹膜穿孔，尚可先内科保守治疗控制炎症，再择期手术，遂遵医嘱静点抗生素治疗4天，右下腹痛有所减

轻，后予改口服抗生素治疗。目前腹痛较初发病时减轻，纳可，输液时大便正常，停止输液后大便又偏稀，因患者不愿择期手术切除阑尾，遂来诊请中医治疗。舌苔黄，脉弦。根据脉症，此属湿热蕴结肠道之肠痈，治以清热化湿、通腑止痛，处方：

红藤 30 克　牡丹皮 10 克　酒大黄 10 克　蒲公英 30 克　金银花 30 克　厚朴 10 克　枳壳 10 克　肿节风 30 克　白芍 20 克　生薏苡仁 30 克　乌药 10 克，7 剂。

医嘱：告知患者，若服药后出现腹泻为药物作用结果，无碍，可继续服药；服药 7 剂后若症消可停药，若未消可再服 7 剂。

随访：2015 年 5 月 4 日电话随访，患者诉服药后未出现腹泻，且大便转正常，7 剂尽服后右下腹痛大减，但局部仍隐约不适，遂又继续服用 7 剂汤药后，症状完全消失，病愈。

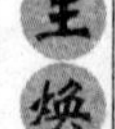

按：急性阑尾炎是外科最常见的急腹症，临床上根据疾病病情轻重的不同，可以采用不同的处理方法，即内科保守治疗和外科手术治疗两大类。急性阑尾炎相当于中医学中的“肠痈”病，此病名出自《素问·厥论》：“少阳厥逆……发肠痈不可治……”中医学认为，该病多因饮食失节，暴怒忧思，跌扑奔走，使肠胃运化功能失职，湿热邪毒壅遏于阑门，热盛肉腐而成肠痈。中国古代医家在两千多年前即认识此病，并确立了有效的治疗方药。但即便如此，现在临床上初发急性阑尾炎，并愿意选用中医中药治疗的患者已很少见。

本案患者发病 5 天前暴饮暴食，后出现胃脘疼痛，因其以往即间断胃痛，故未予理会。但正是由于患者的饮食失宜，造成胃肠突然过度充盈，运化失司，湿热邪毒壅滞，肠

腑气血停滞，腐败成痈，故症见右下腹疼痛；苔黄符合热邪内蕴之象。由于患者担心将来仍需择期手术切除阑尾，遂求治于中医。临证治疗时方选《金匮要略》中的大黄牡丹汤加减治疗。方中红藤苦、平，归大肠、肝经，清热解毒活血，以解湿热邪毒、气血壅滞之机，为君药；牡丹皮清热凉血而祛瘀；大黄泻热通便，酒炙后又善入血分、活血化瘀，使结聚之瘀热之邪从大便而解；蒲公英、金银花清热解毒消痈，为中医外科治疗痈疡病之常用药；肿节风，苦、辛、平，归心、肝经，清热解毒、凉血活血，用于治疗脾胃肠病证疗效可靠；生薏苡仁除热、利湿；厚朴、枳壳、乌药行气消胀，促进肠间正常气血循行的恢复，因患者腹痛不甚，故未选用行气消胀力强之枳实；白芍柔肝缓急止痛，减少腹痛。诸药合用，奏清热解毒消痈、化瘀通腑止痛之效，故患者服药14剂后腹痛全消而病愈。

（燕　莉）

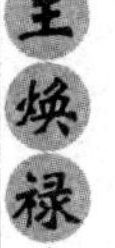

便秘（脾肾阳虚）

朱某，女，35岁。初诊节气：小满后1天。

初诊日期：2013年5月22日。便秘20余年。患者20余年来大便秘结，无便意，3～5天一行，便质不干，腹胀不显，无呃嗳、矢气，不喜冷食，否则胃痛，平素喜暖。近来晨起疲乏身痛、肩痛明显，晨起手脚、下睑肿胀。平时月经量不多，经期7天，带下一般，有时活动后心悸。检查生化：前白蛋白水平偏低。查体：面色黄白略虚浮，舌胖齿痕，质略嫩，薄黄苔，脉沉。此属脾肾阳虚之便秘。治以益气温阳，健脾通便。处方：

红参片6克　生黄芪20克　生白术30克　炙甘草10

克　黑附子 10 克　生大黄 10 克　白芍 30 克　川芎 10 克　羌活 10 克　当归 10 克　淫羊藿 10 克　巴戟天 10 克　枳实 10 克　厚朴 10 克　7 剂。

二诊：2013 年 5 月 29 日。药后大便好转，日已 3～4 次，完谷不化，便前略有腹痛，腹胀、胃痛消，疲劳减轻，自觉底气足了，身痛减轻，畏冷减轻，冬天手部皮肤皲裂，甚则流血，腿部皮肤脱皮。舌胖齿痕，质嫩，薄黄苔，脉沉。证治同前，原方去川芎、淫羊藿、巴戟天，加沉香 3 克，生黄芪加至 30 克，生白术减至 20 克，大黄减至 8 克，28 剂。停药追访一切正常。

按：患者 20 余年便秘病史，大便 3～5 天一行，无便意，属慢性便秘无疑。又畏冷喜暖，肢面晨肿，故患者不止脾气虚，脾肾之阳气皆虚，阳虚生内寒故畏冷喜暖，阳虚水不化故晨起肢面浮肿，舌胖齿痕、舌质嫩以及脉沉均提示脾肾阳虚。立健脾益气温阳大法，以红参片、生黄芪、生白术、炙甘草益气健脾，淫羊藿、巴戟天温补肾阳，黑附子、生大黄对药对症通便，患者虽无明显腹胀、呃逆、嗳气等气滞表现，仍与枳实、厚朴行气导滞，一是顺应腑气以通降为顺，二是在大量益气温阳健脾药中，加枳实、厚朴行肠道气滞，有补中有通之意。因兼有身痛肩痛之症，故加归、芍、芎、羌以养血止痛。药进 7 剂，则大便明显好转，从 3～5 日 1 次，变成日 3～4 次，而且患者疲劳减轻，自觉底气足了，畏冷已好转，说明患者脾肾阳气恢复，但因大便完谷不化，说明脾阳仍较虚馁，腐熟功能不好，故要继续温阳健脾，加大生黄芪用量，减少生大黄用量，因淫羊藿、巴戟天本身有润肠通便作用，故予减去，生大黄减量，附子量相对增加，故药性偏温，并加沉香 3 克调气，继续服用 14 剂。

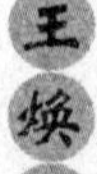

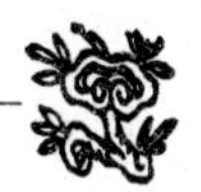

后随访患者，又自取14剂药后，大便已正常，日1~2次，成形，身痛亦消。

患者脾肾阳虚，运化失职，故大便秘结多年，予益气温阳健脾，7剂药即排便情况改善，但又出现完谷不化，此乃患者脾阳不足、腐熟功能不好所致，故继续益气温阳健脾而获效。脾肾阳虚可导致大便溏稀，完谷不化是其常，但本案患者脾肾阳虚却大便秘结多年，正是通过温阳健脾益气才解决多年排便难题，治病求本，不要一见大便秘结就妄用攻下，结果只能是徒伤正气，导致脾气、脾阳更虚疲。

（王洪蓓）

便秘（脾虚津液不足）

郎某，男，83岁。初诊节气：白露前3日。

初诊日期：2011年9月5日。便秘20余年，加重1个月。患者20年来一直便秘，经常需要靠开塞露或者泻药通便。近1月来便秘加重，开塞露每日用2支大便仍不畅，便质稍干，口干，气短，食可，眠可，有时腹胀。舌红苔薄黄，脉弦。根据脉症，此属脾虚津液不足之便秘。治以健脾通便。处方：

生黄芪20克　生白术30克　陈皮10克　杏仁10克　麦冬30克　玄参20克　生地黄20克　当归15克　枳壳15克　酒大黄10克　7剂。

二诊：2011年9月13日。患者现无需用开塞露，大便每日1行，仍排便不畅，便质稍干，口干好转，仍气短腹胀，余可。舌红苔薄黄，脉弦。原处方舍酒大黄，加厚朴10克，7剂。

按：老年人便秘多属脾虚津液不足便秘，便质不干，排

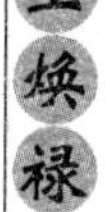

便困难，气短，乏力，治疗以健脾通便为主，慎用大黄、番泻叶等泻药，以免更伤脾胃之气。方用生黄芪、生白术、陈皮、杏仁、当归、枳壳理气健脾，润肠通便；麦冬、玄参、生地黄、酒大黄滋阴增液，泻热通便。

陈皮、杏仁可作为便秘病证的对症用药，《本草纲目》曰："橘皮疗呕哕反胃嘈杂，时吐清水，痰痞咳疟，大便闭塞，妇人乳痈。"《本草便读》曰："杏仁能润大肠，故大肠气秘者可用之。"两药合用具有理气健脾、润肠通便的作用，用于便秘病证，同时配合辨证随证配伍，一般两味药的用量均为10克。

（肖　怡）

心脑病

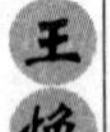
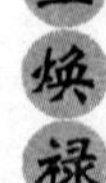

胸痹（心络损伤）

宋某，男，59岁。初诊节气：清明。

初诊日期：2011年4月14日。心前区痛3天。缘于3天前游泳时练习水下闭气，闭气数分钟后自己不能扪及脉搏搏动，遂迅疾浮出水面，由于用力过猛，当时觉心前区、肩背部疼痛不适，自以为用力过猛损伤肩部肌肉，当时未予重视，休息片刻后症状稍有缓解即回家。但近3日心前区疼痛不适时有阵作，伴有胸部闷胀不舒，牵引左肩背部沉紧板滞，活动后尤甚。昨日因心前区疼痛加重，就诊于心内科，测血压120/70mmHg，心率52次/分，心电图示窦性心动过缓，予丹参制剂注射，效果不明显，今晨来门诊求治。无心脏病史。素大便溏烂。来诊见：中年男性，形体适中，舌质

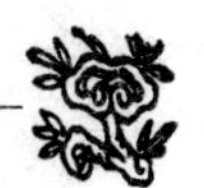

淡红，舌苔薄黄，脉弦滑。根据脉症，此属外力损伤心络之胸痹。治以行气化瘀，通络止痛。处方：

苏木10克　红花10克　桃仁10克　三七粉6克冲　没药10克　乳香4克　桔梗10克　当归15克　柴胡10克　防风10克　7剂。

二诊：2011年4月21日。服上药3剂，胸痛即消失，左肩背沉紧感亦明显缓解，4月15日生化示ALT（谷草转氨酶）76.9（<40）IU/L，α-HBD（α-羟丁酸脱氢酶）287.2（<250）U/L，LDH（乳酸脱氢酶）320.5（<240）U/L，CK（肌酸激酶）618.9（<195）U/L，GLU（血糖）6.19mmol/L，舌质淡红，舌苔白黄，脉弦滑，脉搏66次/分，处方：守上方减乳香、没药，加白芍15克，川芎10克，生薏苡仁30克，14剂。

三诊：2011年5月5日。药后心前区不适一直未作，肩背亦无任何不适，今日复查生化示心肌酶全部恢复正常，仍大便溏烂不成形，日2~3次，多在饭后欲便，近日血糖偏高，波动在8~11mmol/L，舌质稍绛，舌苔薄黄，脉缓。辨证：脾虚兼热郁。处方：

山药15克　莲子15克　炒白术10克　苍术15克　川黄连10克　黄芩10克　鬼箭羽15克　葛根30克　花粉10克　三七粉6克冲　14剂。

药后未再就诊，电话追访无任何不适，血糖亦正常范围内。

按：中医有“气为血帅”的生理机制和“气滞血瘀”的病理机制。此患者练习水下闭气，人为因素导致气滞，气滞则血瘀，心络痹阻，故不能扪及脉搏搏动，“不通则痛”，出现心前区疼痛，牵引左肩背部沉紧板滞；闭气、努挣伤及

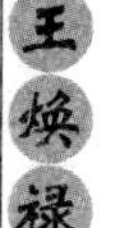

心络，导致气血损伤，心肌失荣，“不荣则痛”，心前区痛持续且出现心肌酶学指标的异常。究其原因，系外力损伤所致，予行气化瘀通络止痛。初诊方中苏木行血祛瘀疗外伤；乳香、没药理气止痛；桃仁、红花、三七粉活血化瘀；当归养血修复损伤；桔梗作舟楫载诸药上行。服药3剂，胸痛豁然而解，二诊原处方减去理气止痛之乳香、没药，加养血活血之白芍、川芎，修复损伤、减轻组织水肿之生薏苡仁。三诊时患者心前区不适一直未作，肩背亦无任何不适，复查心肌酶学指标已复常。由于患者便溏、血糖偏高，故转而以健脾、降血糖为治疗目的。

苏木是疗伤良药，味辛能散，咸入血分，能够行血、破瘀、消肿、止痛。《日华子本草》谓其治“扑损瘀血”，配乳香、没药，对外伤后的止痛、修复疗效确切。

（黄　莉）

胸痹（心阳虚兼血瘀）

梁某，男，59岁。初诊节气：小寒后7天。

初诊日期：2013年1月13日。活动后心前区疼痛10余天。患者近10余天活动后心前区疼痛，每次持续3~5分钟，伴头痛，心慌，气短，无后背痛，后头部不适，纳可，眠差多梦，二便正常，畏冷。近日血压升高。2012年12月30日查GLU8.5mmol/L，CHO（胆固醇）6.22mmol/L，LDL（低密度脂蛋白胆固醇）3.7mmol/L，2013年1月脑核磁示脑白质缺血脱髓鞘改变。心脏B超示主动脉瓣退行性改变，左室充盈异常。既往史：冠心病史10余年，2004年行心脏支架术。血糖升高半年。高脂血症史，心动过缓史，脑缺血史。舌薄黄苔，质略绛，脉滑缓。此属心气阳虚、瘀

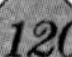

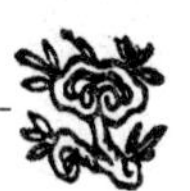

阻之胸痛。治以益气温阳，通脉止痛。处方：

生黄芪30克　制川乌8克先煎　枳实10克　桂枝6克　炒枣仁30克　虻虫4克　淫羊藿10克　巴戟天10克　鹿角镑10克　川芎10克　菟丝子15克　延胡索10克　鬼箭羽30克　无柄灵芝粉3克冲　24剂。

二诊：2013年2月17日。服药1月后头昏减轻，未发胸痛胸憋，畏冷减轻，但仍多梦，纳便可，近查FPG（空腹血糖）最高8.5mmol/L，餐后血糖10mmol/L以内，舌薄黄苔质略红，脉弦缓。证治同前，处方：

生黄芪30克　桂枝10克　枳实10克　制川乌8克先煎　淫羊藿10克　巴戟天10克　鹿茸粉1克冲　虻虫4克　水蛭6克　炒枣仁20克　生龙骨40克先煎　熟地黄20克　川芎10克　三七粉3克冲　24剂。

三诊：2013年3月24日。服药2个月，自觉体力增加，无心脏症状，后头部不适感显减，畏冷减轻，睡眠改善，梦减少，左臂时胀，手指麻，自觉近日眼干，睁不开感。舌质略绛，薄黄苔，脉弦滑，脉率增加（60次/分）。上方去生龙骨，加知母10克、豨莶草30克，24剂。

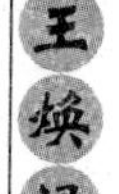

四诊：2013年9月29日。药后病情平稳，停药半年。自觉畏冷好转，体力较前改善。近来天凉后自觉心前区不适感，有时阵发咽部跳感，继则心悸发作，舌质略红，薄黄苔，舌下脉略粗，脉沉弦。证治同前，处方：

生黄芪30克　桂枝10克　枳实10克　制川乌10克先煎　炒枣仁30克　珍珠母30克先煎　紫石英30克先煎　鹿茸粉1克冲　三七粉3克冲　水蛭6克　虻虫4克　苏梗10克　桔梗10克　炙甘草10克　24剂。

按：冠心病心绞痛，属于中医“胸痛”“胸痹”范畴，

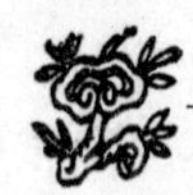

是因冠状动脉的供血不能满足心肌代谢的需要，引起心肌急剧的、暂时的缺血、缺氧所致。心主血脉，血液在全身运行不息，靠心气的推动，心阳具有温通血脉的作用，是鼓动心气的动力。心气阳虚、必然血脉运行不畅，久则滞涩不通、脉道瘀阻，不通则痛。所以冠心病心绞痛的基本病机是心气、心阳不足，瘀血阻于心脉所致。

患者冠心病史10余年，虽行冠状动脉支架术，但仍有活动后心前区疼痛，每次持续时间3~5分钟，平素畏冷，心动过缓，且有高血脂、高血糖情况，察其舌略绛，脉弦缓，证属心气阳虚，痰瘀阻络，治予益气温通，活血通脉。服药1个月胸痛胸憋未发，畏冷减轻，且头昏减轻。头昏，尤其患者后头发昏发闷，乃阳气不足之象，因督脉主一身之阳，膀胱经循行身后，为阳中之太阳，头昏、后头发闷乃督脉、膀胱经阳气不足之象，属阳虚之重者，生黄芪、制川乌、桂枝益气温阳，淫羊藿、巴戟天、鹿角、菟丝子温补肾阳，加强温阳力量，枳实、川芎、延胡索、蛇虫理气活血通络止痛，鬼箭羽活血调节血糖，炒枣仁、灵芝粉养心健脾安神，且灵芝粉有调节血糖、血脂的作用。依法施治，3月而诸症若失，遂停药。病情稳定半年余。后因天冷略有不适而复诊。

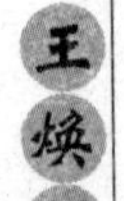

患者3月份复诊时出现眼干症状，此乃春天肝气升发，肝火偏旺，加之药中有桂枝、川乌等温燥之品，故加知母凉润以佐制。这是使用益气温阳法治疗冠心病心绞痛需要注意的，因温燥药伤阴，治病应尽量避免“治一经损一经”。另外，患者属阳虚之重者，张景岳有“五脏之伤，穷必归肾”之说，心阳不足之重者，要从温补肾阳治疗，本例在治疗中运用大量温补肾阳的药物，这也是取效甚捷的原因之一。

（王洪蓓）

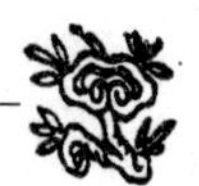

心悸（心阳不足）

郑某，男，82岁。初诊节气：小满。

初诊日期：2014年5月21日。心悸、头晕、乏力半个月。患者近半个月出现心悸，头晕，乏力，上下楼、紧张时明显，自觉症状出现与服用双氯芬酸钠缓释片有关。脑鸣日久，脚凉，纳眠可。查心电图示窦性心动过缓，II度房室传导阻滞。既往史：膝关节滑膜炎史。舌质红，薄黄苔，脉弦滑欠从容时迟。此属心阳不足之心悸，兼有肝肾不足、经络痹阻之痹病。治以益气温阳，安神定悸，补益肝肾，疏通经络。处方：

红参5克另煎　炙黄芪20克　桂枝10克　附子10克先煎　炒枣仁30克　珍珠母30克先煎　紫石英30克先煎　甘松10克　豨莶草30克　伸筋草30克　土茯苓30克　桑寄生30克　骨碎补15克　枳实10克　14剂。

二诊～六诊：2014年6月4日～2014年10月15日。药后患者自述已无心动过缓发生，心率在60～80次/分之间，已无头昏，仍有脑鸣，精神转佳，膝关节滑膜炎，局部肿略减，左侧微热，脉弦滑。原方去参、芪、桂、附，以治疗关节炎药物为主。处方：

炒枣仁30克　珍珠母30克先煎　紫石英30克先煎　甘松10克　桑寄生30克　盐杜仲10克　土茯苓30克　豨莶草30克　伸筋草30克　骨碎补15克　川牛膝10克　生龙骨30克先煎　生牡蛎30克先煎　蒲公英30克　金银花30克。

七诊：2014年11月19日。药后近未发心动过缓。脑鸣。10月25日北大医院冠脉CT示未见异常，但双肺下轻度间质病变，肝S8低强化结节。舌红，薄黄苔，脉弦滑不

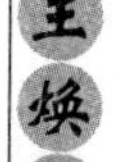

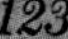

缓，未及结代。转方以治疗心动过缓为主，处方：

生黄芪 30 克　桂枝 10 克　附子 10 克[先煎]　炙麻黄 4 克　细辛 3 克　炙甘草 10 克　绞股蓝 20 克　丹参 30 克　水蛭 6 克　土鳖虫 6 克　生磁石 30 克[先煎]　天麻 10 克　14 剂。

八诊：2014 年 12 月 17 日。药后已无心动过缓，心率约 70 次/分，仍有脑鸣，声音减小，今日心电图示正常，窦性心律，心率 81 次/分。12 月 4 日北大医院查 B 超提示肝囊肿。舌质红，薄黄少苔不匀，舌下脉略增粗网络化，脉弦滑。调整处方：

生黄芪 30 克　绞股蓝 20 克　丹参 30 克　水蛭 6 克　土鳖虫 6 克　生磁石 30 克[先煎]　菖蒲 20 克　熟地黄 20 克　天麻 10 克　生龙骨 30 克[先煎]　14 剂。

后停药 2 周，患者就诊时告知心率一直维持在 70 ~ 80 次/分。

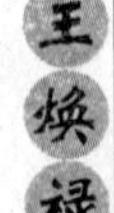

按：窦性心动过缓属于中医“心悸”范畴，心主血脉，然血脉之流通要依赖心阳的推动，心阳不足，阴寒痹阻，就会出现心率缓慢，脉来迟缓，心胸不适，甚则心胸满闷、后背寒冷的表现，张仲景在《金匮要略·胸痹心痛短气病脉证治第九》中说：“夫脉当取太过不及，阳微阴弦，即胸痹而痛，所以然者，责其极虚也。今阳虚知在上焦，所以胸痹、心痛者，以其阴弦故也。”

患者年逾八十，素体尚康健，在服用治疗关节炎的某消炎镇痛药后出现心动过缓、传导阻滞现象，依据患者脉象欠从容并迟缓，结合头晕、乏力，活动后明显，脚凉的症状表现，辨为心阳不足，予红参、炙黄芪、附子、桂枝益气温阳，配合炒枣仁、珍珠母、紫石英安神定悸，枳实酸降佐制诸温热药，且现代药理研究表明其有强心作用。余药对症治

疗关节病变。服药2周后，未发心动过缓，且头昏消失，精神转佳。后患者心脏情况尚平稳，8月检查平板试验有房早出现，但无明显不适，但至10月后频繁出现心动过缓，最低心率仅40余次/分，在上方基础上合入麻黄附子细辛汤，其中附子10克，炙麻黄4克，细辛3克，因患者舌质红，存在阴分虚的可能，故易红参为绞股蓝，绞股蓝具有类人参作用，但性不热，配合活血化瘀的丹参、水蛭、土鳖虫，平肝潜阳对症治疗脑鸣的生磁石、天麻。服药1月后，已无心动过缓，复查心电图提示：窦性心律，心率81次/分，5月份检查时出现的II度房室传导阻滞亦消失。遂去麻黄、附子、细辛三药，继续观察，2周后患者就诊，告知心率一直稳定在70~80/次。说明疗效稳定。

采用益气温阳、温通法治疗心动过缓、房室传导阻滞，后期合入麻黄附子细辛汤，该方温经扶阳，发汗散邪，是张仲景治疗太少两感证，即阳气不足，外感风寒为主要表现的病证。现代药理研究表明，附子具有强心和抗心律失常的作用，麻黄具有升压和加快心率作用，细辛辛温发散，有兴奋心脏作用。

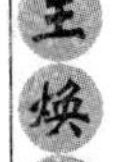

（王洪蓓）

头晕（气虚夹痰瘀）

王某，女，71岁。初诊节气：秋分前6天

初诊日期：2009年9月17日。头晕反复发作半年余。近半年来无明显诱因头晕反复发作，晨起即觉头脑混沌不清，无视物旋转及欲仆现象，每于劳累、生病后症状加重，睡眠休息后稍缓解。平素乏力，口干，睡眠不好，小便通畅，大便偏干。1周前生化示TC5.41mmol/L，TG2.17mmol/L，ALT

（谷丙转氨酶）67.9U/L，AST（谷草转氨酶）46.3U/L，GGT（谷氨酰基转肽酶）54.1U/L，TBA（总胆汁酸）9.3μmol/L。来诊见舌淡暗而胖，苔薄白而干，脉沉缓。高血压病史多年，口服降压药控制血压；肺间质病多年；脂肪肝1年。根据脉症，此属气虚痰浊、蒙蔽清窍之头晕。治以益气降浊。处方：

生黄芪30克　荷叶10克　草决明20克　泽泻30克
焦山楂30克　炙首乌15克　红花10克　麦冬10克
14剂。

二诊：2009年10月15日。服药14剂后，症状改善不明显，自己照原方又抓14剂服用。药进28剂后，述头晕发作次数减少，程度亦较前减轻，唯口干舌燥转著，舌体痛，伸舌见舌质稍红，舌苔黄腻，脉弦。原处方去红花，加川黄连10克，没药10克，丹参30克，14剂。

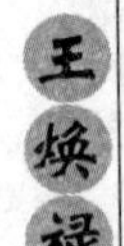

三诊：2009年10月29日。药后舌痛好转，近日晨起咳嗽，咯白色泡沫痰，舌质淡红，苔薄黄。初诊处方麦冬加至15克，再加射干10克，炙麻黄4克，五味子10克，川贝粉4克[冲]，金银花20克，14剂。

四诊：2009年11月12日。药后头晕状况明显改善，体力较前好转，咳嗽仍有，舌苔转薄白，脉弦。复查生化TC5.35mmol/L，TG1.10mmol/L，ALT31.1U/L，AST28.3U/L，GGT32.7U/L，TBA36.6μmol/L。守10月29日处方，加金钱草30克，炙枇杷叶30克，28剂。

五诊：2009年12月10日。药后咳嗽痊愈，头晕基本未作，舌质淡红，舌苔薄白，脉弦。守初诊处方加金钱草30克，太子参15克，14剂。1月后随访，头晕未作，血脂正常。

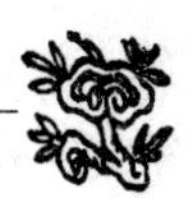

按："高脂血症"是西医学的病名，根据临床表现可归属于"眩晕""脂浊""痰浊""血瘀"等范畴。《黄帝内经》中的"膏人""肥人"即相当于现在血脂过高的肥胖之人。《素问·通评虚实论》曰："凡治消瘅，仆击，偏枯，痿厥，气满发逆，肥贵人，则膏粱之疾也。"《灵枢·五癃津液别》曰："五谷之津液和合而为膏者，内渗于骨空，补益脑髓，而下流于阴股。"古代称之为膏，类似现代血脂，"膏粱之疾"即高脂血症及其导致的疾病。高脂血症病位在脉，与肝、脾、肾三脏及气、血、痰、瘀密切相关，病理属本虚标实，虚主要为脾肾阳气虚损，或肝肾阴血不足；实主要为痰湿内蕴，气滞血瘀，痰瘀互结。

本例患者老年女性，脏腑功能衰弱，不但气血乏源，而且运化失司，水谷不化、痰浊内生，瘀血阻滞、停聚脉中，积痰瘀血化为脂浊，上扰清窍，发为本病。治疗当补其不足损其有余，予益气化浊降脂。首诊方中生黄芪益气健脾，尚有祛湿之效；荷叶清热利湿，升发清阳，凉血散瘀，且有良好的降脂降压的作用；草决明消痰化浊，降脂通便；泽泻利水渗湿，化浊降脂；焦山楂消痰化积，活血散瘀，现代药理研究有明确的降脂作用；何首乌补益精血，降脂通便；红花活血化瘀降脂；麦冬滋阴润肺。经过此方加减调理3月，患者头晕消失，异常血脂指标均降至正常，疗效满意。

（黄　莉）

眩晕（阴虚肝旺）

郭某，女，41岁。初诊节气：立夏。

初诊日期：2010年5月6日。眩晕时作2周余。2周前出现阵发性眩晕，伴有血压升高，波动在180～160/110～

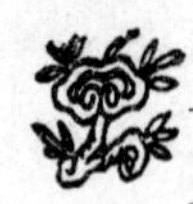

90mmHg，开始多在劳累后发生，眩晕时伴有头痛，视物模糊，不恶心，在社区医院就诊予口服降压药，具体不详。近几日眩晕发作频繁，且程度加重，以至发作时欲仆不能站立，伴有口干黏腻，双目酸涩不欲睁眼，睡眠差多梦，大便干燥，小便短赤。来诊见：青年女性，形体稍胖，面红目赤，舌瘦质偏红，舌苔薄黄，脉弦细数。根据脉症，此属阴虚肝旺之眩晕，治以育阴平肝。处方：

沙参10克　麦冬10克　川楝子10克　茵陈20克　生麦芽30克　钩藤30克　天麻10克　炒枣仁30克　酒川军10克　生薏苡仁30克　14剂。

二诊：2010年5月27日。药后头晕减轻，口黏腻感亦减轻，仍夜梦多，大便不似前样干燥，血压较前下降，130/80mmHg，唯双目酸涩感不减，舌淡红苔薄黄，脉弦细。原处方加半夏10克，泽泻20克，生白术30克，14剂。

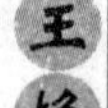
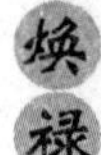

三诊：2010年7月8日。患者社区抄方服上药1月，眩晕一直未作，近日觉双目胀感，双手亦肿胀，二便调。舌质淡红，舌苔白黄，脉弦细。处方：

沙参15克　麦冬15克　川楝子10克　茵陈30克　生麦芽30克　泽泻20克　生白术20克　清半夏10克　钩藤30克　珍珠母30克先煎　炒枣仁30克　生石决明30克先煎　14剂。

四诊：2010年9月9日。患者社区抄方服上药2月，1月前自行将口服降压药减量，头晕一直未做，测血压正常水平，无明显不适感，1周前测生化TG3.81mmol/L，TC5.51mmol/L，舌质淡红，舌苔薄黄，脉弦滑。辨证：浊阴失降。治则：益气降浊。处方：

生黄芪30克　红花10克　荷叶15克　草决明20克

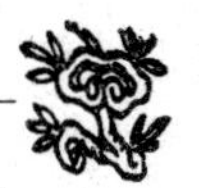

泽泻 30 克　何首乌 15 克　焦山楂 30 克　炒枣仁 30 克　珍珠母 30 克先煎　沙参 15 克　14 剂。守方调理 1 月，血脂正常，头晕未作。

按：患者青年女性，以眩晕为主诉就诊，发作时伴有血压升高，自觉欲仆不能站立，伴口干黏腻，双目酸涩，睡眠差多梦，大便干燥，小便短赤，舌质偏红，舌苔薄黄，脉弦数。辨证属阴虚肝旺，予育阴平肝之法，药用沙参、麦冬滋阴；川楝子、茵陈、生麦芽是疏肝清热的惯用角药；钩藤、天麻、炒枣仁平肝镇静止眩；酒川军善清上焦血分之热；生薏苡仁健脾清热，以防方中滋腻苦寒之药伤胃。二诊患者眩晕减轻，舌淡胖，在原方基础上加健脾祛湿之半夏、泽泻、生白术，继续原大法治疗。三诊患者头晕消失，热象减轻，减去原方中天麻、酒川军、生薏苡仁，加珍珠母、生石决明加强滋肝阴、平肝阳的作用。如此加减进退 4 个月，眩晕一直未作，血压正常。检查发现血脂高，转为益气化浊治疗高脂血症，调理 1 月，血脂转正常。

（黄　莉）

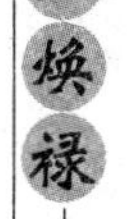

眩晕（肾虚血瘀）

齐某，女，80 岁。初诊节气：大寒后第 4 天。

初诊：2015 年 1 月 24 日。间断头晕 20 余年，又发 1 个月。患者 20 余年来间断头晕不适，有时头晕与体位改变有关，卧位头晕减轻，在西医院检查诊断为“脑动脉供血不足”，但遵医嘱服药后（具体不详）未见病情改善。7 ~ 8 年前曾治疗，当时坚持服用健脾补肾化瘀药治疗数月，头晕情况大减，遂停药。1 月前因劳累后再次出现头晕时作，程度比以往病情轻，行走易头晕，卧位则症减，耳鸣，气短，

纳可，二便调，平素畏冷喜暖。以往高血压病史30年，否认其他疾病史。舌质略暗，苔薄白，舌下脉根部增粗，脉弦滑。根据脉症，此属肾虚血瘀之眩晕，治以补肾化瘀，处方：

生地黄10克　熟地黄10克　何首乌10克　三七粉3克冲　水蛭6克　土鳖虫6克　生黄芪20克　生磁石30克先煎　黄精15克　骨碎补15克　菖蒲20克　24剂，每周6剂。

随访：患者1月后来诊取用降压药时，追访患者病情，诉服药2周即头晕消失，耳鸣减轻，坚持服药1月后诸症消失。

按：眩晕是临床上常见的内科病之一，但其在人群中的发病分布明显不均衡，多见于老年人，而且多呈慢性、反复发作性，严重影响老年人的生活质量。虽然中医学多从风、火、痰、虚、瘀论治该病，但是老年人眩晕的形成与其自然生理变化而形成病理变化有关。《灵枢·经脉》云："人始生，先成精，精成而脑髓生。"肾中精气的盛衰变化，是人类完成生、长、壮、老、已变化的决定因素。因此，肾精衰退，人体逐渐衰老，五脏六腑的功能也逐渐衰退，对形体官窍濡养失司，同时也容易导致瘀血形成，虚实夹杂，导致眩晕反复发作。

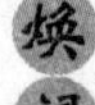

肾主骨生髓，脑为髓海，而本病案患者为年近耄耋之老年女性，肾中精气渐衰，故"髓海不足，脑转耳鸣"（《灵枢·海论》）。肾精虚衰，则元气不足，五脏功能下降，气血化生不足，清窍失养，劳则耗气，清窍失于气血荣养更甚，故劳作或活动时易作头晕；而卧位时，气血可上达头面，故头晕症状缓解。患者高龄老人，肾精虚衰，阳虚更著，故畏冷喜暖。阳气不足，气虚则气不帅血，血行缓慢滞涩，阻于脉道；阳虚则温煦失常，亦致血液凝滞成瘀，瘀阻

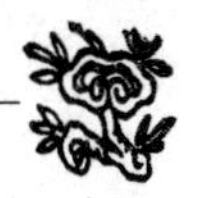

脑窍，而见头晕。正如明·杨仁斋《仁斋直指方》有云："瘀滞不行，皆能眩晕。"舌下脉络增粗亦提示瘀阻之象。因此，本患者之眩晕为肾虚血瘀之证，治以补肾填精、活血化瘀为法，方选地黄饮子加减治疗。方中生地黄、熟地黄、何首乌补肾填精，黄精、骨碎补滋补肝肾。生黄芪益气扶阳，助气行血。由于患者病程日久，中医有"久病入络"之说，而虫类药善搜剔入络、化瘀祛邪，故选水蛭、土鳖虫祛脉络之瘀，三七粉助二药活血化瘀。生磁石平肝潜阳，与黄精、骨碎补配伍为王老师治疗肾虚耳鸣之经验角药，菖蒲化痰开窍，诸药合用，共奏补肾填精、化瘀定眩之效，患者服药2周即头晕消失，坚持服药1月，诸症消失而痊愈。

（燕　莉）

颈动脉狭窄（瘀阻脉络）

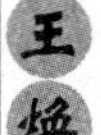

谢某，男，62岁。初诊节气：惊蛰后第7天。

初诊：2013年3月12日。侧颈部发胀不适七八年。患者近七八年来时有侧颈项部发胀不适感，无头晕不适，无耳鸣，无口干口苦，自认为是颈椎病，未到医院进一步诊治。2010年（3年前）患者曾在四川某医院行颈动脉B超提示左侧颈动脉斑块形成（具体描述不详），未予重视。近期发现病情发展，遂来京。3月5日就诊于协和医院，行头颅CTA（CT血管成像）检查，结果提示：两侧颈内动脉颅内段管壁点状钙化；左侧大脑前动脉A1段及右侧大脑后动脉P1段略细，前交通动脉及右侧后交通动脉开放；左侧椎动脉颅内段纤细，远端未汇入基底动脉；双侧基底节区可疑点状低密度灶，缺血灶可能。颈部CTA结果提示：颈部动脉粥样硬化改变，其中左侧颈总动脉重度狭窄（>70%），左

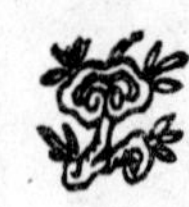

侧锁骨下动脉中度狭窄（50%～70%），右侧椎动脉起始部可疑狭窄；左侧椎动脉全程纤细。协和医院医生建议患者住院手术治疗，但患者欲保守治疗故拒绝，今日来诊请中医治疗。以往高血压病史，服用西药降压药平时血压控制在140～150/90mmHg左右。否认其他疾病史。吸烟20年，<10支/日，2011年8月以后戒烟。患者面色晦暗，舌质暗绛，舌脉增粗，苔薄黄，脉弦。根据脉症，此属瘀阻脉络之颈动脉狭窄症，治以化瘀通络，处方：

水蛭60克　虻虫60克　土鳖虫60克　三七粉120克　熟地黄100克　山茱萸100克　当归100克　赤芍100克　川芎100克　丹参100克　红花60克　川牛膝60克　桔梗60克　灵芝粉90克　生黄芪100克　何首乌100克　上药共为细末，水泛为丸，如绿豆大，每服5克，日2次。

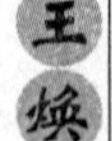
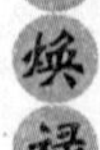

二诊：2013年6月25日。服药后颈项部发僵症状略减，药后无不适反应，平时一直无头晕、头昏，偶有耳鸣，纳可，大便不成形，日一行，稍恶热。既往血压控制在140～150/90mmHg左右，服用西药降压药治疗，服前药后逐渐觉血压平稳，近2月已停服降压药，血压仍在140/90mmHg以下。舌质暗绛较前减轻，苔薄黄，舌下脉络有分叉但不粗，脉弦。证治同前，守前方去川牛膝，加桃仁80克，沙参80克，麦冬80克，仍如前法制成小水丸服用。

三诊：2014年5月13日。患者服药后右侧颈部仍稍胀不适，近1月来时有头晕，无胃脘不适，自觉耳鸣减少。4月15日安康市中医医院颈动脉B超提示右侧颈内动脉狭窄49%，左侧颈总动脉狭窄81%。4月16日安康市中医医院生化检查PAB（前白蛋白）579ml/L（170～400），LP（a）[脂蛋白（a）] 784.9mg/L（0～300），CHO4.58mmol/L，

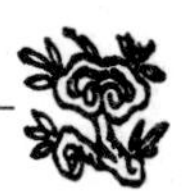

TG1.62mmol/L，HDL（高密度脂蛋白胆固醇）0.95mmol/L，LDL（低密度脂蛋白胆固醇）2.19mmol/L，HCY（同型半胱氨酸）14.6μmol/L（5～15）。舌淡红，苔薄黄，舌下脉络树枝样已不显，迂曲减轻，脉弦滑。证治同前，继续处以丸药方：

水蛭150克　虻虫150克　土鳖虫150克　三七粉210克　生地黄200克　熟地黄200克　赤芍100克　川芎150克　丹参200克　红花100克　灵芝粉150克　炒山楂200克　桃仁100克　酒大黄120克　怀牛膝100克　菖蒲100克　黄精100克　生黄芪100克　草决明100克　何首乌100克上药共为细末，水泛为丸，如绿豆大，每服5克，日2次。

四诊：2014年11月18日。目前手足发麻症消，近期有时头痛、头晕、头胀，午后血压略有升高，药后大便偏稀。面红如醉，自诉环境较暖时则易面红，恶热。近期未再复查颈动脉B超。舌质绛，苔中根黄，舌下脉不粗，左脉弦滑，右脉弦滑有力。证属瘀阻脉络，阴虚肝旺，治以化瘀通络、清肝平肝为法，方药为：

水蛭150克　虻虫150克　土鳖虫150克　三七粉210克　生地黄200克　赤芍100克　川芎150克　丹参200克　红花100克　灵芝粉150克　炒山楂200克　桃仁100克　酒大黄120克　怀牛膝100克　菖蒲100克　黄精100克　生黄芪100克　草决明100克　何首乌100克　泽泻100克　生石决明150克　白芷100克　上药共为细末，水泛为丸，如绿豆大，每服5克，日2次。

五诊：2015年5月12日。患者自诉上次就诊后，于2014年12月2日在汉阴县中医医院复查生化全项提示TC6.2mmol/L（3.1～6.1），TG2.4mmol/L（0～1.7），

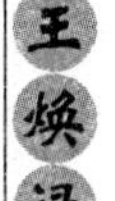

HDL1.47mmol/L（1.04～1.9），LDL4.3mmol/L（2.07～3.1）。患者服药后觉侧颈部发胀不适减轻，且患者自诉以往双手掌色红，现此症已消。但自觉稍气短、疲乏，余无不适。查面红已明显减轻。2015年5月7日汉阴县中医医院复查颈动脉B超示双侧颈总动脉粥样硬化斑块形成，左侧椎动脉细血流量低，左侧椎动脉血流阻力指数增高，左侧颈总动脉狭窄（左侧颈总动脉中段管腔内径狭窄率约为62%）。2015年5月9日汉阴县中医医院生化TC4.6mmol/L（3.1～6.1），TG1.5mmol/L（0～1.7），HDL1.16mmol/L（1.04～1.9），LDL1.72mmol/L（2.07～3.1）。舌苔薄黄，舌下脉不粗，脉弦滑。证治同前，守2014年11月18日方加生黄芪为150克，红参粉45克，如前法制成小水丸服用。

按：动脉粥样硬化是心脑疾病的发病基础，它是由于动脉某些部位的内膜下脂质沉积，并伴有平滑肌细胞和纤维基质成分的增殖，逐步形成动脉粥样硬化，使动脉壁变厚并失去弹性。发生在颈动脉的动脉粥样硬化，现代研究认为与老年人缺血性脑卒中的发生密切相关。一旦因颈动脉狭窄引发脑梗死，往往会导致患者致残或致死的严重后果。因此，有效干预治疗动脉粥样硬化的形成、发展，对于延缓并减少心脑血管疾病的发生有重要的意义。近些年来，有不少关于中医药干预治疗动脉粥样硬化的研究，取得了不少成绩。结合中医观点，目前在中医界普遍公认动脉粥样硬化斑块属于中医的血瘀证或痰瘀互结证，治疗上多采用活血化瘀通络或化痰通络法。但究其形成机理，瘀血（动脉斑块）为病之标，病本还是由于人体脏腑虚损所致。

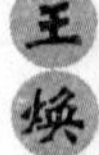

《黄帝内经》有云：“男不过尽八八，女不过尽七七，而天地之精气皆竭也。”本案患者，男性，年过六十，步入

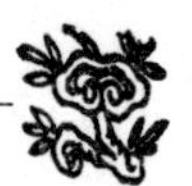

老年，脏腑精气已衰，气血亏虚，气虚则运血无力，血行迟滞，停而成瘀；血气不足，则脉道空虚，亦可凝结成瘀。正如《素问·离合真邪论》有云："血气虚，脉不通。"脉道不通则外在之形体、官窍失于濡养，经络气血不畅，故该患者多年前即时觉颈项部发僵，但由于其未出现其他更明显苦楚，一直未予重视。由于"经主气，络主血"，病程日久，病邪深入，导致"久病入络"。该患者 2013 年体检时发现椎动脉纤细、颈动脉狭窄，对其身体健康已经形成了潜在的巨大威胁；其舌质暗绛，舌下脉络增粗分叉亦符合血脉瘀阻之象。待患者初诊之时，已形成了典型的瘀阻脉络证。《灵枢·寿夭刚柔》有云："血气经络胜行则寿，不胜行则夭。"因此，改善患者血脉瘀阻之机成为治疗的重点。对于这种"久病入络"之证，清代温病学家叶天士指出因其"邪与气血混成一所，汗吐下无能分其邪"（《临证指南医案》），提出治疗时需选用搜剔入络之虫类药。因此，本病案在处方用药时选水蛭、虻虫、土鳖虫为主药，水蛭有啖血之性，"虻虫性升入阳分破血，蟅虫破坚通络行伤"（《绛雪园古方选注》），蠕动走窜，深入脉络，破血而逐瘀。三七粉、赤芍、川芎、丹参、红花、川牛膝助虫类药活血化瘀。熟地黄、山茱萸、当归、何首乌补肝肾，益精血，使肾精充，血气足，五脏气血冲和，助血行复常。生黄芪为补气之常用之品，一方面使气旺则血行，另一方面避免虫类药破血伤正。灵芝粉补五脏虚损，助恢复脏腑功能。桔梗为使药，可载药上行，直达病所。诸药合用，共奏祛瘀血、养阴血、祛邪扶正并举之效。患者三诊之时，守原方加减变化，尤其是酒大黄的加入，助活血化瘀的同时，攻下瘀血，加强祛瘀之效。诸药研粉制丸，小量长时间服用，意在缓消瘀血，达到《金匮要

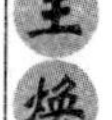

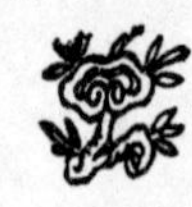

略》中所说“缓中补虚”之效，使瘀血得祛，新血复生，正气未伤，血气调和。患者如法坚持服药治疗1年后，复查颈动脉B超，即提示颈动脉狭窄程度较服药前有所减轻。继续服药治疗2年后，B超检查结果提示动脉狭窄程度继续降低，且血脂亦均恢复正常。

此例病案，由于患者治疗前后接受西医学检查的结果完整，从而使医患共同见证了单纯运用中医中药对动脉粥样硬化并狭窄者采用“宿邪缓攻”之法治疗有效，或许对其他中医同道今后开展防治动脉粥样硬化类疾病提供新的思路和方法。

（燕　莉）

肝肾病

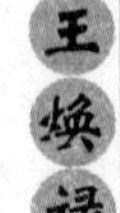

水肿（风水阻遏）

高某，男，19岁。初诊节气：立冬。

初诊日期：2012年11月7日。一身尽肿1周。1周前不慎受寒，出现发热，体温38.6℃，伴恶寒，咽痛，咳嗽，眼睑微浮，自服“感冒清热颗粒”。次日晨起体温38.2℃，出现颜面一身尽肿，双下肢及脚踝凹肿，乏力懒言，小便涩赤，来我院就诊，测血压150/100mmHg，HGB76g/L，尿蛋白（++），尿红细胞107/HP，舌质稍红，舌体胖大，舌苔薄白水滑，脉浮数。根据脉症，此属风水阻遏，肺气失宣。治则：宣肺利水，清热解毒。处方：

麻黄5克　防风10克　生桑皮30克　泽泻10克　白茅根30克　大蓟15克　小蓟15克　金银花30克　车前子

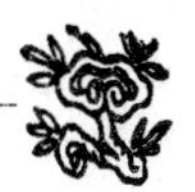

炭 15 克　生石膏 30 克　羚羊角粉 0.6 克冲　7 剂。

二诊：2012 年 11 月 14 日。药进 7 剂，颜面浮肿已消，下肢及脚踝仍凹肿，热退咳轻，舌脉同前，原方去羚羊角粉，加川贝母 10 克，7 剂。

三诊：2012 年 11 月 21 日。药进 7 剂，双下肢肿消，脚踝按之稍有凹陷，仍觉腰膝酸软无力，小便清长，舌淡红，舌苔薄白，脉沉。辨证脾肾两虚，治以补脾益肾，养血活血，处方：

党参 15 克　生黄芪 20 克　山药 15 克　莲子肉 15 克　熟地黄 12 克　菟丝子 15 克　金樱子 15 克　益母草 30 克　红花 10 克　积雪草 10 克　接骨木 10 克　茯苓皮 10 克　车前子 10 克　14 剂。

药后诸症均除，血压 150/100mmHg，HGB100g/L，尿蛋白（+），守方继续治疗，加用缬沙坦胶囊 80 毫克，每日 1 次。又治疗 2 个月，尿蛋白转阴，血压 100/70mmHg，临床痊愈，停药观察。3 个月后随访，一切正常。

按：本案青年男性，起居不慎，风寒外袭，肺主一身之表，最易受外邪侵袭，一旦风邪所伤，则肺气失宣，又肺为水之上源，肺失宣降则不能通调水道，下输膀胱，以致风水相搏，风遏水阻，流溢于肌肤，发为水肿。治疗以宣肺发汗为主，正所谓《黄帝内经》“开鬼门”之法。初诊方中麻黄、防风、桑皮、泽泻、车前子炭宣发肺气，通利水道；金银花、大小蓟、白茅根清热解毒凉血；车前子炭兼有止血尿作用；生石膏、羚羊角粉清肺热、退热止咳。药进 14 剂，二诊颜面浮肿已消，下肢及脚踝仍凹肿，腰膝酸软无力，小便清长，舌淡苔白，脉沉，一派正虚邪怯之象，此时辨证脾肾两虚，水湿内停，调整处方予补脾益肾、活血利水，方中

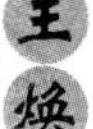

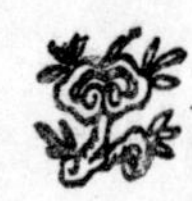

党参、生黄芪、山药、莲子肉补脾益气；熟地黄、金樱子、菟丝子补肾益阴；益母草、红花活血养血；积雪草、接骨木清热利尿，护肾固精；茯苓皮、车前子利水渗湿。药进14剂后，诸症均除，蛋白尿减少、血色素升高，血压仍偏高，继续予补脾益肾治疗，加用缬沙坦胶囊降压保肾。

（华　军）

水肿（脾肾两虚）

郝某，男，51岁。初诊节气：小暑前4天。

初诊日期：2013年7月4日。双下肢浮肿，尿蛋白阳性3年。患者2010年因下肢浮肿就诊于海军总医院，诊断为肾小球病变，未行肾穿，予激素治疗后肿消，尿蛋白减少。2011年11月于人民医院行肾穿检查，诊断为肾病综合征，肾小球微小病变，慢性肾脏病1期。予激素、环磷酰胺治疗后肿消、尿蛋白减少，但停激素又复发。后于某中医院中药治疗效果不佳。2013年5月6日西苑医院查生化ALB（白蛋白）31g/L，血糖7.03mmol/L，TC9.29mmol/L，TG5.37mmol/L，LDL4.8mmol/L，VLDL（极低密度脂蛋白胆固醇）3mmol/L（0.2～0.9）。2013年6月30日西苑医院查尿蛋白（+++），潜血（±），24小时尿蛋白定量4.2g/24h（0.028～0.141）。现双下肢可凹性浮肿，夜间加重，双腿无力发酸发软，夜尿2次，无疲劳，无明显寒热喜恶，纳眠可，大便正常。面色晦暗。因服激素导致糖尿病、骨质疏松、血脂升高，停服激素上述指标基本正常。舌体大，质暗红，苔薄黄，脉沉。根据脉症，此属脾肾两虚之水肿。治以补益脾肾，活血利水。处方：

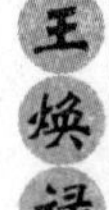

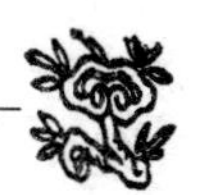

生黄芪30克　熟地黄15克　山茱萸10克　炙龟甲10克先煎　山药15克　凤尾草30克　金雀根60克　益母草30克　猪苓20克　丹参20克　14剂。

配合雷公藤多苷片20毫克，1日2次，与汤药同服。

上方加减进退至2013年12月26日复诊，复查尿常规：尿糖15mmol/L（+），尿蛋白（-）。尿微量白蛋白：13.5ml/L（0~25）。血生化：TG2.85mmol/L，TC9.47mmol/L，LDL6.33mmol/L，血糖11.8mmol/L。目前觉体力增加，无口干舌燥，纳可，大便调，舌质略红，薄白苔，脉细弦。证治同前，处方：

生黄芪40克　熟地黄10克　炙龟甲10克先煎　山茱萸10克　凤尾草30克　积雪草40克　接骨木15克　金雀根60克　益母草30克　菟丝子30克　鬼箭羽30克　14剂。

后停服雷公藤多苷片，继续中药巩固治疗。经过5个多月的治疗，患者尿蛋白从+++，降至++、+，最终为阴性，尿微量白蛋白从异常降至正常。停药半年后追访，一切正常。

按：患者双下肢浮肿，尿蛋白阳性3年，临床诊断肾病综合征，病理结果为肾小球微小病变。患者经激素、免疫抑制剂治疗，肿消、尿蛋白减少，但停用激素又复发，就诊时尿蛋白+++，24h尿蛋白定量4.2g（0.028~0.141），血中白蛋白水平仅为31g/L，同时伴有胆固醇、甘油三酯水平升高，血糖水平升高。刻下患者双下肢可凹性浮肿，双腿无力，发酸发软，面色晦暗。舌体大，质暗红，薄黄苔，脉沉。辨证为脾肾两虚，精微外泄。用六味地黄汤为基础方，滋补肾阴，加龟甲补益真阴，加生黄芪健脾益气，现代研究表明，黄芪具有良好的降低尿蛋白作用。金雀根又名土黄芪，益气补脾，祛风活血，现代研究表明具有免疫抑制作

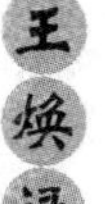

用，因肾病综合征多属于免疫介导疾病，在此基础上引发炎性介质参与，最终导致肾小球损伤，故调节免疫功能是根本性治疗。金雀根配合具有免疫抑制作用的雷公藤具有调节免疫的作用。凤尾草清热解毒、凉血止血，且有降低尿蛋白的作用。猪苓利水消肿。因肾病综合征患者血中胆固醇、甘油三酯水平异常升高，存在血液高凝状态，是肾静脉血栓形成和肾功能减退的重要因素，且患者病已3年，久病入络，久病必瘀，久虚夹瘀，面色晦暗、舌质暗均提示有瘀象，故活血化瘀的治疗是必要的。故用益母草活血利水治肿，丹参养血活血。药后患者首先出现腿软无力等症状的改善，进一步加用金樱子、菟丝子补肾固精，积雪草、接骨木促进尿蛋白降低，其间因尿频加用覆盆子、益智仁益肾固精缩尿，因阴虚相火旺出现遗精，加用知母、黄柏滋阴降火。经过5个多月的治疗，患者尿蛋白从+++，降至++、+，最终为阴性，尿微量白蛋白从异常降至正常，说明治疗对于降低尿蛋白方面疗效卓著，且患者精力、体力、面色均有明显改善，治疗效果满意。

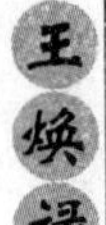

（王洪蓓）

鼓胀病（虚实错杂）

魏某，女，70岁。初诊节气：大寒前4天。

初诊日期：2014年12月3日。腹胀、腹部膨满多年，加重1月。患者乙肝病史51年，肝硬化，2014年10月复查B超示肝硬化，肝右叶实性占位（性质待定），重度脾大，腹水。血常规及生化示AST9.5U/L，WBC3.1 $\times 10^9$/L，HGB69g/L，RBC35 $\times 10^9$/L。近1月腹胀，进食后明显，腹部膨满，脐突，纳差，大便日2次，软便，小便尚可，乏力畏冷，四末尚不凉，面色虚浮。舌质暗，齿痕，薄黄苔，舌下脉络增粗，脉弦滑。既往高血压史，甲减史，2014 年 4 月大量鼻衄史。查体：面色虚浮，腹部膨满，脐突。此属瘀血内结、气阳不足之鼓胀，治以软坚散结，行气利水，益气温阳。处方：

龟甲 20 克　鳖甲 20 克　生牡蛎 40 克　炒白术 20 克　厚朴 10 克　木香 10 克　木瓜 20 克　泽兰 30 克　生黄芪 40 克　鹿角胶 6 克　茯苓 20 克　益母草 30 克　肿节风 30 克　草果 10 克　绞股蓝 20 克　当归 20 克　28 剂。

二诊：2015 年 1 月 14 日。药后腹胀改善，体力增加，喜暖，时欲寐，腿抽筋减轻，目浮，纳增，进食后无不适，易急，舌边齿痕，薄黄苔少津，质暗，脉弦滑。证治同前，原方加大腹皮 15 克，附子 10 克，28 剂。

三诊：2015 年 3 月 4 日。节日停药加之应酬劳累后上睑肿，腹胀，劳累后明显，脘胀，脐突腹部青筋显露，畏冷减轻，懒动，行走气短、胸憋、后背痛，面色萎黄虚浮，舌质淡暗，边齿痕，白黄苔满布，脉右沉弦左弦滑。上方去茯苓、绞股蓝，加马鞭草 30 克，砂仁 10 克，枳实 10 克，28 剂。

四诊：2015 年 4 月 8 日。药后腹胀减轻，腹部变软，腹部青筋变浅，脐突减轻，进食后已无不适，大便日 2 ~ 3 次，面肿略减，气色略改善，疲乏，皮肤瘙痒，身冷减轻，下肢不肿，下肢皮肤角化增厚基底红，左腹部包块自觉减小，咽部不适有痰，今晨头晕呕吐。舌质淡暗，齿痕，脉弦滑，右脉已不沉弦。证治同前，上方去草果、木瓜、附子、枳实、桂枝，加皂角刺 15 克，白鲜皮 30 克，土茯苓 30 克，生薏苡仁 30 克，蒲公英 30 克，28 剂。

至5月检查腹部B超：肝硬化，脾大，腹水消失。腹部变小变软，腹部青筋亦变轻浅。

按：肝硬化腹水属中医“鼓胀”范畴，多因酒食不节，情志所伤，劳欲过度，感染虫毒所致，病位主要在肝脾，病久及肾、瘀血阻络、水湿内停为主要病机。

患者乙肝病史50余年，肝硬化多年，目前肝硬化腹水，症见：腹胀，纳差，腹部膨满，脐突，大便日2次，软便，畏冷，舌质暗，齿痕，薄黄苔，舌下脉络增粗，脉弦滑。此属瘀血内结、气阳不足之鼓胀，治以软坚散结，健脾行气利水，益气温阳。以龟甲、鳖甲、生牡蛎软坚散结，滋补真阴，炒白术、厚朴、木香、木瓜、泽兰、茯苓、益母草健脾行气利水，取实脾饮之意，生黄芪、鹿角胶、绞股蓝、当归益气温阳养血，草果、肿节风芳香开胃健胃。28剂药后腹胀改善，纳食增加，体力增加，加附子、大腹皮增加温阳行气之力，以助腹水消散。至三诊腹胀减轻，腹部变软，腹部青筋变浅，脐突减轻，进食后已无不适，大便日2~3次，面肿略减，气色略改善，药后腹胀减轻，腹部变软，腹部青筋变浅，脐突减轻，进食后已无不适，大便日2~3次，面肿略减，气色略改善，疲乏，皮肤瘙痒，身冷减轻，下肢不肿，仍觉疲乏，皮肤瘙痒，后在前方基础上酌加清热利湿止痒之药继续治疗，至5月检查腹部B超示肝硬化，脾大，腹水消失。腹部变小变软，腹部青筋亦变轻浅。说明鼓胀治疗有效。

（王洪蓓）

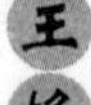
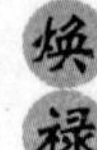

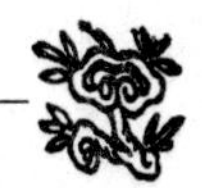

杂病

不寐（心肾不交）

郎某，女，17岁。初诊节气：小寒。

初诊日期：2010年1月5日。不寐2月。去年11月中旬患者被诊为“甲型H1N1流感”，静脉输注“达菲”3天，1周后病愈。复课后适逢期末考试，复习应考劳累过度，出现夜间入睡困难，睡则噩梦连连，白天上课注意力不能集中，当时未予重视及治疗。此后症状逐渐加重，渐至每夜睡眠不足2小时，偶有整夜不能入睡，白天则神疲乏力，头晕，心烦，时感恶心欲吐，终至无法坚持上学而休学在家，且口干渴欲饮，饮水不能缓解口渴，大便干三四日一次。舌质偏红，苔薄黄，脉弦滑。根据脉症，此属心肾不交之不寐，治以清心火、滋肾水为法。处方：

川黄连10克　黄芩10克　白芍15克　阿胶10克[烊兑]　炙甘草10克　麦冬15克　清半夏20克　炒枣仁30克　生龙骨30克[先煎]　生牡蛎30克[先煎]　珍珠粉0.6克[冲]　羚羊角粉0.6克[冲]　7剂。

二诊：2010年1月12日。药进7剂，睡眠有所改善，每晚能睡三四个小时，口渴缓解，心烦未作，不觉恶心，大便不似前干燥。舌质偏红，苔薄黄，脉弦。原处方减生牡蛎，生龙骨加至40克，另加菖蒲30克，钩藤30克，14剂。

三诊：2010年2月9日。药进14剂，睡眠仍欠佳，易醒梦多，余诸症悉除，舌脉同前。处方：

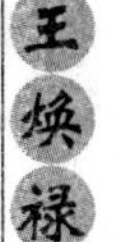

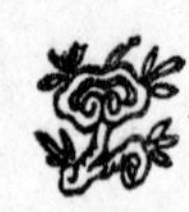

川黄连10克　黄芩8克　白芍15克　阿胶10克烊兑　炙甘草10克　麦冬15克　清半夏15克　炒枣仁30克　生龙骨40克先煎　珍珠粉0.6克冲　羚羊角粉0.6克冲　菖蒲15克　柏子仁10克　鸡子黄2枚　14剂。医嘱：每次用热药冲服1枚鸡子黄。

四诊：2010年2月23日。药后睡眠明显改善，夜间可睡眠六七小时，偶有半夜醒来但旋即入睡，白天精神恢复正常。舌质淡红，舌苔薄白，脉弦。效不更方，守上方加绿梅花6克，14剂。1月后追访，睡眠如常，课业恢复。

按：黄连阿胶汤是《伤寒论》名方，见于少阴病篇303条："少阴病，得之二三日以上，心中烦，不得卧，黄连阿胶汤主之。"为治疗邪入少阴，灼伤阴血，邪热扰心，而致失眠心烦。本例患者有外感病史，虽经治邪去热退，但邪气灼伤真阴，又恰逢应考思虑过度暗耗阴血，导致心阴不足，心火亢盛，两因相合，致心肾不交，水火不济，故而不寐。

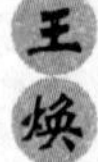

考虑饮食习惯，初诊未用鸡子黄，在黄连、黄芩、白芍、阿胶基础上加炙甘草补益心气之；麦冬养心清心，除烦安神，滋阴止渴；清半夏安神助眠，降逆止呕，配合芩、连苦辛通降，发散心胸烦热；炒枣仁养心安神，生津止渴；生龙骨、生牡蛎、珍珠粉镇心安神；羚羊角粉入心肝二经，具有清热解毒清余邪、凉血息风镇静之功。全方共奏清热益气滋阴、凉血安神促寐之功。药进7剂，睡眠有所改善，兼症明显缓解，故二诊守方稍做进退，舍生牡蛎但加重生龙骨用量，另加开心窍、益心智、安心神之菖蒲，清泻肝热疏泄透邪之钩藤，加强清热安神之功。服药14剂后，诸症悉除，唯睡眠仍欠佳，易醒梦多，故三诊减轻清热之力，黄芩减至8克，加柏子仁养心安神，又加鸡子黄两枚，补心血，摄心

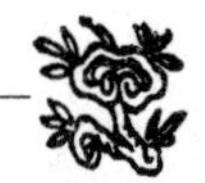

神。服药14剂后，睡眠明显改善，基本恢复正常，故四诊守方进退调理，1个月后疾病痊愈。

（黄　莉）

不寐（血虚兼湿热）

丁某，女，25岁。初诊节气：小雪后3天。

初诊日期：2012年11月25日。失眠1周。患者近1周来失眠，彻夜不眠，头昏头重，颜面痤疮，以额头为主，痒痛，结节色红，口干渴，末次月经10月30日。舌苔黄，质红绛，脉弦。此属肝血不足，虚热内生，兼有湿热之不寐。治以养血宁心安神，兼清热解毒。处方：

炒枣仁30克　茯苓10克　知母10克　首乌藤30克　黄连6克　白芍10克　金银花20克　蒲公英30克　珍珠粉0.6克[冲]　栀子10克　生地黄10克　甘草9克　7剂。

二诊：2012年12月2日。夜寐改善，已恢复正常睡眠，颜面痤疮有新发，末次月经11月29日，舌薄黄苔少津，质红绛，脉弦。证治同前，原方去栀子，加酒大黄12克，草河车20克，7剂。

按：患者睡眠差，乃肝血不足，虚热内扰所致，予酸枣仁汤合黄连阿胶汤化裁，酸枣仁、首乌藤养心安神，黄连、栀子、白芍、知母滋阴清热清心火，珍珠粉重镇安神，茯苓益心脾，结合清热解毒的金银花、蒲公英，凉血的生地黄等治疗痤疮，药后睡眠明显好转，故去苦寒栀子，加强清热解毒泻火治疗痤疮的药物。

酸枣仁汤出自《金匮要略·血痹虚劳病脉证并治第六》，治疗“虚劳虚烦不得眠”，乃养阴清热，宁心安神之剂，以酸枣仁养肝血为主，黄连阿胶汤出自《伤寒论》少

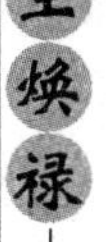

阴病篇，治疗“少阴病……心中烦，不得卧”，乃清心火，滋肾阴之剂，以黄连、黄芩清心泻火，阿胶、鸡子黄、白芍养阴敛阴，二方合用，有协同增效的作用，考虑患者内热较盛，故去滋腻之阿胶，辛温之川芎，加清火之栀子，安神之首乌藤、珍珠粉，使是方清热安神的功效更强。临床见到失眠的患者，若阴虚火旺明显，症见心烦、舌质红绛，在常规应用酸枣仁汤的基础上，合入黄连阿胶汤，疗效更好。

（王洪蓓）

郁病（痰火扰心）

袁某，女，15岁。初诊节气：立夏前6天。

初诊日期：2014年4月29日。情绪低落7年，时有脾气急躁3年。患者7年前在校读书时，因为同学排挤造成其情绪不良，学习成绩亦受影响。近3年来患者仍经常情绪低落，善悲，少言寡语，甚则对生活失去希望，但有时又脾气暴躁不能自控。时有心慌气短，胸闷，疲乏无力，夜寐早醒，无幻视、幻听，有时幻想。以往大便干结，目前大便稀，月经经常先期而至。患者曾就诊于外院诊断为“抑郁症”，因家人不愿患者口服西药，故未服用抗抑郁药。其家人诉因观察患者总是情绪低落，神疲乏力，少言寡语，认为患者病久体质虚弱，故近期曾予其服用十全大补丸，但未见症状改善，遂来诊。患者奶奶有精神异常病史。查患者神志清楚，精神尚可，少言寡语。舌淡红，苔黄厚，脉弦滑。根据脉症，此属痰火扰心之郁病，治以化痰清热、疏肝解郁，处方：

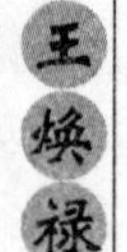

青礞石20克先煎　黄芩10克　大黄10克　沉香曲10克　菖蒲30克　郁金15克　炒枣仁30克　胆南星6克　龙胆

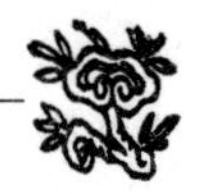

草10克　栀子10克　甘草10克　14剂。

二诊：2014年5月13日。服药后脾气急躁明显减少，自觉精力、体力增加，入睡困难减轻，夜间9~10点钟即有困意，夜寐仍多梦、早醒，上午恶心、纳食不佳，大便溏甚则完谷不化。仍有时出现幻想，不能自控自己之思绪。舌淡红，苔黄较前转薄，脉弦滑。证治同前，守4月29日方减郁金为10克，加清半夏10克，茯苓15克，再服14剂。

三诊：2014年5月28日。药后恐惧感减轻，仍早醒，幻想，恐惧上学，手脚有时抽动，害怕与人打交道，有时情绪不能控制。舌黄苔后部苔略厚，脉弦滑。证治同前，方药调整为：

青礞石20克[先煎]　黄芩10克　酒大黄10克　炒枣仁20克　菖蒲30克　龙胆草10克　栀子10克　生地黄10克　川楝子8克　甘松10克　生麦芽30克　茵陈30克　14剂。

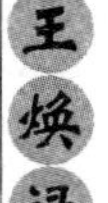

四诊：2014年6月11日。患者心悸减轻，恐惧感减轻，暴躁减轻，睡眠仍易醒不实，早醒（凌晨4、5点），服药腹泻，纳可，尿黄。舌薄黄苔不腻，脉弦滑。证治同前，处方调整为温胆汤合龙胆泻肝汤加减：

陈皮10克　清半夏10克　茯苓10克　甘草6克　枳实10克　竹茹10克　炒枣仁30克　甘松10克　菖蒲30克　郁金10克　龙胆草10克　栀子10克　胆南星6克　14剂。

五诊：2014年7月2日。患者服药后自觉疲乏改善，恐惧、躁狂、幻想减少，有时恐惧，若休息好则少发，控制力好转，睡眠欠佳多梦，偶有烦躁，大便不畅。舌薄黄苔，质略暗，脉弦滑。证治同前，方药为：

青礞石20克[先煎]　黄芩10克　大黄10克　沉香曲10克

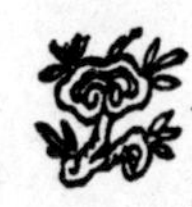

清半夏10克　茯苓10克　菖蒲30克　郁金20克　甘松10克　胆草10克　栀子10克　生龙骨40克先煎　生麦芽30克　茵陈30克　14剂。

随访：时隔3月余后电话追访，患者诉当时服药后病情好转，情绪稳定，可自行调节，已可正常生活，故停止服药。停药期间无病情反复，对治疗效果满意。

按：抑郁症已经越来越成为当今影响人们身体健康的常见的精神心理疾病之一，它的发病率逐年升高，对于这类患者的关注与治疗也逐渐被更多医务工作者所重视。由于抑郁症是人体精神心理的调节功能出现异常，由此引发的躯体症状可以复杂多样，根据此类患者不同的主诉，可以参考中医的“郁病”“百合病”“梅核气”“脏躁”等疾病进行干预治疗。

此患者抑郁症的发生源于情志刺激，导致患者心情不舒畅，情绪低落，未能及时调整，造成病程日久，病机发生变化。患者情志不遂，气机郁滞，肝之梳理调达情志功能失常，症见患者经常情绪低落，闷闷不乐，胸闷不舒。气郁日久化火，热伤津液，炼液为痰；另外肝失疏泄，中焦脾胃运化功能亦受影响，可助生湿生痰；痰湿与火热相携，上扰心神，故临床症见有时情绪波动，急躁易怒，甚则暴怒不能自控。热扰心神故夜寐不安、早醒；热伤津液，则可见大便干结。若湿蕴肠道，则可见大便稀溏。舌苔黄厚为痰热内蕴之象，同时可见脉弦滑。纵观患者证候表现为痰火扰心之证，故方药以礞石滚痰丸为基础方加减治疗。方中青礞石坠痰下气，祛除滞痰，并可镇惊安神；黄芩、龙胆草、栀子苦寒清热泻火，使热去神安；大黄泄热通便，一方面使热自大便出，另一方面助青礞石使痰浊由肠道排出体外；沉香曲，一

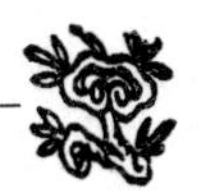

方面具有沉香调达气机之功，另一方面神曲可健运脾胃，使脾胃运化如常，杜绝生痰之源。胆南星加强化痰之理。菖蒲、郁金、炒枣仁配伍，化痰开窍醒神，使心神清明，神机恢复。全方相合，使蒙蔽心神之顽痰得祛，扰动心神之火得清，患者服药后症状减轻，在此基础上加减进退，服药2月余，诸症好转，患者基本恢复正常生活。

此例病案可以看出，抑郁症患者并非仅仅表现为肝郁气滞、肝郁不舒之证，临证时要四诊合参、审证求因，准确辨证，方可选用有效方剂治疗而获效。

（燕　莉）

汗证（阴阳失调）

王某，女，54岁。初诊节气：小雪前3天。

初诊日期：2008年11月19日。烘热汗出半年，加重20余天。近半年来时有烘热阵作，每发片刻即过，伴有头面微微汗出。月经周期40～60天不等，量少。近3个月烘热汗出加重，尤其近20天来，动则汗出，每于活动、饭后、入睡症状明显，甚则大汗如雨，汗后恶风怕冷，伴有烦躁不安，偶有心悸，口不渴，睡眠欠佳，小便清长，舌淡红，舌体瘦，苔薄白，脉沉细微数。月经4个月未潮。根据脉症，此属阴阳失调之汗症，治以益阴和阳敛汗。处方：

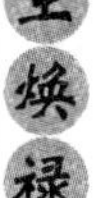

仙灵脾10克　仙茅10克　白芍10克　天冬10克　麦冬10克　生牡蛎30克（先煎）　炒枣仁30克　知母10克　黄柏10克　炙甘草10克　五味子10克　杭山萸10克　7剂。

二诊：2008年11月26日。药进7剂，汗出同前，烘热发作频次减少，睡眠改善不明显，舌、脉同前。守方续服14剂。

三诊：2008 年 12 月 10 日。药进 14 剂，汗出减少，烘热偶作，时有心悸发作，睡眠欠佳，舌淡红，苔薄白，脉微数。初诊处方加珍珠母 30 克先煎，紫石英 30 克先煎，14 剂。

四诊：2008 年 12 月 25 日。药进 14 剂，出汗明显较少，烘热发作时仅头面微微有汗，心悸未作，睡眠改善，舌淡红，苔薄白，脉平。守方再调理 1 月，诸症悉除，疾病痊愈。

按：妇女在自然绝经前后，卵巢功能紊乱、低下，下丘脑、垂体长期代偿性分泌亢进，导致下丘脑－垂体－性腺轴加速老化，从而引起一组特殊的症候群，西医称之为“更年期综合征”。中医对女性生长发育衰老的自然规律，也有清晰的病因病机及证候认识。《素问·上古天真论》曰：“女子七岁肾气盛……七七任脉虚，太冲脉衰少，天癸竭，地道不通，故形坏而无子也。”此患者年过七七，已是任虚太冲衰天癸竭之躯，出现烘热汗出，恶风怕冷，烦躁，睡眠欠佳，小便清长，月经紊乱等脏器虚损阴阳失调之症。

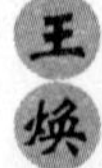

初诊方由二仙汤加减组成。仙灵脾甘温，具壮肾阳，坚筋骨，祛风湿作用，药理学研究证实其具有雄激素样作用，是补肾壮阳、强身壮体的良药；仙茅辛温，属补三焦、命门之药；白芍养肝血敛肝阴，平抑肝阳；天冬养肺肾之阴降虚火，麦冬养心阴清心热，除烦安神；上述两组药物，二仙温补肝肾之阳，芍、冬滋补肝肾之阴，两补阴阳两补肝肾，且寓阴中求阳，阳中求阴，以期阴阳平衡之意；生牡蛎平肝潜阳；炒枣仁养心安神；知母、黄柏清虚热益阴精，专治烘热汗出；汗为心液，汗出耗伤心阴心气，炙甘草益心气；又加用滋阴敛汗之五味子、山茱萸。三诊患者汗出减少，心悸症状明显，睡眠欠佳，视为心阴心气受损，神失所养，故在原方益心阴补心气药物基础上，加用珍珠母、紫石英镇静安神。四诊患者诸症减轻，守方再调理1月，诸症悉除，疾病痊愈。

仙灵脾、仙茅、知母、黄柏，是治疗阴阳失调烘热汗出的一组药；珍珠母、紫石英是治疗心悸、怔忡的有效对药。

（黄　莉）

低热（肝胆郁热）

冯某，男，51岁。初诊节气：大雪。

初诊日期：2009年12月9日。午后低热2个月。近2个月每于午后3时左右开始发热，体温37.3℃～37.5℃，不咳嗽，无咯痰，觉口干舌燥，至夜晚11时左右体温渐降至正常，白天精神尚可，饮食基本正常，小便黄赤，大便干燥。行血生化和各种影像学检查，仅有CRP（C－反应蛋白）轻度升高（具体不详），余无异常。曾服用多种消炎药、解热镇痛药及中成药，均不效。来诊见：舌质偏红，舌苔黄黑，脉弦数。否认高血压、糖尿病、冠心病等慢性病史，否认肝炎、结核等传染病史。根据脉症，此属肝胆郁热之午后低热。治以清肝泻火，处方：

青蒿15克　黄连10克　金钱草30克　金银花20克　蒲公英30克　大黄10克后下　柴胡15克　地骨皮10克　白薇15克　羚羊角粉1.2克冲　7剂。

二诊：2009年12月16日。药进7剂，未再出现午后发热，仍有口干舌燥之感，小便淡黄，大便质软，日1～2次，舌质淡红，舌苔薄黄，脉弦细。原处方羚羊角粉减量为0.6克冲，7剂。

半月后电话随访，午后低热一直未作，查CRP正常。

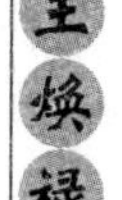

按：西医把低热超过1个月称为长期低热，一般考虑活动性结核、结缔组织病、慢性泌尿系感染及肿瘤发热等。但临床确有一些不明原因长期低热患者，被称作功能性低热。对功能性低热，运用中医药辨证施治，往往能收到意想不到的结果。中医对低热的认识源远流长，一般认为有虚实之分，实有肝郁、痰热，虚有气虚、血虚、阴虚，治疗时必须辨证施治，因人、因病用药，方能收到满意的疗效。

此患者中年男性，无明显诱因午后低热2个月，发热时间在申时至子时，伴有口干舌燥，小便黄赤，大便干燥，舌质偏红，舌苔黄黑，脉弦数。从口干舌燥，大便干燥，小便黄赤，舌质偏红，舌苔黄黑，脉弦数等症、舌、脉，可知患者内有实热；患者申时至子时定时发热，根据《素问·脏气法时论》五脏病病变时间节律“肝病者，平旦慧，下甫甚，夜半静”，可知病位在肝胆；因此，辨证当属肝胆郁热。

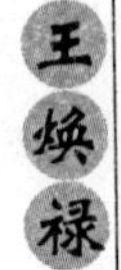

初诊方中青蒿性寒味辛、苦，入少阳、厥阴，有透营达表、解肌退热之功效；金钱草、羚羊角粉清泻肝胆之火；黄连、金银花、蒲公英加强泻火解毒之力；大黄清热泻火导热下行；柴胡、地骨皮、白薇是经验退热角药；全方共奏清泻肝胆之功。服药7剂，午后不再发热，二诊时据舌脉可知热势已弱，羚羊角粉减量为0.6克，继服7剂清理余热。

（黄　莉）

午后低热（阴虚）

李某，女，46岁。初诊节气：清明前8天。

初诊：2015年3月28日。疲乏伴间断午后自觉身热1月余。患者正月初六曾出现发热、咳嗽，后热退，但咳嗽至

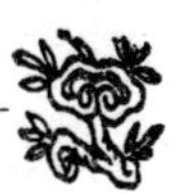

今未痊愈，得温咳减，无痰，无喘息，疲乏倦怠，有时自觉身热，午后、傍晚明显，自测体温可达36.8℃（平素基础体温偏低，36.2℃），口干欲饮，纳食不香，食后脘胀，大便2~3日不解。3月21日外院B超：肝囊肿，肾囊肿，胆囊息肉。舌淡红，苔少，脉沉细。根据脉症，此属邪伏阴分之阴虚发热，治以透邪清热、止咳为法，处方：

青蒿10克　鳖甲10克先煎　知母10克　生地黄20克　牡丹皮10克　桔梗10克　紫菀15克　百部10克　川贝粉4克冲　炙枇杷叶30克　西洋参粉3克冲　生山药20克　地骨皮10克　甘草6克　砂仁10克后下　肿节风30克　6剂。

二诊：2015年4月11日，患者服药后自觉身热消失，咳嗽减少，咯少量白块痰，背凉，纳不香，大便仍欠通畅，夜寐胸汗。舌边齿痕，舌质淡红，薄少苔，脉沉。证属余邪未净，肺失清肃，治以宣散余邪，止咳化痰，方药为：

桔梗10克　紫菀15克　百部10克　荆芥穗6克后下　川贝粉4克冲　炙枇杷叶30克　金荞麦20克　甘草6克　生地黄20克　麦冬10克　玄参20克　积雪草30克　12剂，每周6剂。

随访：2015年5月16日陪同孩子就诊时诉服药后病痊愈。

按：阴虚发热为多见于内伤疾病耗伤人体阴液，导致阴虚生内热而引发，其发热特点为午后潮热，或夜间发热。但本案患者并非内伤所致，而是由外感病发展而成。发病前，患者曾有上呼吸道感染病史，邪气犯表，正邪相争，引起发热之证，经治疗后热退，咳减但一直未愈，出现疲乏倦怠之候，说明机体与邪气抗争后，正气亏耗，邪气未净。由于正气不足，则邪气深入，伏于阴分，每逢阳气入阴之时，邪正

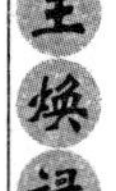

交争，而见发热；白天阳气外出行于肌表，则邪气安，故热退身凉。正如吴鞠通《温病条辨》所云：“夜热早凉，热退无汗，热自阴来……”邪正交争于阴分，耗伤人体阴血津液，失于濡润，故见口干、大便秘结数日难解。治疗时选用吴鞠通所创之青蒿鳖甲汤加减治疗。

方中鳖甲，养阴善入阴分，搜剔伏藏于阴分之邪气，正如《温病条辨》有云：“以鳖甲蠕动之物，入肝经至阴之分，既能养阴，又能入络搜邪”；青蒿芳香透络，可引邪外出；二药配伍，相辅相成，鳖甲可引青蒿入阴分之所，青蒿又可引搜邪之鳖甲外出于阳分。生地黄养阴清热，善清阴分热邪；地骨皮助生地黄清热；牡丹皮清热凉血；知母清热养阴；桔梗、紫菀、百部温润止咳；川贝粉、炙枇杷叶止咳化痰；西洋参、山药益气养阴，扶助正气；肿节风、砂仁调和脾胃；甘草调和诸药。患者服药后发热消失，咳嗽亦减但未痊愈，脾胃消化仍欠佳，继予止嗽散合增液汤加减调治，最终症消病愈。

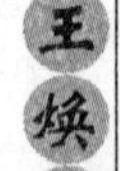

综观本病案，除了掌握患者临床症状外，了解患者疾病发展过程对于辨析患者之证候起到重要作用，因此，病历资料信息收集完整，对于准确辨证施治大有裨益。

（燕　莉）

背冷（阴阳失调）

闫某，女，45 岁。初诊节气：小满后 8 天。

初诊日期：2013 年 5 月 29 日。后头、项背部畏冷多年，加重 1 年。患者多年前产后出现后头、项背部畏冷，汗出后明显，右臂怕冷，右肩疼痛，近 1 年加重，盗汗，月经 35 天一行，量色可，血块多，平时小腹部下坠感，带下正

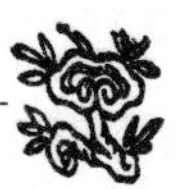

常，纳可，睡眠欠佳，二便正常。辅助检查：2011 年 7 月 7 日北医三院颈部核磁：颈椎退变，颈 3 ~ 7 椎间盘突出，椎管狭窄。2012 年 7 月北京中医医院查：HGB100g/L，MCV（红细胞平均体积）0.91，PLT398 × 10^9/L。2013 年 1 月 8 日查女性激素水平，提示黄体功能欠佳可能。既往有子宫肌瘤史，颈椎病史，肩周炎病史。查体：面色萎黄。舌质淡红，薄黄少苔，红蕾，舌下脉增粗，脉沉。此属营卫失调背冷，治以调和营卫，滋阴敛汗。处方：

桂枝 10 克　白芍 10 克　炙甘草 10 克　生姜 3 克　大枣 20 克　山茱萸 10 克　五味子 10 克　浮小麦 30 克　炒枣仁 30 克　首乌藤 30 克　菖蒲 30 克　7 剂。

二诊：2013 年 6 月 5 日。药后两臂内侧、腹股沟、两胁部皮肤起针尖样红疹，不痒，时隐时现。项背部仍畏冷，盗汗，眠可，腕关节疼痛，舌质略红，薄黄苔，红蕾，脉沉。皮疹属血热妄行。治以凉血清热，敛汗。处方：

牡丹皮 10 克　生地黄 20 克　玄参 15 克　龟甲 10 克　山茱萸 10 克　五味子 10 克　白芍 20 克　甘草 10 克　巴戟天 10 克　14 剂。

三诊：2013 年 6 月 19 日。皮肤红疹已消，可能与进食海鱼有关。仍汗出后项背部畏冷，盗汗，易汗出，以头部、项背部、颈肩胸部为主，畏冷恶风。纳便可，睡眠一般。舌质淡红，薄黄苔，红蕾，舌下脉络树枝状，脉沉弦滑。此属表卫气虚，阴阳失调。治以益气固表，补益肝肾，滋阴降火。处方：

生黄芪 15 克　炒白术 10 克　防风 10 克　龟甲 10 克　五味子 10 克　山茱萸 10 克　浮小麦 30 克　炙甘草 10 克　紫河车粉 3 克[冲]　知母 10 克　黄柏 6 克　白芍 10 克

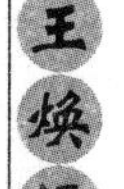

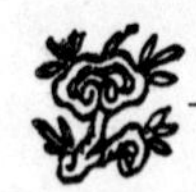

14剂。

四诊：2013年7月3日。易汗出好转。仍项背部畏冷，以往冬天受凉后周身发红瘙痒。眠不实。舌质淡红，薄黄苔，红蕾，脉沉弦滑。舌下脉络树枝状。证治同前，上方去知母、黄柏、白芍，加巴戟天10克，14剂。

五诊：2013年7月17日。药后项背部畏冷减轻，动则易汗出减轻，睡眠不实，冬天受凉后大腿皮肤发红瘙痒。对海鲜过敏。舌质略红，薄黄苔，红蕾，脉沉弦滑。证治同前，上方加桂枝6克，白芍10克，炒枣仁20克，14剂。

六诊：2013年7月31日。药后仍动则汗出，汗后烦躁，恶风冷，项背部仍畏冷明显、发僵，眠欠佳，入睡难，眠不实，末次月经7月22日至7月28日，血块多。舌胖，质略红，薄黄苔，红蕾，脉沉弦滑。证治同前，上方加生龙骨、生牡蛎各30克，14剂。

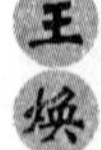

七诊：2013年8月21日。仍动则汗出，恶热，时烘热，紧张则易汗出，仍项背部畏冷，汗出后自觉项部如冰欲护盖，睡眠改善，盗汗减少，末经8月18日，有血块，带下正常。纳便可，去年曾发肩周炎。舌质淡红，红蕾，薄黄苔，脉弦。晨起口苦。此属阴阳失调，阴虚火旺。治以调和阴阳，滋阴降火。处方：

淫羊藿10克　巴戟天10克　白芍10克　甘草10克　沙参10克　麦冬10克　珍珠母40克先煎　生石决明40克先煎　龟甲10克先煎　炒枣仁30克　生龙骨40克先煎　生牡蛎40克先煎　知母10克　黄柏6克　黄芩10克　14剂。

2013年9月18日。因上方服后自觉汗出、畏冷明显好转，故已停药，至今病情稳定。

按：患者以项背、肩臂部畏冷，汗出后明显为主诉，病

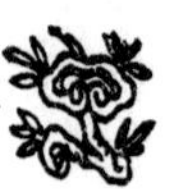

起于产后，近1年加重，初期以营卫不和、表卫气虚辨证，以桂枝汤合玉屏风散调和营卫，益气固表，加山茱萸、龟甲、五味子、浮小麦滋阴敛汗，对症止汗，因有盗汗，故又加知母、黄柏清相火，经数次治疗，汗出虽见好转，但畏冷改善始终不明显，且汗出又有反复，伴有烘热、烦躁，紧张则易汗出，综合症状、年龄、月经情况以及相关检查，认为病机应为阴阳失调，心阴虚、肝火旺，故调整方药以更年两补汤加减，方中淫羊藿、巴戟天温补肾阳，沙参、麦冬、龟甲、白芍、甘草养阴柔肝，珍珠母、石决明、生龙骨、生牡蛎重镇平肝敛汗，知母、黄柏清相火，14剂后患者自觉症状明显改善，遂停药。

桂枝汤出自张仲景《伤寒论》太阳病篇，可治疗营卫不和之汗出，玉屏风散益气固表，可治疗表卫气虚之自汗，但经两方加减治疗后效果不明显，说明汤证不完全吻合，详细询问病情，患者虽畏冷明显，同时又有烘热汗出，盗汗，且有烦躁、紧张易汗出的表现，提示病机为阴阳失调，心阴虚肝火旺，要阴阳同治，滋阴降火，以经验方更年两补汤加减治疗，调整治法后效如桴鼓。本案提示我们辨证要全面分析病情，综合症状、相关检查，结合年龄性别，患者年近七七，月经虽能月至，但多后错，且有烘热汗出，烦躁易紧张以及激素水平的变化等绝经前后诸证表现，提示阴阳失调病机的存在，并不是单纯的营卫不和、表卫气虚，故通过阴阳同治，滋阴降火而很快获效。

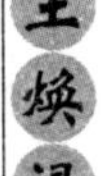

（王洪蓓）

面红（阴虚血热）

敖某，男，69岁。初诊节气：霜降后7天。

初诊日期：2012年10月31日。面部发红半年，眩晕1个月。患者半年前因口腔红肿服中药半个月后症状好转，但出现面红，面部微有热感，服中药治疗效果不显。近1个月来出现眩晕3次，活动后明显。平素汗多，以头胸部为著。恶热，口干，易急易怒。纳可，眠欠佳，二便正常。足凉。查面部红分布不匀。自述阳光照射，或在闷热不通风的环境面红症状明显。否认高血压、高血脂、糖尿病等慢性病史。血压：120/70mmHg。舌薄黄苔，中部少苔，质红绛，脉沉弦滑。此属血分郁热、湿热之面红，阴虚肝旺之眩晕，治以清热凉血，清热利湿，滋阴潜阳。处方：

生地黄15克　牡丹皮10克　地骨皮15克　白鲜皮30克　紫草6克　生薏苡仁30克　竹叶10克　龙胆草10克　栀子10克　羚羊角粉0.6克冲　滑石30克　茵陈30克　生龙齿30克先煎　生石决明30克先煎　甘草10克　灵芝粉3克冲　7剂。

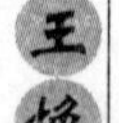
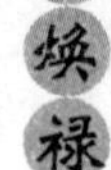

二诊：2012年11月3日。服药3剂后头晕减轻，面红亦减，汗出减少，无皮肤瘙痒，急躁减轻。舌红绛苔薄黄，脉弦滑。原处方去竹叶，加珍珠粉0.6克冲，14剂。后随访面红、头晕均好转。

按：患者面红日久，且久治乏效。通过辨证分析，患者存在阴虚肝旺的病机，其面红、头晕、恶热、易急以及舌苔薄黄中少苔、脉沉弦滑都提示阴虚肝旺，前医亦是以滋阴平肝为主治疗，何以疗效甚微？本方用药不以养阴为主，只一味生地黄。患者并不是典型的阴虚肝旺，虽有阴虚肝旺的症状，但还有血热和湿热的问题，且后两者更为明显，故以凉血、清利湿热、清肝火为主治疗，生地黄、牡丹皮、地骨皮、紫草凉血清热，生薏苡仁、竹叶、白鲜皮、滑石、茵陈、生甘草清热利湿，龙胆草、栀子、羚羊角粉清肝泻火，灵芝粉调节免疫；生地黄协生龙齿、生石决明滋阴潜阳，未过度应用滋阴药，因滋阴药亦有助湿之嫌。舌红少苔是阴虚的症状，但血热亦可导致。患者头汗出、胸部汗出提示湿热内蕴，《伤寒论》阳明病篇就有“但头汗出，剂颈而还……瘀热在里”的论述，故此案患者汗出是热郁，要清热，不能单纯用敛汗止汗之品。故临床面对患者诸多症状，不要一叶障目，单一表现不要影响全部，要综合、全盘考虑。

（王洪蓓）

面痛（风热上扰）

朱某，女，74 岁。初诊节气：清明前 7 天。

初诊日期：2014 年 3 月 29 日。间断发作左面颊发作性跳痛 30 余年，再次发作 4 天。因患者左面颊时时抽痛难忍，故其家属代诉，患者近 30 多年来间断出现左面颊发作性跳痛，发作时疼痛程度剧烈，难以忍受，不能进食、讲话，局部面颊不敢触碰，影响睡眠，曾就诊于外院，排除三叉神经痛诊断，但亦未能明确诊断。以往经常口服卡马西平片对症治疗，尚可缓解症状。近 4 天上述症状再次发作，因患者近五六年发现肾功能不全（肌酐 170μmol/ L，尿酸 440μmol/L），家属不敢再予服用卡马西平片。疼痛发作时患者难以忍受，纳呆，无口苦，口淡无味，大便 3 日未行，便质不干。患者家属担心虫类药有毒性对患者肾功能影响，故请求勿开处虫类药。望患者精神欠佳，面色黄白。时作痛苦面容，以手捂左侧面颊，不愿言语。舌淡红，苔黄厚，脉沉。根据脉症，此属风火上扰之面痛（非典型性面痛），治以疏

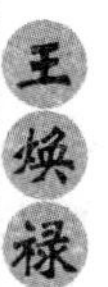

风清热泻火，处方：

荆芥10克　防风10克　川芎30克　白芷10克　细辛5克　大黄10克后下　生石膏30克先煎　积雪草40克　黄芩10克　蒲公英30克　炒枣仁30克　珍珠粉0.6克冲　7剂。

随访：5月14日电话追访，患者家属接听电话，诉患者服药2剂后疼痛即消，且服药期间大便非常通畅，上药服完后因挂号困难未再复诊。近日面部疼痛又有发作，晨起、傍晚作痛，但疼痛程度、持续时间、发作次数均较前减轻、减少。

按："面痛"即是指面部范围的疼痛，以眼、面颊部出现放射性、烧灼样抽掣疼痛为主症的疾病，呈发作性、短暂性、周期性发作，又称"面风痛""面颊痛"。《医学纲目》中就有对面痛症状的描述，如"鼻额间痛""连口唇颊车，发际皆痛，不能开口，虽言语饮食亦妨，在额与颊上常如糊，手触之则痛"。

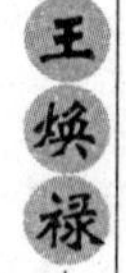

本案患者是以面痛为主要核心症状，按照中医理论的"不通则痛"理论分析，其最基本病机应为经络闭阻，气血郁滞。而引起面痛的病因无非是外感或内伤。盖头面部为一身阳经之会，居人体高位，足三阳经筋结合于頄（面颧部），手三阳经筋会于角（头角部）。若发病突然，病程时间短暂者，可从风寒、风热等外邪侵袭手足三阳之络考虑。风热之邪外感，失于清解，留滞经络，化火化燥，灼伤络脉，随之引起面痛。阳明胃脉经面颊，火邪盛于面颊，其痛必甚。由此可见，风热化火，是引起面痛的原因。风为阳邪，善行而数变，因此本病的疼痛为乍发乍止、举发不时。

本病案虽病史较长，但此次病证新发时间不长，病势急，疼痛剧，皆为风火作祟所致。风性数变，故病势来急，

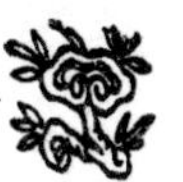

突然发作。火性炎上，灼伤脉络，疼痛较剧。火邪伤津，则可见便秘。因此，治疗时应以疏风清热泻火为法。方中荆芥、防风、川芎、白芷疏散风邪；细辛辛散止痛；生石膏、黄芩、蒲公英清热泻火；积雪草性寒，亦可助清热解毒之力，且现代药理研究其还有镇静之功；大黄泄热通便，使热从大便解；炒枣仁、珍珠粉助患者镇静安神、夜能安寐。患者服药 2 剂后疼痛即消，疗效明显。

虽然临床上可以遇到一些西医学尚未明确病因及发病机理的疑难病症，而且病名诊断也无法确定，但是运用中医理论，只要辨证准确，有效组方，仍然可以获得佳效，解决患者病痛。

（燕　莉）

燥病（湿热相结）

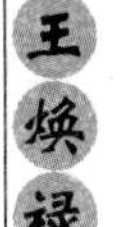

张某，女，61 岁。初诊节气：春分后 1 天。

初诊日期：2013 年 3 月 21 日。周身关节疼痛 10 余年，口干眼干 1 月余。患者周身关节疼痛 10 余年，先后就诊于协和医院、人民医院，诊断干燥综合征（抗 SSA 强阳性），抗核 IgG 型阳性，胞浆型 1∶80（＜1∶40），抗 Ro52 抗体强阳性，hsCRP（超敏 C－反应蛋白）7.56mg/L，ADA（腺苷脱氨酶）29.8U/L，ALT211IU/L，2012 年 8 月 14 日查 ESR（血沉）23mm/h，服甲泼尼龙每日 4mg（开始每日 12mg）。2013 年 1 月 6 日查 ESR25mm/h，IgA4.81U/L，hsCRP 8.45mg/L，ANA1 80 胞浆型。春节后又觉肩腿腰手关节疼痛，不肿，口眼鼻干，喜进食水分含量大的食物，但进食干食物尚不需用水送，纳眠可，二便正常，易汗出，盗汗、自汗，满月脸。舌胖，质淡红，薄黄苔，舌下脉络增粗，脉沉弦。此

属湿热相结之燥病。治以清热利湿，兼以益气养阴。处方：

茵陈30克　土茯苓30克　生薏苡仁30克　甘草6克　金银花30克　金雀根40克　灵芝10克　太子参20克　炒枣仁30克　耳环石斛10克　14剂。

二诊：2013年4月11日。药后关节疼痛无明显改善，仍口眼鼻干，视物模糊，眠可，仍自汗盗汗，高血压史十余年，血压120/66mmHg，满月脸，舌边齿痕，质淡红，舌体胖，薄黄苔，脉沉弦，左弦。守原处方加玉竹10克，麦冬10克，金雀根60克，7剂。

三诊：2013年4月25日。关节仍疼痛，仍口眼干，鼻干减轻，自汗盗汗，纳眠可，二便正常。满月脸。舌质略红，薄黄苔，舌体胖，脉沉滑有间歇。上方去麦冬，加五味子10克，山茱萸10克，7剂。

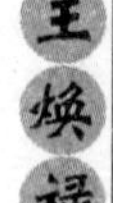

四诊：2013年5月16日。药后先觉目刺痒，4、5天后此症消失，现目干涩，口干鼻干已减，泪液质黏，近手指关节、膝关节疼痛、肿胀感，纳可，二便调，睡眠较前好转。2013年5月3日协和医院查hsCRP5.79mg/L升高，ESR18mm/h，血常规LYM%（淋巴细胞百分比）45.6%升高，NEUT%（中性粒细胞百分比）45.7%降低。舌质略红，薄白苔，脉沉弦滑，偶结代。查：满月脸。证治同前，处方：

茵陈30克　土茯苓30克　生薏苡仁30克　生甘草10克　金银花30克　金雀根60克　灵芝10克　太子参10克　山茱萸10克　五味子10克　炒枣仁30克　白蒺藜20克　7剂。

五诊：2013年5月30日。近1周出现双膝关节以下发沉、发木、发胀不适，伴发凉，无下肢疼痛。双手亦发胀。

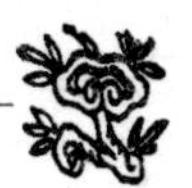

口干、鼻干、目干较前减轻。纳可，二便正常，睡眠改善。双下肢轻度浮肿。舌质淡红，薄黄苔，脉弦滑结代。血压110/60mmHg。5月16日方去白蒺藜、五味子、山茱萸，加猪苓15克，防己10克，桑寄生20克，杜仲炭10克，7剂。

六诊：2013年6月13日。药后手指关节疼痛减轻，仍有手胀，口干眼干减轻，纳可，二便调。近2日出现流清涕，喷嚏，无发热、咽痛、咳嗽。舌质淡红，薄黄苔，脉沉弦滑。5月30日方加乌梢蛇10克，土鳖虫6克，水蛭6克，14剂水煎服。

七诊：2013年6月27日。近期病情平稳，口中津液增加，鼻黏膜亦有分泌物，有清涕流出，纳便可，进食后脘胀不适。满月脸。舌质淡红，薄黄苔，脉弦滑。血压：124/60mmHg。6月13日方去灵芝、炒枣仁、猪苓、防己、桑寄生、杜仲炭、乌梢蛇、土鳖虫，加清半夏10克，砂仁6克善后，14剂水煎服。后随访病情稳定。

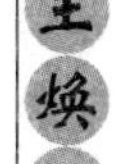

按："干燥综合征"是一种侵犯外分泌腺体尤以唾液腺和泪腺为主的慢性自身免疫病，故又被称为自身免疫性外分泌腺体病。特点为泪腺和唾液腺分泌减少，形成干燥性角膜炎和口腔干燥。它可同时累及其他器官造成多种多样的临床表现。除泪腺的外分泌腺外，还可累及内脏的外分泌腺，如肾、肝、肺、胃、胰腺、甲状腺及非外分泌腺组织，如血液、关节等。在受累的器官中可见到大量淋巴细胞的浸润，血清中也可以出现多种多样的自身抗体，以抗SSA（Ro）和SSB（La）的抗体的阳性率最高。

干燥综合征以往多从阴虚、燥邪立论，经过多年临床实践，认为干燥综合征是湿热所致，湿热蕴结，久而伤阴，呈现燥象。故本病的病机，湿热内蕴是其本，外呈燥象是其

标，治疗上以清热利湿、清热解毒为主，酌加益气养阴药物。本案患者已明确诊断为干燥综合征，目前应用激素，症状除口干、眼干外，尚有关节症状，易汗出，脉结代提示心气虚，以茵陈、土茯苓、生薏苡仁、金银花、金雀根清热利湿解毒，灵芝、太子参、石斛益气养阴，2周后口干眼干症状减轻，但汗出症状改善不明显，故去麦冬，加养阴固涩止汗之山茱萸、五味子，后出现下肢沉木凉后，又加猪苓、防己、桑寄生、杜仲炭补肝肾利湿，至六诊口干眼干及关节症状均减轻，因考虑久病入络，且患者有舌下脉络增粗的表现，故加土鳖虫、水蛭以通络化瘀继续治疗。七诊更见口中津生，鼻腔濡润而有清涕分泌，说明经过治疗出现干燥症状缓解，津液回复之象。七诊近3个月的治疗，效果较为明显，说明清热利湿解毒兼以扶正的治疗思路是行之有效的。

（王洪蓓）

狐蜮（湿热毒蕴）

汪某，女，34岁。初诊节气：冬至后2天。

初诊日期：2012年12月23日。反复发作口腔溃疡2年，外阴、阴道溃疡、肿痛半年。患者2年前开始出现反复发作口腔溃疡，近半年外阴、阴道溃疡、生疖肿疼痛，北京医院诊为“白塞病”，予激素联合秋水仙碱治疗，症状时轻时重，近1年未服药。现午后低热，体温37.5℃，乏力欲卧，阴道近尿道口处生肿物，小便时疼痛，经前明显。近三四个月月经每月提前1周，量色尚可。纳眠可，大便经前偏干。唇暗。舌略胖齿痕，薄黄苔，质淡红，伸舌颤，脉弦滑。根据脉症，此属湿热毒蕴、肝脾肾不足之狐惑病。治以

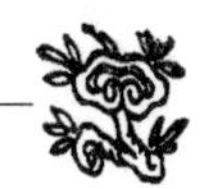

清热利湿解毒为主，辅以调补肝脾肾。处方：

茵陈30克　土茯苓30克　生薏苡仁30克　甘草6克　金银花20克　黄芩10克　金雀根40克　白鲜皮30克　熟地黄10克　生石膏20克先煎　黄连10克　虎杖10克　7剂。配合服用雷公藤多苷20毫克，日2次，与汤药同服。

上方进退至2013年6月16日，口疮未发，阴部未肿，未发热，带下已正常，精神转佳。夜间遗尿减少，下颏偶发痤疮。末次月经6月14日，提前半个月，量少。舌胖齿痕，薄黄苔，质淡红，脉沉。证治同前，处方：

茵陈30克　土茯苓30克　生薏苡仁30克　甘草10克　紫河车粉3克冲　急性子10克　金雀根80克　虎杖15克　黄柏6克　益智仁10克　覆盆子10克　桑螵蛸10克　当归10克　泽兰20克　蒲公英30克　知母10克　14剂。配合雷公藤多苷片20毫克，日2次。

上方加减进退至2013年9月29日，口腔溃疡、阴部肿痛均未发作，臀部疖肿已愈，月经仍未至，自觉阴道内干涩走路不适感，无带下。精神气色转佳。近日下颏部新发痤疮。药后小腿已不肿。舌质略红，薄黄苔，脉弦。守前方去苍术，加泽兰30克，当归20克，14剂。雷公藤多苷片减至10毫克，日2次。

2014年3月9日。月经2014年1月27日至，经期5天，仅为淡血水，无不适感。末次月经3月4日，色转正常，量增，无不适感。停用雷公藤已2月。未发口疮及会阴部肿痛，已无憋尿困难，但小便细、无力，排尿时间长，无腰酸、腰痛，无明显寒热喜恶。经前下颏部生小疱。手足心热减。舌质略红，苔薄黄，脉弦滑右显。证治同前，处方：

茵陈30克　土茯苓30克　生薏苡仁30克　甘草10克

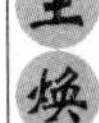

虎杖15克　金雀根60克　肿节风40克　泽兰30克　当归20克　覆盆子10克　桑螵蛸10克　石韦20克　党参10克　枸杞10克　生地黄20克　制首乌15克　14剂。停药3个月追访，一切正常。

按："白塞病"是一种全身性、慢性、血管炎性疾病。临床上以口腔溃疡、生殖器溃疡、眼炎及皮肤损害为突出表现，又称为口－眼－生殖器综合征（贝赫切特综合征）。该病常累及神经系统、消化道、肺、肾以及附睾等器官，病情呈反复发作和缓解的交替过程。本病病因至今不明，与感染因素、遗传因素以及免疫异常等有关。西医主要采用对症、激素和免疫抑制剂治疗。

白塞病属于中医"狐惑"范畴。多因感受湿热毒邪，或脾虚湿浊内聚，蕴久化热，或热病后期，余邪未尽，伤阴耗津，湿热毒邪蕴结于脏腑，循经络上攻于口、眼，下注于外阴，发为本病。本案患者有反复发作口腔溃疡的病史，伴有外阴、阴道溃疡、肿痛，经前明显，治疗过程中有明显的带下量多色黄，平素疲乏欲卧等，说明患者一方面肝脾湿热蕴积，热毒偏盛，另一方面有肝脾肾虚损的存在。白塞病急性期多从湿热论治，以肝脾湿热为主，日久也会虚损，或肝肾不足，或脾肾两虚。患者接诊时应属虚实夹杂，清利湿热、清热解毒为主，兼补肝脾肾。清利湿热以茵土米甘汤为主，热毒盛加金银花、黄芩、石膏、黄连、虎杖清热解毒，清热解毒可以改善免疫系统。本病为免疫失调，治疗上以抑制免疫为主，金雀根、雷公藤、土茯苓、虎杖等药的使用都有免疫调节的功能。金雀根，又名土黄芪，是具有健脾益气作用的免疫抑制中药，毒副作用很小，临床应用需较大剂量，一般从每日30克开始，最多可用到80克。治疗过程中

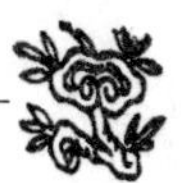

患者出现月经量少，多为雷公藤的副作用，停药后可恢复。

（王洪蓓　肖　怡）

跗肿（湿邪阻络）

吴某，男，80岁。初诊节气：大暑。

首诊日期：2009年7月30日。双侧足踝肿胀2个月。近2月无明显诱因双侧足背及踝周肿胀，按之凹陷如泥，午后及傍晚肿胀较甚，平常鞋子无法穿入，伴双腿沉重，不能胜任稍长路程，有时双踝肿甚则感到局部麻木不仁。素食纳佳，睡眠尚可，夜尿1～2次，大便通畅。舌质淡红，苔白腻，脉弦滑。有高血压、糖尿病、高脂血症等慢性病史。根据脉症，此属湿邪阻络之跗肿。治以利湿通络消肿，处方：

生薏仁30克　苍术10克　川牛膝10克　川黄柏6克　土茯苓15克　生白术20克　防己15克　木瓜15克　蕲蛇10克　香加皮8克　砂仁10克　7剂，头煎、二煎内服，三煎泡脚。

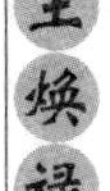

二诊：2009年8月6日。药用7剂，双足背及踝肿胀稍好转，舌质淡红，苔薄白，脉弦。守上方加泽泻30克，草决明20克，7剂，用法同前。

三诊：2009年8月13日。药用7剂，午后及傍晚双侧足踝仍轻度凹肿，夜间小便频，2～3次，大便正常，舌质绛，脉弦滑。初诊处方加三七粉3克冲，丹参30克，7剂，用法同前。

四诊：2009年8月20日。经1月治疗，双侧足踝肿胀明显缓解，可胜任平素体力活动，近日大便溏，日内2～3次，无腹痛，舌质绛，苔薄黄，脉弦滑。处方：

生薏仁30克　苍术10克　川牛膝10克　川黄柏6

克　土茯苓20克　泽泻20克　蕲蛇10克　山药15克　莲子肉15克　三七粉3克[冲]　丹参30克　川黄连8克　西红花1克[冲]　7剂，头煎、二煎内服，三煎泡脚。

五诊：2009年8月27日，药用7剂，双侧足踝基本不肿，大便转实，舌质稍绛，苔薄黄，脉弦滑。守上处方去西红花，加枸杞10克，土鳖虫8克，14剂，用法同前。

守上方加减进退调理至2009年10月停药。停药半年后追访，跗肿未作。

按："跗肿"乃古病名，"跗"与"趺"同义，即足背，跗肿乃指足背肿。《素问·气交变大论》曰："岁水不及，湿乃大行……民病腹满身重……脚下痛，甚则跗肿。"

此患者以双侧足背及踝部肿胀按之如泥为主诉，没有更多伴随症，符合跗肿诊断。此病乃湿邪为患，故立利湿通络消肿大法。初诊以四妙丸为主方，加土茯苓、生白术利湿；防己利湿宜消下肢水肿；木瓜去湿舒筋善治脚气水肿；蕲蛇善走，截风通络以助去湿，并载诸药以达病所；香加皮利水消肿，强筋健骨，扶正以助驱邪；砂仁醒脾调胃，以助药力。内服加外洗用药7剂获效，足背及踝部浮肿开始消退。药用14剂，三诊加入化瘀养血之三七粉、丹参，活血以助利湿，正所谓"血不利则为水"。治疗1月有半，足背足踝浮肿基本消退，原方加补肝肾之枸杞，散瘀消癥之土鳖虫。守方加减进退又调理2月，跗肿痊愈。停药半年追访，跗肿未作。

（黄　莉）

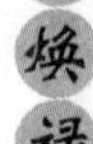

流火（热毒蕴结）

王某，男，83岁。初诊节气：立冬前6天。

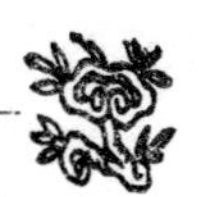

初诊日期：2012年11月1日。右小腿红肿1个月。患者“十一”期间无明显诱因发现右小腿红肿，伴发热，就诊于外科诊断为“下肢丹毒”，予静点抗生素治疗10天。目前全身发热已退，局部病变程度较前有所减轻，但仍有红肿热胀感，伴右足面肿胀。半个月前右小腿背侧及内侧面出现细小皮下出血点伴瘙痒，纳食可，大便通过既往结肠手术部位时仍有不适，但可每日一行。以往心律失常、结肠癌术后病史。查见患者右小腿外侧红斑稍高于皮肤表面，皮肤表面紧张光亮，边界清楚，压之退色，放手即恢复，局部皮肤灼热，右足面肿胀，右小腿后面及内侧面可见细小皮下出血点。舌质红绛，前部少苔根部黄苔，脉弦结代。根据脉症，此属热毒蕴结之流火，治以清热解毒消肿，处方：

龙胆草10克　炒栀子10克　黄芩10克　生地黄15克　金银花30克　蒲公英30克　生大黄10克　连翘15克　枳实10克　浙贝母10克　川贝粉4克冲　白芍20克　白鲜皮30克　14剂。芒硝500克，患处外敷使用。

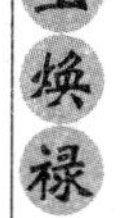

二诊：2012年11月15日。服药后右下肢患处皮肤红、肿、热、胀减轻，足踝、足背肿胀亦减轻，皮肤瘙痒，双腿均作，大便通过手术部位时仍有不适感，纳眠可，夜间口干。舌红绛，舌下脉络网络化，苔薄黄，脉弦滑欠从容，有间歇。证治同前，守11月1日方加姜黄10克，延胡索10克，再进21剂，水煎服，日2次，仍用芒硝外敷患处。

三诊：2012年12月13日。服药后下肢红肿基本消失，局部遗留色素沉着。大便前仍有通过手术部位时不适感，平时手术部位亦不适，大便日一行，偏稀才能排下，纳可，睡眠尚可，畏冷，夜间口干需饮水。舌质绛，薄黄少苔，脉弦滑欠从容。证属痰瘀互结，腑气失调，治以化痰活血，调和

腑气，方药为：

昆布15克　海藻15克　三棱10克　莪术10克　鳖甲20克先煎　威灵仙20克　白芍20克　枳实10克　浙贝母10克　川贝粉4克冲　厚朴10克　蒲公英30克　生大黄10克　14剂。

随访：2012年12月27日患者来诊诉服药后右下肢丹毒痊愈，后续转为继续调理结肠癌术后所致大便前手术部位不适之治疗。

按："流火"，是中医对发于下肢丹毒的命名。所谓"丹毒"，是以患部突然皮肤鲜红成片，色如涂丹，灼热肿胀，迅速蔓延为主要表现的急性感染性疾病。相当于西医的急性网状淋巴管炎。西医学认为，此病的发生与感染A组β溶血性链球菌有关，因此认为本病的发生多由局部皮肤破损、感染而诱发。

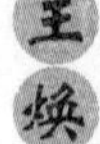
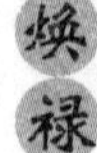

《素问·至真要大论》中的"病机十九条"指出："诸病胕肿，疼酸惊骇，皆属于火。"其描述的症状表现与下肢丹毒的症状即为相似，可见古人认为此种疾病的病机首要在"火"字。本患者发病，无外伤病史，从中医角度来看更是与"火"相关。因为热多属外感，如风热、暑热、温热之类病邪。而火则常自内而生，多与脏腑阴阳气血失调所致，火热内生，热炽则痛，李中梓云："热轻则痒，热重则痛。"火性燔灼，故患者出现发热，病变局部表现为焮红灼热。

治疗时，方选龙胆泻肝汤加味，旨在清热解毒，助前药清热之力，亦为中医外科常用药物。生地黄、白芍养阴和血，以免火热之邪耗伤阴津，生地黄亦有清热凉血之效。浙贝母、川贝母有散结之功，以助病变局部气血郁结得以消散。生大黄，清热泻火，活血化瘀，亦为外科尚可常用药

物；又因为患者既往结肠癌术后致排便不畅，本药合枳实亦可行气通腑。如此服药1月则热毒清，红肿消，疼痛止。后原病变部位遗留色素沉着，予昆布、海藻、三棱、莪术行气散结，鳖甲软坚散结以助病变局部之余邪消散。另外，在本患者下肢红肿之时，予其使用芒硝局部外敷治疗，促进患者局部肿痛的减轻。芒硝，性寒，外敷有消炎去肿之效。

（燕　莉）

阳痿（肾虚）

刘某，男，57岁。初诊节气：小满后第11天。

初诊日期：2013年6月1日。阴囊潮湿、房事早泄、阳痿2年。患者2~3年前体检时发现前列腺增生，但患者无小便不适症状。近1年来开始出现排尿无力，尿等待，小腹坠胀，无尿频、尿急、尿痛，平素畏冷，性功能下降。否认前列腺炎、前列腺增生病史。舌体胖，舌边无齿痕，舌质暗，苔白腻，脉弦。根据脉症，此属肾阳不足之阳痿，治以补肾壮阳，处方：

红参粉3克冲　超微河车粉3克冲　鹿茸粉1克冲　白芍20克　蜈蚣3条　雄蚕蛾6克　淫羊藿20克　巴戟天10克　炒枣仁20克　知母10克　炙甘草10克　14剂。

二诊：2013年6月15日。患者服药后腰酸痛减，睡眠较前有所好转，起夜1次/夜，仍阴囊潮湿，纳食一般，有时欠佳，近日大便偏稀。舌体胖，舌质淡红，苔黄，脉弦滑。证治同前，守6月1日方，减白芍为15克，淫羊藿为10克，去巴戟天、知母、炙甘草，加炒枣仁为30克，生龙骨40克，远志10克，白术10克，陈皮10克，韭菜子10克，清半夏10克，14剂水煎服，日2次。

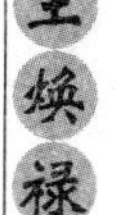

三诊：2013年7月6日。服药后仍阴囊潮湿，睡眠欠佳，仍多梦，口干。其妻子诉患者之性功能有所好转。舌体胖，苔黄，脉弦滑。证治同前，守6月15日方去生龙骨、远志、陈皮，加熟地黄20克，茯苓10克，知母10克，14剂水煎服，日2次。

四诊：2013年7月20日。服药后性功能恢复正常，腰酸症状消失，阴囊潮湿减轻，余尚可。患者觉症状已明显改善，因天气炎热，请开处丸药方以便后续坚持治疗。舌淡红，苔黄白，脉弦滑。证治同前，守7月6日方减白芍为10克，去炒枣仁、熟地黄、茯苓、白术、清半夏、知母，加淫羊藿为20克，巴戟天10克，菟丝子20克，山茱萸10克，桑寄生30克，砂仁6克，陈皮10克，14剂水煎服日2次。

另医嘱患者配伍丸药方，待汤药服用完毕后，服用丸药后续调理。丸药方如下：

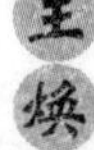

红参粉30克　紫河车粉30克　鹿茸粉10克　冬虫夏草粉5克　菟丝子100克　淫羊藿100克　巴戟天100克　桑寄生100克　熟地黄100克　山茱萸100克　韭菜子100克　蜈蚣40条　雄蚕蛾60克　白芍100克　山药100克

上药共研细末，水泛为丸如绿豆大，每服5克，日2次。

按："阳痿"是指青壮年男子，由于虚损、惊恐、湿热等原因，致使宗筋失养而弛纵，引起阴茎痿弱不起，临房举而不坚，或坚而不能持久的一种病证。《素问》《灵枢》有记载称此病为"阴痿""阴器不用"；《素问·痿论》篇中则称之为"筋痿"，云："思想无穷，所愿不得，意淫于外，入房太甚，宗筋弛纵，发为筋痿。"本病的发生多与肾虚、命门火衰有关。

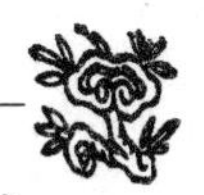

本病案患者年过半百，肾精亏耗，导致阳事不举，筋痿不用，出现阳痿之证，且由于肾虚，气化功能失调，腰府失养，见阴囊潮湿、腰酸乏力。方药选取河车粉、鹿茸粉两种动物类药，取其血肉有情之品善补肾精的特点，填精补肾；红参粉、淫羊藿、巴戟天补气温阳，以壮肾阳。由于肝脉扰阴器循行，故筋痿不用与宗筋关系密切，即与肝有关，故选用白芍养血柔肝，蜈蚣搜风通络，二药相配缓解宗筋迟缓之虞。蚕蛾、炒枣仁为对症用药。知母，调和全方药性，避免温补药过多伤阴助火。治疗期间，患者曾出现大便溏稀，故方药调整时减少滋阴柔肝之白芍用量，去知母苦寒清热药，加健脾和胃之白术、陈皮、清半夏，且白芍、白术、陈皮相配，有痛泻药方之意。

治疗时还要注意，虽然患者为阳痿，但要辨证确实为纯虚之候方可采用此种方法治疗。若伴见尿后白浊，考虑可能有前列腺的情况，即中医所说下焦湿浊，此时下焦有邪实不宜温补治疗，以免犯“实实”之误。

（燕　莉）

癃闭（肝肾两虚）

徐某，男，62岁。初诊节气：小寒。

初诊日期：2013年1月5日。排尿无力、尿等待1年。患者2~3年前体检时发现前列腺增生，但患者无小便不适症状。近1年来开始出现排尿无力，尿等待，小腹坠胀，无尿频、尿急、尿痛，平素畏冷，性功能下降。患者体型消瘦，面色少华，舌淡红，苔薄白，舌下脉络增粗，脉弦。根据脉症，此属肝肾两虚、瘀阻之癃闭，治以补益肝肾、化瘀通淋，处方：

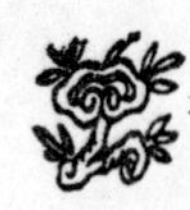

生黄芪15克　三棱10克　莪术10克　淫羊藿10克　巴戟天10克　红花6克　橘叶10克　王不留行30克　鹿角片10克先煎　炙甘草10克　三七粉3克冲　14剂。

二诊：2013年5月4日。服药后小便情况好转，近期停药。仍有小便无力，余沥不尽，腰酸、乏力，纳可，大便调。平素畏冷。本次就诊未携带初诊处方。舌体略大，质略暗，苔薄白，脉沉细。根据其脉症，辨证同前，处方：

红参粉3克冲　鹿茸粉1克冲　橘叶10克　王不留行20克　三棱10克　莪术10克　丹参20克　红花6克　熟地黄20克　山茱萸10克　草河车10克　14剂。

2014年6月7日因他病再次就诊，追问患者去年前列腺增生治疗情况，诉服药后觉小便情况好转，遂服药2月，症状消失停药，至今小便不适症状均未见反复。

按："前列腺增生"是男性老年人常见疾病之一，50岁以上男性常见。前列腺增生症的病因仍不十分明了。概括地说，老年男性体内性激素，包括雄性激素和雌性激素代谢失衡是导致前列腺良性增生的病因。但具体环节和机制，虽经多年基础和临床研究，目前仍不十分明确。由于前列腺增生的主要见症有小便淋漓不畅或淋漓不尽，属于中医的"癃闭"范畴。

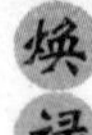

中医学认为，癃闭是由于肾和膀胱气化失司导致的以排尿困难，小便点滴而出，甚则闭塞不通为主要临床特征的一种病证。《素问·奇病论》篇："有癃者，一日数十溲，此不足也。"可以说这种水液气化不利与人体的肺、脾、肾、三焦、肝功能失调均有关，但对于老年男性出现的排尿困难、小便点滴而出或尿频（相当于西医学的前列腺增生）的证候，中医认为还是与肾气的充盛与否关系更为密切。年

老体弱或久病体虚，肾中元气亏虚，肾阳不足，命门火衰，气不化水，正所谓“无阳则阴无以化”，而致尿不得出；或因下焦炽热，日久不愈，耗损津液，以致肾阴亏虚，水府枯竭，无阴则阳无以化，而成癃闭。

《素问·上古天真论》有云：“丈夫八岁，肾气实，发长齿更。二八，肾气盛，天癸至，精气溢泻，阴阳和，故能有子。三八，肾气平均，筋骨劲强，故真牙生而长极。四八，筋骨隆盛，肌肉满壮。五八，肾气衰，发堕齿槁。六八，阳气衰竭于上，面焦，发鬓颁白。七八，肝气衰，筋不能动，天癸竭，精少，肾脏衰，形体皆极。八八天癸竭，精少，肾脏衰，形体皆极。则齿发去。”此患者年龄62岁，已过七八之龄，肾中精气已亏，肾之气化功能减弱，出现排尿无力、尿等待、畏冷、性功能下降等肾虚损之候。因此，对于治疗前列腺增生首先要温补肾气。处方时多选用红参粉、鹿茸粉，或生黄芪、鹿角片、淫羊藿、巴戟天之类温补肾气，少佐熟地黄、山茱萸等滋补肾阴药，为“阴中求阳”之意，助补益肾气。另外，瘀阻是该病的另一重要病理机制。中医理论认为“久病必瘀”“久病入络”，癃闭之证非短期而成，疾病缓慢形成、发展，瘀阻之病机不可忽视，故治疗时佐以化瘀散结之品，如三棱、莪术、红花、三七、王不留行。

需要注意的是，老年男性的前列腺增生，其病机仍以虚损为主，兼有瘀阻之机，治疗时应补肾为主，辅以化瘀通淋之法，切忌过用化瘀治法而加重病情。

（燕　莉）

石淋（下焦湿热）

胡某，女，49岁。初诊节气：小雪后5天。

初诊日期：2013年11月27日。间断腰痛1月。患者1月前出现左腰痛，疼痛放射至下肢，当时协和医院急诊就诊，对症予止痛药治疗，疼痛缓解，3天后腰痛又发，协和医院CT检查示输尿管结石，后又于肿瘤医院CT检查示左输尿管中上1/3交界处0.4cm×0.4cm×0.8cm结石，后于11月25日复查输尿管下段走行区0.2cm新钙化灶。小便尚可，纳可，大便黏，易头痛，无鼻部症状。2008年发现硬皮病（化验检查支持），皮肤无明显改变，右中指雷诺征，局部变色发白发木，身冷时易发。查体：腰部轻度叩击痛。舌质暗，薄黄腻苔，舌下脉根部粗树枝状，脉沉。此属下焦湿热之石淋。治以清热利湿，通淋排石。处方：

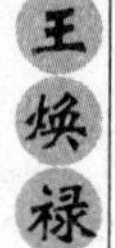

金钱草40克　冬葵子20克　鱼枕骨30克先煎　石韦15克　萹蓄20克　滑石块20克　生大黄10克后下　甘草10克　厚朴10克　枳实10克　乌药10克　白芍15克　砂仁6克后7剂。嘱：药后快走以利结石排出。

后患者于12月11日电话告知结石已经排出（CT检查显示），腰痛基本消失。

按："泌尿系结石"为临床常见病之一，其发病机理多责之于过食肥甘厚腻，酿湿化热，下注膀胱，湿热蕴久，煎熬水液稠浊成石。石成则阻碍膀胱气化，气滞则血行不畅，不通则痛。治则为清热利湿，通淋止痛排石。本案患者急性起病，以左腰痛放射至下肢为主诉，结合CT检查，诊断石淋无疑。结合舌苔薄黄腻，大便黏及舌暗、舌下脉络增粗等表现，病机属湿热蕴结兼有瘀阻，采用其经验方韦蓄石甘汤

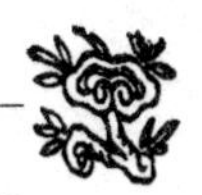

加味治疗，其中石韦清热通淋，萹蓄利尿通淋，善清膀胱湿热，滑石清热利湿通淋，甘草泻火解毒，与白芍同用解痉止痛，加金钱草甘咸微寒，清利湿热通淋，冬葵子甘寒滑利，利水通淋。鱼枕骨，又名鱼脑石，为石首鱼科动物大黄鱼或小黄鱼头骨中的耳石，性味咸平，具有化石、通淋作用，治石淋，小便不利。《日华子本草》中有“取（鱼）脑中枕烧为末，饮下治石淋”的记载。由于石淋的病机中有石阻气滞的病机，故用小承气汤加乌药行气开郁破滞，着眼于通，气行则津液行，津液行则易于推动砂石，使不通者为通。静者变为动，塞者变为畅，使砂石易于排出，配合诸药共奏清热利湿、利尿通淋、行气涤石之功。清代医家尤在泾就曾提倡治疗石淋“须开郁行气”。现代研究表明，金钱草能间接增强输尿管的蠕动，大黄能直接促进输尿管蠕动，枳实能解除平滑肌痉挛。因方中寒凉药众多，故加一味砂仁以顾胃气。

泌尿系结石需根据结石的大小、部位以及是否有梗阻、合并感染等治疗有所不同。一般结石 <0.8cm，无明显梗阻症状的可中医保守治疗。本案患者属于适合中医治疗之列。

（王洪蓓）

水疝（痰瘀阻络）

王某，男，58 岁。初诊节气：惊蛰。

初诊日期：2011 年 3 月 7 日。阴囊无痛性肿大半年余。半年前无明显原因阴囊微肿，因无明显痛感，未予重视，1 月内渐肿大如拳，超声提示：睾丸鞘膜积液。曾在某中医院服中药治疗 5 个月，肿大之阴囊无明显改善，遂来门诊求治。自述除阴囊肿大，无其他不适，二便通畅。来诊见：中

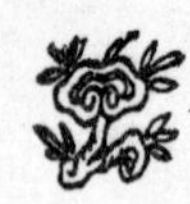

年男性，形体偏瘦，双侧阴囊肿大，大小 1cm × 8cm × 5cm，皮色光亮紫暗，不热无触痛，触之囊性感，舌胖齿痕，舌质淡暗，舌苔薄黄，脉弦滑。根据脉症，此属痰瘀阻络之水疝。治以化瘀消痰，散结通络。处方：

三棱 10 克　莪术 10 克　三七粉 6 克冲　浙贝母 10 克　川贝粉 4 克冲　黑丑 10 克　白丑 10 克　泽泻 20 克　茯苓 20 克　荔枝核 10 克　橘核 10 克　蒲公英 30 克　金银花 30 克　生薏苡仁 30 克　14 剂。

二诊：2011 年 3 月 21 日。药进 14 剂，无明显不适，阴囊肿大无改善，舌脉同前，原处方加草河车 15 克，夏枯草 20 克，21 剂。

三诊：2011 年 4 月 18 日。药进 35 剂，阴囊肿大无明显改善，舌质淡红，舌苔薄黄稍腻，脉弦滑，初诊处方去荔枝核、橘核，加海藻 15 克，昆布 15 克，猪苓 15 克，14 剂。

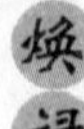

四诊：2011 年 5 月 9 日。阴囊肿大较前缩小，质地较前软，纳食、睡眠、二便无异常，舌脉同前，初诊处方去三七粉、茯苓、橘核、蒲公英、金银花，荔枝核加量至 15 克，加草河车 15 克，夏枯草 20 克，车前子 30 克，猪苓 15 克，14 剂。

守上方加减进退，选用药物虻虫、乌药、山慈菇、炙鳖甲、生牡蛎，阴囊肿大逐渐缩小，至 8 月 14 日，晨起发现阴囊肿大豁然而消，一切如常。

按：“水疝”属中医病名，首见于《儒门事亲》“水疝……囊肿而状如水晶”，表现为阴囊一侧或双侧肿大如囊状，睾丸不可触及，不红不痛，相当于西医之睾丸鞘膜积液、精索鞘膜积液。中医认为，其病因病机为寒湿凝聚或湿热下注。此患者中年男性，无外伤史而阴囊肿大如拳半年

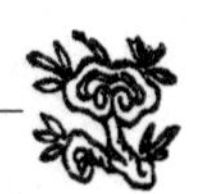

余，来诊时纳食、睡眠、二便无异常，舌胖齿痕，舌质淡暗，舌苔薄黄，脉弦滑，病证结合辨属痰瘀阻络，予化瘀消痰，散结通络。治疗3个月肿大阴囊开始缩小，又加用虻虫、乌药，加强通络、温化之力，后期加用鳖甲护阴，生牡蛎敛阴、化痰、软坚，如是治疗半年，阴囊肿大彻底消失，疾病痊愈。

临床辨证应病证结合，尤在证候不明显时，更应注意辨病辨证相结合。此患者无外伤史，来诊时除阴囊肿大并无其他不适。西医认为，此病为鞘膜浆膜液分泌增加，精索内静脉和淋巴系统吸收减少，分泌与吸收失去平衡所致，原因考虑炎症、肿瘤或丝虫病感染；中医则认为水疝之病为肾络不通，水液积聚阴囊所致；结合中西医病因病机，辨证属瘀血阻络，痰湿凝聚，立化瘀消痰，散结通络治法，依法治疗半年收全效而愈。中医有痞坚之内必有伏热之说，治疗除应用化瘀消痰利湿散结之品，尚应辅用清热解毒抗炎散结中药，如夏枯草、草河车、金银花、蒲公英等，以利于痞坚之消散。

（黄　莉）

血小板减少症（脾虚毒蕴血证）

纪某，男，42岁。初诊节气：惊蛰。

初诊日期：2003年3月10日。血小板减少3年。2000年5月28日因“右下肺炎”就诊人民医院急诊科，查血常规 PLT $49\times10^9/L$，经该院退热、消炎对症治疗1周，肺炎痊愈，复查 PLT $37\times10^9/L$，遂诊断为“血小板减少症”。6月16日骨髓穿刺检查结果：骨髓增生活跃，血小板少。血

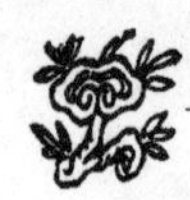

小板抗体检查 PA－IgG70 ng/10^7 血小板（正常值 70 ng/10^7 血小板）。再次复查 PLT 64 $\times 10^9$/L。此前曾因感冒发烧多次检查血常规，未发现血小板减少。此后多次复查血小板均低，波动在（30～50）$\times 10^9$/L，未做针对性治疗。自述平时仅有神疲体倦之感，食欲不振，无出血倾向，大便秘结。舌质淡，苔薄，脉弦细。根据脉症，此属脾虚毒蕴之血小板减少症。治以补脾生血，凉血解毒。处方：

生黄芪 40 克　党参 10 克　醋龟甲 10 克[先煎]　水牛角片 20 克[先煎]　青黛 6 克[包]　紫草 10 克　酒川军 10 克　大枣 5 枚　14 剂。

二诊：2003 年 3 月 24 日。药进 7 剂，药进 14 剂，无明显不适，大便仍秘，舌质淡，苔薄，脉细，处方：

生黄芪 30 克　生白术 15 克　阿胶 10 克[烊兑]　水牛角片 20 克[先煎]　牡蛎 30 克[先煎]　青黛 6 克[包]　紫草 10 克　大枣 5 枚　酒川军 10 克　黑芝麻 15 克　14 剂。

三诊：2003 年 4 月 7 日。药后大便秘结稍缓解，舌淡红，苔薄白，脉细，原处方生黄芪加至 40 克，生白术加至 30 克，黑芝麻加至 20 克，酒川军减至 6 克，另加补骨脂 15 克，火麻仁 20 克，14 剂。

四诊：2003 年 4 月 21 日。经过 42 天治疗，患者神疲体倦改善，食欲好转，大便仍秘结，舌质淡红，苔薄白，脉平，处方：

生黄芪 40 克　生白术 30 克　阿胶 10 克[烊兑]　水牛角片 20 克[先煎]　青黛 6 克[包]　紫草 10 克　酒川军 10 克　黑芝麻 15 克　补骨脂 15 克　火麻仁 20 克　30 剂。

五诊：2003 年 7 月 14 日。守上方加减调理 2 月余，患者精神好，饮食正常，二便通畅。复查 PLT 79 $\times 10^9$/L，舌

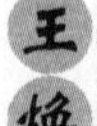
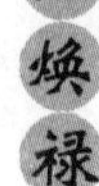

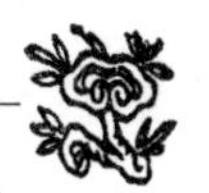

淡红，苔薄白，脉平。继续按上方加减调理2月，复查血常规 PLT $119\times10^9/L$。停药3个月，复查血小板在正常范围。

按：血小板减少症临床可见，有原发性和继发性的不同，多数患者伴有出血征象，表现为皮肤瘀斑、瘀点，中医治疗多以解毒凉血化瘀为主。

此患者以血小板减少为主诉求诊，起病缘于3年前一次外感发热，一直无皮肤瘀斑、牙龈渗血等出血倾向，仅平时神疲体倦，食欲不振，大便秘结，舌质淡，苔薄，脉弦细。根据患者起病情况、目前症状、舌脉以及中医有关气血化生的理论，辨证其病位在血分，由脾虚气血乏源，血虚毒邪内侵，进一步耗伤血液，导致血小板减少，发为本病，但尚未达到迫血妄行程度，所以证属虚实夹杂、本虚标实，以脾虚毒蕴为主，治疗立补脾生血、凉血解毒大法。方中生黄芪、党参、白术等健脾益气生血；补骨脂、龟甲、黑芝麻暖肾益精，益火补土，通过补先天来补后天；水牛角、青黛、紫草、酒川军、阿胶均入血分，解毒凉血，化瘀生新，使毒邪化，新血生，即所谓“瘀血不去新血不生”。谨守病机，加减进退调理半年，患者神疲体倦改善，食欲好转，血小板恢复至 $119\times10^9/L$。

（黄　莉）

甲状腺功能亢进症（阴虚火旺）

许某，女，23岁。初诊节气：处暑后4天。

初诊日期：2011年8月21日。甲状腺功能亢进症（简称甲亢）1月余。患者1月前在协和医院诊断为甲亢，服用“赛治”治疗后出现肝功能异常，故停药前来就诊。现症见：心悸，汗出，食多，易饥饿，消瘦，身热，乏力，口干

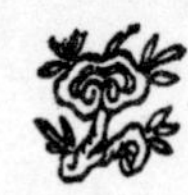

口渴，下肢肿胀，情绪容易激动，大便干，眠差，眼球微突出，月经周期 15 天，行经 7 天，量多，有血块。舌暗苔薄黄，舌面有瘀斑、红蕾，脉数。检查：B 超示甲状腺弥漫性病变，桥本氏甲状腺炎；甲状腺功能 T_3（血清三碘甲状腺素）455.37nmol/L，T_4（甲状腺素）167.91nmol/L，FT_3（游离三碘甲状腺原氨酸）17.03 nmol/L，FT_4（游离甲状腺素）5.28 nmol/L，TSH（促甲状腺素）0.00；肝功能 ALT248U/L，AST148U/L。心率 120 次/分。根据脉症，此属阴虚火旺之甲亢。治以滋阴降火。处方：

沙参 15 克　麦冬 15 克　知母 10 克　黄柏 6 克　黄药子 10 克　炒枣仁 30 克　珍珠母 30 克[先煎]　紫石英 30 克[先煎]　生石膏 20 克[先煎]　川黄连 10 克　黄芩 10 克　炙甘草 10 克　珍珠粉 0.6 克[冲]　羚羊角粉 0.6 克[冲]（如胃不适加生姜 3 片）7 剂。

二诊：2011 年 8 月 28 日。患者下肢肿胀好转，心悸好转，大便日 2 次，成形质软，仍自觉汗出，恶热夜甚，四肢乏力，眠可。舌胖苔白有瘀斑，脉数。ALT59U/L，AST34U/L。心率 94 次/分。原处方舍黄芩，加太子参 15 克，夜交藤 30 克，7 剂。

三诊：2011 年 9 月 3 日。患者口渴减轻，心悸不明显，仍食量大，下肢已基本不肿胀，仍夜自觉身热。舌淡红苔薄白，舌体颤，脉数。心率 96 次/分。守二诊处方加生牡蛎 30 克[先煎]，牡丹皮 10 克，14 剂。

四诊：2011 年 10 月 2 日。患者自述无恶热汗出，无口渴，食量减少，体重增加，仍有心悸，乏力，大便干每日一行，眠可。舌红苔薄黄，舌体颤，脉象欠从容。复查甲状腺功能：T_3 2.25nmol/L，T_4 11.48nmol/L，FT_3 9.47 nmol/L，FT_4

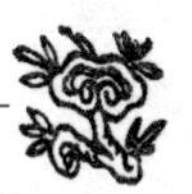

2.73nmol/L，TSH0.01。ALT38U/L，AST30U/L。心率76次/分。处方：

沙参15克　麦冬15克　太子参15克　炒枣仁30克　珍珠母30克先煎　紫石英30克先煎　炙甘草10克　珍珠粉0.6克冲　服羚羊角粉0.6克冲　夜交藤30克　陈皮10克　杏仁10克　柏子仁15克　14剂。

五诊：2011年11月3日。患者乏力、气短，手脚抖动，食可，眠可，二便可，无恶热。舌红苔薄黄，舌体颤，脉细数。复查甲状腺功能：$T_3$7.56nmol/L，$T_4$18.87nmol/L，TSH0.09。ALT35U/L，AST33U/L。心率80次/分。处方：

沙参15克　麦冬15克　党参15克　炒枣仁30克　珍珠母30克先煎　紫石英30克先煎　炙甘草10克　生黄芪15克　黄药子10克　知母10克　黄柏6克　14剂。

按：甲亢初期多属于阴虚火旺证，故出现恶热、口渴、多食易饥、汗多、情绪激动、眠差、大便干、消瘦等症状，用沙参、麦冬、知母、黄柏滋阴清热、清心除烦；黄药子清热解毒、软坚散结，为甲亢的对症用药；炒枣仁、珍珠母、紫石英镇心安神，养心定惊；石膏、黄连、黄芩、珍珠粉、羚羊角粉清内热。后期恢复期多出现气阴两虚的症状，如气短、乏力、口舌干燥等，故在滋阴清热的基础上减清热的药物，加党参或太子参、黄芪等健脾益气的药物。

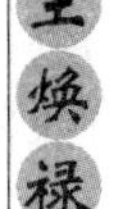

北沙参、麦冬、知母、黄柏可作为甲状腺机能亢进、更年期综合征等属阴虚火旺型的基础方，具有滋阴清热、清心除烦的作用。一般沙参、麦冬、知母用量为10克，黄柏6～8克。

（肖　怡）

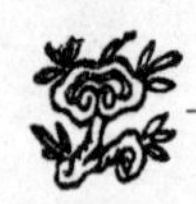

痛风病（湿热痹阻）

孙某，男，32岁。初诊节气：白露后3天。

初诊日期：2013年9月12日。间断足部肿痛3年。患者近3年来反复出现足部肿痛，曾在外院检查发现尿酸升高，诊断为“痛风”。8月初再次出现右足面肿痛，服止痛药后缓解。2天前突然出现左侧足大趾肿痛，局部关节不红不热，行走疼痛，未服药，纳可，眠差。因上周六、日腹泻近2天周身乏力，神疲，现腹痛时作，小便正常。患者体型肥胖，舌质红，苔黄腻，脉沉弦。根据脉症，此属湿热痹阻之痹病，治以清热利湿、消肿通痹，处方：

茵陈30克　滑石块30克　生薏苡仁30克　生甘草6克　红藤30克　虎杖15克　冬瓜皮30克　车前草30克　秦皮20克　苍术20克　黄柏15克　羌活15克　山慈菇15克　百合15克　清半夏10克　陈皮10克　14剂。调护：忌肥甘厚味，忌煲汤类食物，少食豆制品，忌饮酒。

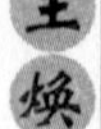
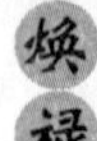

二诊：2013年9月26日。服药2天后腹泻未改善，且出现发热，遂就诊于外院查大便常规，诊断为“感染性腹泻”，静点头孢类抗生素3天热退、泻止。发热期间患者亦坚持服用中草药。目前左足大趾肿痛消，现局部关节活动时发酸不适，服药后小便尿量增多，大便转为成形软便，日2次，自觉排便较前费劲，无腹胀。舌红，苔黄略腻，脉弦滑。守9月12日方，去冬瓜皮，加熟大黄10克，14剂水煎服日2次。

三诊：2013年10月10日。目前偶有左大足趾关节发酸，小便调，大便已成形日1次，偶日2次，睡眠一般。10月9日总后第二门诊部复查生化：UA476.12μmol/L（155～444），

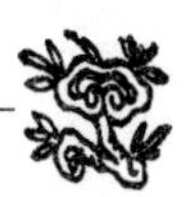

BUN3.7mmol/L（1.7 ~ 8.3），Cr120μmol/L（53 ~ 140），ALT40U/L，GLu5.19mmol/L，CHO4.09mmol/L，TG2.00mmol/L。舌红，苔薄黄微腻，脉滑。证治同前，守9月12日方去冬瓜皮、秦皮、苍术、黄柏、羌活、陈皮，加茵陈为40克，生甘草为10克，虎杖为20克，加熟大黄10克，14剂。

随访：2013年11月28日因近期又时发左足大趾关节发酸来诊时，追问患者1月前服药后情况，诉服药后症状消失，遂当时未再就诊。患者因工作原因经常需要饮酒，叮嘱患者尽量戒酒，以免痛风反复发作。

按：痛风是指尿酸盐结晶沉积引起的病变，可累及足部，最常累及第一跖趾关节，造成急性炎症反应性滑膜炎。痛风病名，在《黄帝内经》《伤寒论》《金匮要略》等金元以前的经典著作中没有记载。元代朱丹溪在其《格致余论·痛风论》中明确提出此病名。中医学认为，痛风是由于人体阴阳气血失调，外邪乘虚而入，引起肢体游走性剧痛为主要特点的病证。

患者平素经常膏粱厚味，正所谓“饮食自倍，肠胃乃伤”，造成脾胃对摄纳的水谷运化失常，升清降浊无权，生湿生痰，痰湿内蕴，流注关节，造成局部气血壅滞，郁久化热，湿热相搏，故见关节红、肿、热、痛；湿性重着、黏腻、趋下，故病发于下肢关节，且病情反复发作，经久不愈。现代生化检查中之血尿酸即可视为浊阴之物，由于脾胃的运化失常，化验检查时可见尿酸水平升高，不能正常代谢，蓄积于体内为患。方中茵陈、生薏苡仁、虎杖清热利湿。羌活辛温燥湿，苍术燥湿健脾，清半夏、陈皮燥湿化痰。黄柏、秦皮清热燥湿，且秦皮的现代药力研究表明其利于尿酸的排泄。山慈菇、百合现代药理研究提示其含有秋水

仙碱等多种生物碱类物质，而秋水仙碱在痛风急性期时使用，可以有效缓解痛风关节的红肿、疼痛，因此选用此药有助于痛风的消退。滑石、冬瓜皮、车前草清热利湿，使湿邪遂小便而解。红藤清热化瘀，散关节之气血壅滞，助局部肿消痛止。生甘草调和诸药。守此方加减治疗1月，足趾关节肿痛消，血尿酸指标亦明显下降。但遗憾的是，由于患者病愈后未注意改变原有不良生活方式，故11月28日因痛风再发而就诊。

综观此病治疗，虽然中医认为此病的发生与气血失调、正气虚损有关，但在发病急性期时，也就是中医所说“标急”之时，仍然要以清热利湿、消肿止痛为先，待病情平稳后，做后续调理。同时还需强调的是，本病的发生与患者恣食膏粱厚味、饮酒无度有很重要的关系，因此临床治疗本病时还要强调患者生活方式的改变。正如《素问·生气通天论》所说：“是故谨和五味，骨正筋柔，气血以流，腠理以密，如是则骨气以精，谨道如法，长有天命。”脾胃的受纳如常，是“骨正筋柔”的前提。

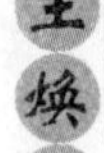

（燕　莉）

五官病

牙痛（风火相搏）

许某，男，48岁。初诊节气：惊蛰。

初诊日期：2009年3月9日。右侧磨牙肿痛1周。1周前因家事劳累着急，出现咽干口燥，口中黏腻不爽，牙龈漫肿，随后即右侧上磨牙肿痛明显，饮热水、进食疼痛加剧，

甚至吸气也会引起阵发性疼痛，大便干，自服消炎药3天不效，牙科就诊，建议钻牙髓腔行根管治疗，患者拒绝，随来中医门诊求治。来诊时见：痛苦面容，以手捂右腮上，张嘴困难，右侧上磨牙牙龈红肿，舌质红，苔薄黄，脉滑数。根据脉症，此属风火相搏之牙痛，治疗以散风止痛，清热解毒。处方：

荆芥10克　防风10克　川芎15克　白芷10克　生石膏30克先煎　细辛3克　蜂房10克　生甘草10克　金银花30克　酒川军10克　7剂。嘱：忌酸冷辛辣、燥热食物。

二诊：2009年3月16日。药进2剂，牙痛大减，咽干舌燥减轻，大便通畅，药进5剂后已不觉牙痛，牙龈红肿也明显减轻，口中黏腻感消失，服完7剂后，牙痛彻底痊愈，特来告知。

按：牙痛是临床常见病、多发病。牙痛初期，多为外邪侵犯，若牙痛时轻时重，病程较长，多为虚实夹杂之证，辨证一般分风火、风寒、胃热、阴虚火旺等。口腔牙龈有多条经络循行，根据牙痛部位，结合经络循行，辨证处方中加用引经药物，起效迅捷。经现代药理学研究证实，白芷、细辛、升麻、僵蚕、川芎等药，具有明显的镇痛作用，处方中辨证选用，可提高疗效。

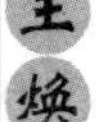

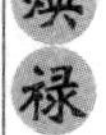

本例发病于初春，自然界风气当令，阳气升发，患者又因家事劳累着急，“阳气者，烦劳则张”，过度劳累导致机体阳气亢盛，天人相应，生气通于天，人体过亢的阳气与自然界之风阳相搏，两阳相搏化热化火，风火内攻充斥阳明之经，邪热循经上扰，发为风火牙痛。治疗当散风止痛，清热解毒。方中荆芥、防风疏散风邪；川芎行气活血，祛风止痛；白芷、细辛祛风消肿止痛；石膏大寒，泻阳明经火热；

蜂房甘平，祛风攻毒，消肿止痛；甘草甘平，泻火解毒，缓急定痛；金银花清热解毒，消肿止痛；酒川军既通便泻火又入血分凉血化瘀。药进2剂牙痛大减，7剂后牙痛痊愈。

（黄　莉）

舌痛（心火亢盛）

韩某，男，57岁。初诊节气：大寒前3天。

初诊日期：2010年1月17日。舌痛1月，加重2周。1月前家中老人突发疾病住院，因照顾病人劳累过度，心情亦抑郁不舒，出现舌体干痛，初起未引起注意，近2周舌痛加重，以舌尖痛为主，自觉口中灼热无津，咽燥欲饮，饮而不多，伴手足心热，夜间烦热难以入眠，小便灼热短赤，大便干燥。来诊见：中年男性，形体消瘦，两颧潮红，伸舌可见舌体瘦小，舌质偏红，舌尖红有芒刺，舌苔薄黄欠津液，脉滑小数。根据脉症，此属心火亢盛、舌络灼伤之舌痛。治疗以清心养阴，通络止痛。处方：

生地黄20克　竹叶10克　石韦15克　甘草10克　麦冬15克　玄参15克　乳香3克　没药10克　生薏苡仁30克　防风10克　7剂。

调护：舒畅情志，饮食宜清淡，切忌进食辛辣刺激之物。

二诊：2010年1月24日。药进7剂，舌痛明显缓解，口中灼热减轻，仍感口干咽燥欲饮，夜间烦热减轻，大便稍干，小便色黄，舌质淡红，舌尖红有芒刺，舌苔薄黄，脉滑小数，守原方加沙参15克，耳环石斛10克，7剂。

三诊：2010年2月14日。药进7剂，舌痛不作，口干明显缓解，夜间睡眠好，二便通畅，舌质淡红，舌苔薄黄，

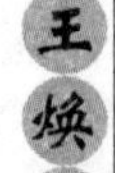

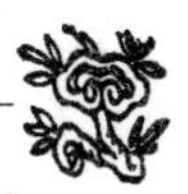

脉平，效不更方，原方再进14剂。1月后随访，舌痛未再发作。

按：舌痛是指舌的一部分或全部有自发疼痛，部分患者表现为舌麻木、灼热感、似烫痛感，或有异样和肿胀等症状，而检查舌体表面并无溃疡或糜烂，且伸舌自如。西医一般将其诊断为舌痛症，又称舌灼痛、灼口综合征，认为其发病有局部、全身和精神三大因素。中医文献中也有“舌痛”一症，常与舌的其他症状，如舌肿、舌疔、舌疮等一起描述及论证。舌为心之苗，又为脾之外候。手少阴心经之别系舌本；足太阴脾经连舌本、散舌下；足厥阴肝经络舌本；足少阴肾经循喉咙、夹舌本。舌通过经络直接或间接地联系脏腑，舌痛症的发生，是脏腑功能失调气血阴阳失衡的表现，是早于疾病产生的一个信号，应发挥中医药辨治舌痛的优势，加以治疗。舌痛的辨证一般有心火亢盛、肝胆湿热、气滞血瘀、肝肾亏虚。

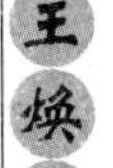

患者病起于烦劳过度，“阳气者，烦劳则张”，过度劳累导致机体阳气亢盛，心情不舒则易郁而化火，体内亢盛之阳气随心火循经上窜，灼伤舌体，阻滞舌络，发为本病。治当清心养阴，通络止痛。初诊以导赤散加味，方中生地黄、竹叶、石韦、甘草清心养阴，导热下行；麦冬、玄参滋阴清热，抑制心火；乳香、没药活血化瘀，通络止痛；根据五行生克制化，实则泻其子，生薏苡仁利湿清热，防风开散脾中伏火，间接发挥抑制心火作用。现代药理学研究证实，生薏苡仁含有丰富的蛋白质和维生素B族，防风有很好的消炎、镇痛作用。药进7剂，二诊患者舌痛明显缓解，口中灼热减轻，说明心火得降，舌络得痛，津液自承，守方加沙参、耳环石斛，加强滋阴力度，并发挥滋养舌体作用，以资巩固

疗效。

方中石韦取代木通入小肠，以避木通之毒。

（黄　莉）

舌干症（上焦郁热）

王某，男，78岁。初诊节气：立夏。

初诊日期：2010年5月13日。舌体干涩20余天。近20天来，无明显诱因出现舌体干涩，伴口干口苦，舌干症状尤以夜间明显，以至夜间需要多次起床饮水，否则舌体干涩无津，无法在嘴中转动。素食欲旺盛，口干渴，饮水较多，饮后不解渴，夜间因舌干频繁饮水而睡眠欠安，尿色黄，不觉尿痛，大便量少偏干燥，舌质偏红，舌苔薄黄燥，脉弦滑有力。有高血压病史3年。根据脉症，此属上焦郁热之舌干症。治以清热泻火，滋阴润燥。处方：

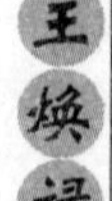

生石膏30克先煎　知母10克　甘草10克　黄芩10克　金银花30克　蒲公英30克　败酱草30克　羚羊角粉0.6克冲　酒川军10克　木通10克　麦冬10克　耳环石斛10克　7剂。

二诊：2010年5月20日。药进7剂，口苦明显缓解，仍舌干喜饮，大便较前润，小便淡黄，舌质偏红，舌苔薄黄燥，脉弦滑有力，处方：原方加玄参15克，石韦15克，7剂。

三诊：2010年5月27日。服上药后，口已不苦，仍感口燥舌干，舌体少津，白天饮水减少，夜间需饮水2次，大便稍干，舌质淡红，舌苔薄黄欠润，脉弦滑。治法：滋阴清热，处方：

沙参15克　麦冬15克　耳环石斛10克　玄参10克

金银花20克　蒲公英30克　败酱草30克　石韦30克　木通10克　14剂。

四诊：2010年6月11日。药进14剂，患者口已不渴，舌干涩症状缓解，夜间偶有饮水，大便通畅，舌质淡红，苔薄黄，脉弦滑。处方：守上方加玉竹15克，羚羊角粉0.6克冲，山药15克，莲子肉15克，7剂。

五诊：2010年6月25日。患者舌体干涩明显缓解，饮水正常，睡眠好，大便通畅，舌质淡红，舌苔薄黄，脉弦滑。效不更方，继用前方7剂，以巩固疗效。

按：舌干，属中医症名，即舌体及舌苔干燥，相当于西医之口腔干燥症。口腔干燥症是多因素导致的口腔症状，常表现为唾液黏稠、舌体干燥、味觉异常、黏膜烧灼感并影响患者吞咽、咀嚼、语言等口腔功能。引起口腔干燥症的最主要、最直接的因素是唾液分泌减少，尤其是静息唾液量的减少与口腔干燥症的联系最为紧密。中医对舌干的辨治应注意病程、虚实、寒热。病程短者多实证，或热盛伤津，或湿热内蕴；病程长者多虚证，或阴虚内热伤津，或阳虚无以化津上乘，或脾虚水湿不化。研究表明，热盛伤津型和阴虚内热型患者静息唾液量趋于减少，阳虚不化型和脾虚水湿型患者静息唾液量趋于正常。

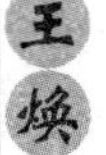

此例患者老年男性，病发于夏初，以舌体干涩无津为主诉，病程20余天，伴有口干多饮，食欲旺盛，大便干燥，舌质偏红，舌苔薄黄燥，脉弦滑有力，辨证属肺胃郁热之舌干症。初诊方以白虎汤清热泻火；加金银花、蒲公英、败酱草、黄芩、羚羊角粉、甘草清肺胃之热；心开窍于舌，舌为心之苗，心与小肠相表里，酒川军、木通通利小肠导热下行，清泻心经之火；麦冬、耳环石斛滋阴润燥。全方清热泻

火为主，滋阴润燥为辅。药进7剂，口苦缓解，仍舌干涩喜饮，大便较前润，二诊守初诊方加滋阴之玄参、清肠之石韦，加强滋阴泻热力度。三诊患者口已不苦，舌质转淡红，口渴减轻，仍觉舌体干涩，经治热邪已祛，津伤未复，调整治疗重点，以滋阴为主清热为辅，方以增液汤为主，酌加滋阴、泄热之品。四诊患者口已不渴，舌体干涩缓解，守三诊方加玉竹、羚羊角粉、山药、莲子肉，增强滋阴益气功效。五诊患者舌体干涩明显缓解，饮水正常，睡眠改善，二便调，守方再服7剂，以巩固疗效。

（黄　莉）

舌干症（瘀血阻络）

房某，女，72岁。初诊节气：小暑。

初诊日期：2011年7月18日。舌干如柴、口涎较多1年，加重1月。近1年来，自觉舌体干涩，饮水不能缓解，伴口苦，口中白色涎沫较多。曾多处求治，服中药几十剂，未见疗效，且症状逐渐加重。近1月自觉舌干如柴，伸缩不利，虽饮水较多但舌干依旧，恨不能将舌浸泡水中，口中白色涎沫泛溢，频频伸舌欲吐，纳食尚可，时有烘热汗出，睡眠时好时坏，便意频频，大便干燥，小便不利。来诊见：老年女性，形体偏胖，舌质暗，舌苔白黄，舌下脉络网状粗隆怒张，脉弦。根据脉症，此属瘀血阻络、浊阴上泛之舌干症。治以化瘀降浊，益气养阴。处方：

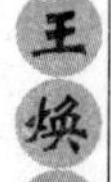

三棱10克　莪术10克　虻虫4克　水蛭6克　生黄芪30克　灵芝15克　炒枣仁30克　荷叶15克　泽泻20克　草决明20克　焦山楂30克　陈皮10克　杏仁10克　知母10克　黄柏6克　7剂。

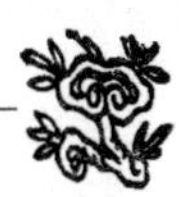

二诊：2011 年 7 月 25 日。药进 7 剂，仍觉舌干口苦，口中涎沫减少，舌体活动较前灵便，大便干燥，小便通畅，舌质暗，舌苔薄黄，舌下脉络呈网状粗隆怒张，脉弦。原二诊处方加赤芍 15 克，黄芩 10 克，14 剂。

三诊：2011 年 8 月 8 日。药进 14 剂，舌干稍有缓解，口中涎沫进一步减少，时感口中酸苦，大便仍干燥，小便通畅，舌脉同前。初诊处方加西红花 1 克另煎兑服，桃仁 10 克，7 剂。

四诊：2011 年 8 月 15 日。药进 14 剂，舌干明显缓解，口中津液正常，晨起时有口苦之感，大便不干，小便通畅，自述症状缓解 80%，舌质暗稍有缓解，舌苔薄黄，舌下脉络瘀阻较前改善。效不更方，继服三诊处方 14 剂。

守方又调理 1 月，疾病痊愈。

按：舌干属中医症名，即舌体及舌苔干燥，一般多考虑热盛伤津或阴液亏虚所致，亦可见于阳虚津不上承者。此例患者老年女性，自觉舌干如柴伸缩不利，却口中泛溢白色涎沫，频频欲吐，看似两个相互矛盾的症状却并现。舌诊见舌质暗，舌下脉络呈网状粗隆怒张，颜色紫暗，据此辨证属瘀血阻络，浊阴上泛。因为瘀血内阻，上承之精微无法归经，遂化为浊邪泛溢口中，故患者口中泛溢大量涎沫，频频欲吐。舌体因缺乏精微之荣养，所以患者感到舌干如柴，伸缩不利，恨不能将舌浸泡于水中。法随证立，予化瘀降浊，益气养阴。

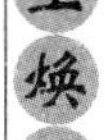

首诊处方三棱、莪术、虻虫、水蛭活血通络；生黄芪、灵芝、炒枣仁益气养阴；荷叶、泽泻、草决明、焦山楂祛湿降浊；陈皮、杏仁理气润畅通便；知母、黄柏滋阴降火；全方共奏化瘀降浊益气养阴之功。患者服药 7 剂，二诊即感口

中涎沫减少，自觉舌体活动较前灵便，仍有舌干口苦，大便干燥，守方加赤芍15克，黄芩10克，凉血清热。三诊口中涎沫进一步减少，舌干稍有缓解，守首诊处方加西红花1克另煎兑服，桃仁10克，加大活血化瘀力量。四诊患者舌干明显缓解，口中已无白色涎沫泛溢，仍时有口苦之感，二便通畅，舌质暗稍有缓解，舌苔薄黄，舌下脉络怒张较前改善，效不更方，守方继续予化瘀降浊，益气养阴治疗。守方又调理1月，疾病痊愈。

（黄　莉）

鼻鼽（表虚营卫不和）

王某，女，57岁。初诊节气：谷雨。

初诊日期：2010年4月26日。鼻痒、流涕、喷嚏反复发作2年，加重1周。近2年频发鼻痒、流涕、喷嚏，发时伴有唇周肿胀、发硬，但无皮疹及瘙痒感，自服抗过敏药症状或可缓解，但停药症状又起，频则春秋季节每周必发。今年元月在北大医院查过敏源，屋尘螨（++），杂草（+++），诊为过敏性鼻炎。近1周症状又发，凌晨至晨起频繁喷嚏，流清涕，受风后唇周肿胀，自服“开瑞坦”，症状不缓解。平素纳食可，睡眠一般，二便通畅。舌质淡红，舌苔薄白，脉沉。根据脉症，此属表卫气虚、营卫不和之鼻鼽，治以益气固表，调和营卫。处方：

生黄芪10克　白术10克　防风10克　桂枝6克　白芍10克　炙甘草10克　浮萍10克　麻黄3克　生姜3片　大枣20克　灵芝10克　苍耳子15克　知母10克　麦冬15克　10剂。

二诊：2010年5月10日。服上药10剂，鼻痒、流涕、

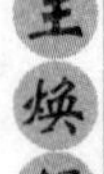

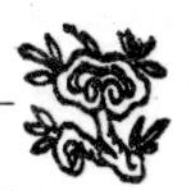

喷嚏一直未发作，服中药后即停服“开瑞坦”，但仍时有唇周、下颌肿胀感，二便通畅，舌质淡红，舌苔中根部黄厚，脉沉。守上方桂枝加为10克，另加炒麦芽20克，炒谷芽20克，14剂。

三诊：2010年7月12日。药进14剂，鼻痒、流涕、喷嚏症状一直未发作，仅有唇周及下颌肿胀感，但肿胀程度较前轻，舌质淡红，舌苔薄黄，脉沉。处方：守4月26日方，减去麦冬，桂枝加为10克，另加荆芥10克，14剂。

2010年7月28日，电话询问患者病情，述鼻痒、流涕、喷嚏症状一直未发作，唇周及下颌肿时有发作，但较前发作次数减少，程度也减轻。

按：过敏性鼻炎中医称为“鼻鼽”或“鼽嚏”，《黄帝内经》曰：“鼽者，鼻出清涕也；嚏，鼻中因痒而气喷作于声也。”本病发病率近年有所上升，病证虽不重，但治不恰当则反复发作，治不及时亦可发生变证，临床当予重视。过敏性鼻炎多为内外因相合而致病，外因多为风寒、异气之邪侵袭鼻窍，内因责之表卫气虚、营卫不和，久则引起脏腑功能失调，主要表现为肺、脾、肾三脏。无论病程长短，发作期的核心病机应属表卫气虚，营卫失和。因此治疗以益气固表、调和营卫为主，根据患者年龄、病程、发作时症状、是否有变证，佐以温补肺脏、健脾益气、温补肾阳、疏风散邪、清热解毒等法。

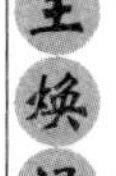

本例患者过敏性鼻炎病史2年，加重1周，此次发病病程不长，症状单纯，尚未出现变证，治以益气固表、调和营卫为主，方选玉屏风散和桂枝汤合方，再加补益肺气之灵芝、疏通鼻窍之苍耳，以及治疗鼻鼽的经验药对麻黄、浮萍，方中加用麦冬、知母，意在佐制黄芪、桂枝、麻黄、苍

耳的辛温之性。服上药24剂，患者一直没有鼻痒、流涕、喷嚏，随后2月内亦未发作过敏性鼻炎症状。

（黄　莉）

头痛（风热鼻渊）

范某，女，54岁。初诊节气：惊蛰。

首诊日期：2010年3月10日。头痛间断发作2年，加重10天。近2年无明显诱因反复头痛，发时伴头晕，不伴寒热、流涕、恶心，轻则休息可缓解，重则需口服止痛药。西医诊为神经性头痛，每每予口服“去痛片”“布洛芬”等。近10天头痛又作，伴有头昏，颈肩部不适，就诊前晚头痛加重，伴恶心欲吐，少量黄痰、黄涕。安贞医院急诊测血压140/84mmHg，神经系统未见异常，给予肌注“安痛定”“胃复安”，头痛稍缓，恶心消失。于今晨求治于门诊。来诊见：中年女性，体形稍胖，表情痛苦，舌质淡红，舌苔薄黄，脉弦紧。切诊：双侧巨髎穴、太阳穴压痛（+++），攒竹穴压痛（++）。根据脉症，此属风热之鼻渊头痛，治疗以清热散风，通窍止痛。处方：

苍耳子30克　辛夷10克　细辛3克　白芷10克　生石膏30克[先煎]　金银花30克　蒲公英30克　黄芩10克　川芎15克　蜂房10克　酒川军10克　甘草10克　羚羊角粉1.2克[冲]　7剂。

二诊：2010年3月17日。药进2剂头痛止，尽剂头痛一直未作，不流涕，偶有少量黄痰，舌质淡红，舌苔薄黄，脉弦。切诊：巨髎穴、太阳穴压痛（-），攒竹穴压痛（+）。处方：守上方加桔梗10克，陈皮10克，14剂。1月后电话随访，告知头痛一直未作。

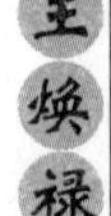

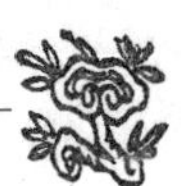

按：对无明显原因长期头痛、头晕之患者，应考虑鼻渊头痛可能。鼻渊相当于西医之急性鼻窦炎或慢性鼻窦炎，表现为鼻流浊涕、鼻塞、头痛、嗅觉减退等症状。部分慢性鼻窦炎患者并无多脓涕症状，而以头痛、头晕为主要表现，特别在一些中老年患者中多见，往往被忽视头痛、头晕由鼻渊所致。鼻渊引起之头痛，多在上颌窦、筛窦、额窦的体表位置有压痛，相当于中医攒竹穴、巨髎穴、太阳穴位置。因此，对于原因不明之头痛，可用切诊双侧巨髎穴、攒竹穴、太阳穴的方法协助诊断。若按压上述穴位有明显疼痛者，鼻渊头痛明确。

患者头痛反复发作 2 年，无明显诱因，时发时止，一直按神经性头痛治疗。此次缘于头痛加重前往急诊就诊，拒绝住院进一步检查，求治中医。来诊头痛明显，喉中黄痰，鼻腔黄黏涕，切诊巨髎穴、太阳穴、攒竹穴均有明显压痛，考虑鼻渊头痛。治以验方苍耳煎剂，方中苍耳子、辛夷散风通窍；细辛、川芎、白芷、蜂房散风止痛；石膏、黄芩、金银花、蒲公英、生草清热解毒降火；全方共奏清热散风、通窍止痛之功。药进 2 剂头痛即止，7 剂尽头痛一直未作。二诊患者诉咽中仍有少量黏痰，原方加用桔梗、陈皮化痰利咽，再进 14 剂。1 月后随访，头痛一直未做，疾病痊愈。苍耳子有小毒，入煎剂均经过炒制，毒性降低。用量 30 克，属经验用量，安全有效。

（黄　莉）

口糜（湿热上攻）

苏某，女，57 岁。初诊节气：寒露。

初诊日期：2010 年 12 月 20 日。口腔灼热、刺痛感 2

周。2月前患者母亲生病住院，陪床照顾半月，自觉极度疲劳，不思饮食，腰痛。2周前无明显诱因自觉口腔紧涩，似被热水烫伤样灼热、刺痛，以舌舔颊黏膜感觉有褶皱感，当时并未引起注意。10余天后，口腔灼热、刺痛加重，照镜发现口腔颊黏膜、舌面、牙龈遍布白色环状或网状条纹，颊黏膜多处红斑、糜烂，糜烂中间凹陷。就诊于口腔医院，病检确诊“口腔黏膜扁平苔藓”，给予“嗽口水”“苔藓颗粒”，使用2天后白色条纹似有减少，口腔内、舌体紧涩难忍，舌燥少津，睡眠差，小便黄，大便黏滞，故来门诊求治。来诊见：中年女性，形体适中，口腔颊黏膜可见环状白色条纹，兼有黏膜糜烂，舌质淡红中间有裂纹，舌苔黄腻，脉弦滑。根据脉症，此属脾胃湿热之口蕈。治以清热利湿，凉血解毒。处方：

茵陈30克　滑石块30克　生薏苡仁30克　甘草10克　金银花20克　蒲公英30克　白鲜皮30克　生地黄15克　女贞子15克　旱莲草15克　珍珠粉0.6克冲　7剂。

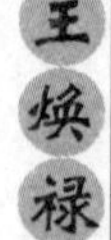

二诊：2010年12月26日。药进7剂，口腔紧涩感似有改善，仍灼热、刺痛，口干舌燥，舌质淡红中间有裂纹，舌苔薄黄，脉弦滑，处方：守上方加玄参15克，蝉蜕10克，14剂。

三诊：2011年1月10日。药进14剂，口腔灼热、刺痛感明显减轻，口腔颊黏膜、舌面苔藓大部分消退，牙龈处苔藓范围缩小，口干舌燥较前缓解，入睡难，睡梦多，二便通畅，舌质淡红中间有裂纹，舌苔薄黄润，脉弦，处方：守初诊方加蝉蜕10克，炒枣仁30克，合欢皮15克，14剂。

四诊：2011年1月31日。药进14剂，口腔无不适感，口腔颊黏膜、舌面苔藓均退尽，仅有牙龈处极少量苔藓，偶

发口干，睡眠较前改善，夜间偶有盗汗，大便溏，舌质淡红，舌苔薄黄，脉弦。守初诊方加蝉蜕 10 克，炒枣仁 30 克，龟甲 15 克[先煎]，14 剂。

守方继续调理 1 个月，口腔黏膜扁平苔藓一直未复发。停药随访半年正常。

按：扁平苔藓是一种慢性角化性病变，可以单独发生于口腔或皮肤，也可皮肤与黏膜同时罹患。口腔扁平苔藓是口腔黏膜病中最常见的疾病之一，基础与临床研究发现，发病主要与免疫因素、内分泌因素、感染因素、精神因素以及微循环障碍等多种因素相关，临床应针对不同患者制定不同治疗方案。该病属中医“口糜”范畴，多因情志不遂，木郁克土，脾湿不运，湿热上蒸于口，搏结于黏膜，气血失和，发为本病。久病者邪热久留化火，耗伤肾阴，阴虚火旺，虚火上炎，灼伤口腔，使病情缠绵反复。

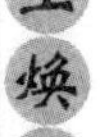

本例患者中年女性，因家事忧虑外加劳累过度，导致木郁克土，湿热内生，阻滞气血，瘀滞化火，湿热毒火上攻口腔，侵入血分，发为口糜之病。初诊以清热利湿验方茵石米甘汤为主方；金银花、蒲公英清热解毒；生地黄、女贞子、旱莲清热凉血，滋阴生津，并能避免利湿易伤津之弊；白鲜皮善于治疗湿热疮毒，具有清热燥湿、祛风解毒功效；珍珠粉清热解毒生肌敛疮；全方共奏清热利湿、凉血解毒之功。药进 7 剂，口腔症状缓解，原方加玄参清热养阴，解毒散结，蝉蜕宣散透发引药上行，再服 14 剂。三诊口腔灼热、刺痛明显缓解，苔藓大部分消退，继续守方对症治疗。2 周后口腔无不适感，苔藓仅留极少。继续调理 1 月，苔藓未复发，停药随访半年正常。

（黄　莉）

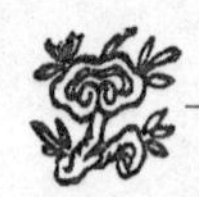

皮肤病

风疹（风热夹湿）

绪某，男，52岁。初诊节气：秋分前1周。

初诊日期：2009年9月17日。遍身散发淡红色丘疹伴瘙痒4个月。4个月前缘于大汗后洗澡，致遍身淡红色丘疹伴瘙痒，初起以四肢皮疹多发，后渐至遍身皆有，瘙痒甚，尤遇风吹后瘙痒严重，曾使用外涂药膏及口服“肤痒颗粒”等中成药，皮疹反多且痒加重，在某医院服清热凉血止痒之中药，疗效亦不显。近日症状加重，丘疹此起彼伏时隐时现，瘙痒明显，影响睡眠。平素多汗，但病后虽天气炎热却少汗，大便干。来诊见：遍身淡红色丘疹，四肢及背部较多，或集聚成片，或融合成团，见多处搔抓痕，无脱屑、渗出。舌质淡红，舌苔黄腻，脉弦滑。糖尿病史4年。根据脉症，此属风热相搏夹湿之风疹，治以散风祛湿，凉血止痒。处方：

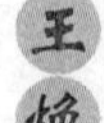

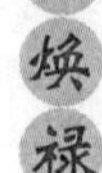

荆芥10克　防风10克　蝉蜕10克　浮萍10克　麻黄3克　生薏苡仁30克　白芍15克　生地黄20克　牡丹皮15克　蜈蚣3条　全蝎6克　酒川军10克　7剂。

二诊：2009年9月24日。服药7剂，四肢丘疹部分隐退，皮肤瘙痒似较前缓解，仍有散发新疹出现，大便仍干结，舌淡红，苔黄腻，脉弦滑。原方去蝉蜕、白芍，加羌活15克，僵蚕10克，苦参15克，14剂。

三诊：2009年10月22日。药进14剂，每于药后1小时许周身微汗出，丘疹有退有发，退多发少，皮疹瘙痒程度

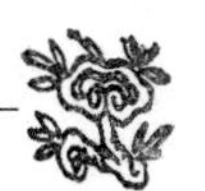

较前减轻，自述挤压丘疹有黄水渗出，液体渗出后局部瘙痒明显缓解，大便通畅，舌淡红，苔黄腻，脉弦滑。根据脉症，治以清热利湿，祛风止痒，处方：

茵陈30克　滑石30克　生薏苡仁30克　甘草10克　黄芩10克　龙胆草10克　苦参15克　牡丹皮15克　荆芥10克　防风10克　僵蚕15克　蜈蚣3条　全蝎6克　生石决明30克先煎　珍珠母30克先煎　生磁石30克先煎　14剂。

四诊：2009年11月5日。药进14剂，皮肤瘙痒明显减轻，新发皮疹减少，原有丘疹挤压后仍有黄水流出，但渗出黄水较前明显减少，遇风仍诱发皮疹瘙痒，舌淡红，苔薄黄，脉弦滑。上方加蒲公英30克，金银花30克。14剂。

守上方加减调理至2009年12月底，患者皮疹全部消退，未发新疹，疾病痊愈。

按：皮疹、瘙痒是诸多皮肤病的常见症状，外感六淫之风、寒、湿、燥、热均可成为病因，或单独致病，或相兼为害。风疹多由外邪客于皮肤肌腠，使营卫郁遏不利、气血壅塞不通而致。患者平素之气血运行与脏腑功能，对疾病的发生、发展与转归，起着至关重要的作用。《素问·生气通天论》云："汗出见湿乃生痤痱……劳汗当风，寒薄为皶，郁乃痤。"《诸病源候论·风瘖瘟候》云："夫人阳气外虚则多汗，汗出当风，风气搏于肌肉，与热气并，则生瘖瘟。状如麻豆，甚者渐大，搔之成疮。"对风疹的治疗，应针对病因，紧扣病机，结合症状，诸法合用，尤重治血。

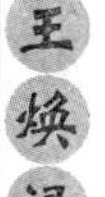

本例中年男性，病起于大汗后沐浴，导致遍身丘疹伴瘙痒反复发作4个月，针对病因，结合患者平素体质，辨证风热相搏加湿，以散风祛湿、凉血止痒为法。方中荆芥、防风、蝉蜕、浮萍、麻黄、生薏仁散风祛湿，白芍、生地黄、

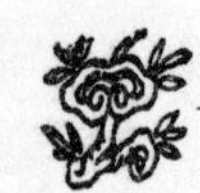

牡丹皮凉血养血，蜈蚣、全虫祛风止痒，酒川军通便泄热，尚能入血化瘀。经治疹出减少，瘙痒减轻，汗出趋于正常，但出现丘疹挤压有黄水流出，说明经治风邪已散，营卫调和，腠理疏通，内郁湿邪欲外而出表，湿热相结之势凸显，为邪有出路的表现，故三诊调整治疗方案，以清利湿热、散风止痒为法，因势利导，使湿邪随风外出，同时加用生石决明、珍珠母、生磁石等金石类重镇安神药，加强镇静止痒效果。服药后皮疹干燥，瘙痒明显减轻，原发皮疹逐渐消退，未再出现新疹，守方调理1月，疾病痊愈。

本例患者治疗过程中，一直注重血分药的使用，体现“和血”在风疹治疗中的重要性。同时血分药的使用，也可预防大量散风药耗气伤血的弊端，所谓散中有收。重镇安神药的使用是治疗皮肤病证瘙痒的经验用药。

（黄　莉）

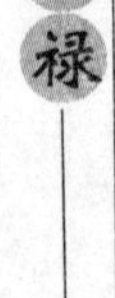

唇风（湿热夹风）

吴某，女，35岁。初诊节气：小满前两天。

初诊日期：2009年5月19日。口唇糜烂、瘙痒3月余。3个月前无明显诱因出现下唇红肿伴瘙痒，很快波及上唇亦红肿，并有渗出，西医诊为“唇炎”，予外用药膏涂擦。初用有效，停药后症状复发，双唇红肿加重，并有糜烂，渗出较多，部分结痂，瘙痒严重，并有轻度疼痛，影响进食，遂转求中医治疗。平素性情急躁，常食快餐，多梦，溲黄便溏，舌质红绛，有芒刺，苔薄黄腻，脉滑有力。根据脉症，此属湿热夹风之唇风，治以清热祛湿，散风止痒。处方：

茵陈30克　滑石块30克　生薏苡仁30克　甘草6克　荆芥10克　防风10克　黄连8克　黄芩8克　金银花20

克　蒲公英30克　苦参10克　白鲜皮15克　牡丹皮10克　地骨皮10克　莲子15克　炒白扁豆10克　7剂。调护：治疗期间忌热水、肥皂等刺激物清洗，舒畅情志，按时起居，忌酒、辛辣、羊肉、海鲜、甜腻等物。

二诊：2009年5月26日。药进7剂，口唇瘙痒减轻，糜烂减少，渗出仍有，结痂增多，二便同前，舌质绛，舌苔薄黄，脉弦滑。原方去黄连、黄芩，加生地黄10克，山药20克，7剂。

三诊：2009年6月2日。药进7剂，口唇已不痒，黏膜无新发糜烂，渗出减少，结痂干燥，部分痂皮脱落，述口渴夜间甚，欲饮，小便淡黄，大便较前实，舌质红，舌苔薄黄，脉滑。守6月2日方去荆芥、白鲜皮，加生石膏30克，当归10克，14剂。

四诊：2009年6月16日。服药14剂，口唇黏膜基本无渗出，结痂处干燥皲裂，部分痂皮脱落，口已不渴，二便正常，舌淡红，苔薄白，脉弦。前方减生石膏，加白芍15克，继服14剂。再次强调注意饮食、起居调护。

守方再调理1月，临床痊愈。随访半年未复发。

按：唇风症为中医病名，以唇部肿胀痒痛、干燥皲裂、溃烂流水、反复脱屑为主要临床特征。本病迁延难愈，可持续数年或更久，相当于西医之慢性唇炎（包括剥脱型唇炎、糜烂型唇炎）。《黄帝内经》有云："脾之合肉也，其荣在唇也。"胃与脾相表里，阳明胃经夹口环唇，故本病虽表现于唇，而本质在脾胃。平素嗜食辛辣厚味，酿湿生热，或素体阳热炽盛，湿热内蕴，又复感风邪，湿、热、风邪相搏，循经上犯熏灼口唇，气血凝滞而成，出现唇肿痒痛，溃烂流水，发为本病。病久湿热不去，耗气伤阴，导致气阴两伤，

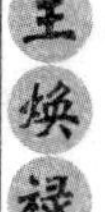

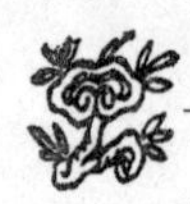

唇失所养，则见唇痒、干燥皲裂、脱屑等皮损。因此，本病当从脾胃论治，重在清热利湿，散风止痒，养阴润燥。

本例患者青年女性，嗜食辛燥厚味，酿湿生热，又起居不慎感受风邪，导致湿热夹风之唇风症。初诊患者双唇红肿、糜烂、渗出，部分结痂，瘙痒严重，伴有多梦，溲黄便溏，舌质红绛，有芒刺，苔薄黄腻，脉滑有力，一派湿热上扰之象。初诊方以清利湿热之验方茵石米甘汤加荆芥、防风散风祛湿；作用于中上两焦之黄芩、黄连清热燥湿；金银花、蒲公英清热解毒、疏风利湿、消痈疗疮；苦参、白鲜皮清热除湿、祛风止痒；牡丹皮、地骨皮清热凉血散瘀；莲子、炒扁豆益气健脾化湿，同时佐治方中大剂寒凉之品，以免寒凉太过凉闭伤气。初诊药进7剂，瘙痒大减，糜烂渗出减少。二诊去苦寒之芩连，加凉血养阴之生地黄，益气养阴之山药，驱邪不忘扶正。三诊时患者口唇已不痒，渗出减少，痂皮干燥，出现口渴甚，说明风邪已去，湿邪势减，热邪仍嚣，原方去辛散之荆芥、苦寒之白鲜皮，加甘寒之石膏清热泻火、甘温之当归养血润燥。经上调治，患者口唇黏膜部分痂皮脱落，还有部分痂皮干燥皲裂，口已不渴，守方减石膏，加养血敛阴之白芍，以养阴润燥。守方调理1月，临床痊愈，随访半年未复发。

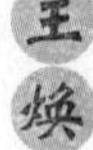

治愈后应预防复发，春夏避免风吹日晒，秋冬避免寒冷干燥，纠正咬唇、舔唇等不良习惯。过敏者避免接触刺激物品。

（张立新）

湿疹（湿热蕴结）

朱某，男，24岁。初诊节气：大寒第7天。

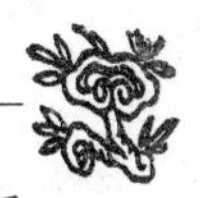

初诊日期：2010年1月26日。周身散发丘疹伴瘙痒反复发作1年，加重2个月。1年前周身散发红色丘疹伴瘙痒，当地医院诊为湿疹，予外用药膏涂抹后症状缓解。但很快症状复发，丘疹再起，以双下肢皮损较重，瘙痒明显，服中药治疗，症状再次缓解。此后皮疹时有反复，症状时轻时重，间断用中西药治疗。近2月因应考紧张，湿疹又发，瘙痒剧烈不能入睡，遂前来求治。来诊可见：眼周、面颊、肘关节伸侧可见散在红色丘疹，有抓痕、潮红及渗液，双下肢皮疹较重，胫前皮肤潮红，多发红色丘疹，伴有渗液、糜烂、及结痂，皮损面积手掌大。素食欲好，饭后时有嗝逆，大便不畅。舌质红，苔薄黄腻，脉沉而有力。根据脉症，此属湿热蕴结之湿疹，治以清热利湿，凉血消疮。处方：

茵陈30克　滑石块30克　生薏苡仁20克　甘草6克　防风10克　苦参15克　马齿苋30克　生地榆10克　牡丹皮15克　地骨皮10克　珍珠母30克先煎　石决明30克先煎　炒麦芽20克　炒谷芽20克　炒白术10克　清半夏10克　羚羊角粉0.6克冲　7剂。调护：治疗期间忌热水、肥皂等刺激物清洗，舒畅情志，按时起居，忌酒、辛辣、羊肉、海鲜、甜腻等物。

二诊：2010年2月9日。药进7剂，皮肤瘙痒大减，夜间能安稳入睡，丘疹无新发，渗液明显减少，原有糜烂结痂，皮疹周围皮肤仍潮红，食后嗝逆好转，大便通畅，舌质偏红，舌苔薄黄，脉滑。原方去马齿苋、珍珠母、石决明、炒麦芽、炒谷芽、清半夏、炒白术，加紫草10克。14剂。

三诊：2010年3月2日。药进14剂，眼周、面颊、肘关节处皮疹仅见潮红及红斑，下肢胫前皮肤仍见结痂、潮红，局部可见皮肤粗糙。饮食、二便均调，舌质淡红、舌苔

薄黄，脉弦滑。处方：

茵陈30克　滑石块30克　生薏苡仁20克　甘草6克　苦参15克　生地榆10克　牡丹皮15克　地骨皮10克　紫草10克　山药15克　莲子15克　炒白扁豆10克　羚羊角粉0.6克冲　14剂。

守上方加减进退，又连续服药1个月，皮疹完全消退。追访2年，未再复发。

按：湿疹是由多种内外因素引起的一种具有明显渗出倾向的表皮及真皮浅层的炎症性皮肤病。以具有对称性、渗出性、瘙痒性、多形性和复发性等特点的皮疹为特征。本病易反复发作，病程迁延，影响患者生活质量。湿疹是内外合因而发病，外因责之于风、湿、热、毒、虫，内因多禀赋不耐、饮食失节、情志失调，影响了气血运行和脏腑功能，导致湿、热、毒、痰、瘀等，内不得疏泄外不得透达，郁于皮毛，蕴结肌腠，发为本病。临床治疗应抓住除湿与健脾两大要点，权衡二者孰轻孰重，并随证辅以散风止痒、凉血消疮、消痰散结、养血润燥等，就可以做到执简驭繁，游刃有余。

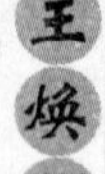

本案患者青年男性，湿疹反复发作1年，加重2个月，来诊见丘疹、潮红、渗液、糜烂、结痂等多形态皮损，伴瘙痒剧烈无法入睡，一派湿热蕴蒸肌腠，风盛血热之急性发作征象。辨治谨守除湿与健脾两大要点，针对热势重、风象显、疮疡急的临床特征，立清热利湿、凉血消疮之法。方中茵陈、生薏苡仁、滑石清热利湿，防风祛风胜湿，苦参清热燥湿，从不同途径祛除湿热之邪；生薏苡仁尚可健脾除痒、清热排脓，苦参亦可祛风止痒；马齿苋、生地榆清热解毒、凉血疗疮；生地黄、牡丹皮、地骨皮凉血消疮；炒麦芽、炒

谷芽、炒白术健脾助运祛湿，清半夏燥湿止呕，对症患者饭后时有嗝逆；珍珠母、石决明镇静止痒；羚羊角粉清热解毒止痒。经服上药7剂，瘙痒所苦大减，夜能安睡，丘疹无新发，渗液减少。二诊减去镇静止痒之剂，加紫草10克，加强凉血解毒力度。三诊风、湿、热、毒之邪已祛大半，皮损仅见潮红、红斑及结痂，局部可见皮肤粗糙，继续清热利湿、凉血消疮，加山药、莲子、炒白扁豆，加强健脾祛湿以治本。守方继续调理1月，湿疹痊愈。

（张立新）

湿疹（湿热内蕴）

张某，女，25岁。初诊节气：霜降后11天。

初诊日期：2012年11月3日。身起红疹5天。患者目前孕5个月，但近5天来无明显诱因突然于躯干两侧及双上肢伸侧面起细小红疹，伴瘙痒，甚则影响睡眠，纳可，大便略偏干，因孕期不敢外用或内服西药，遂请中医诊治。舌红舌边齿痕，苔黄，脉滑，右脉大于左脉。根据脉症，此属湿热内蕴之湿疹。治以清热利湿。处方：

荆芥10克　防风10克　白芍10克　甘草10克　生地黄15克　苦参6克　黄芩6克　超微灵芝粉3克冲　白术10克　羌活6克　6剂。调护：忌辛发之品。

二诊：2012年11月10日。服药后仍躯干两侧及双上肢起细小红疹，伴瘙痒，局部搔抓后起团块片样丘疹，纳可。舌红苔薄黄，脉滑。原处方减白术、羌活，生地黄加量至20克，黄芩加量至10克，另加白鲜皮15克，茵陈15克，马齿苋15克，6剂。药尽疹退，疾病痊愈。

按：本案患者处于妊娠期，故用药当慎之。患者出疹部

位为躯干两侧及双上肢伸侧面，为足少阳胆经及手三阳经循行所过之处，且疹色红而痒甚，兼有大便略干，综上所述可断为阳热之证。而舌边齿痕提示其素体脾虚湿盛，湿热内结，治法当化湿清热，消疹止痒。

患者首诊主症以痒为主，大便略干未述黏腻，且纳食可，虽有齿痕仍以清热当先，除湿之品多有通利之效，尤其针对本患者最适宜生薏苡仁化湿健脾，考虑患者孕期忌用，故首方以散风清热为主。患者服药6日后复诊，红疹瘙痒未见好转。考虑当以利湿之品投之，使湿先去而热自除。故二方加入黄芩、白鲜皮、茵陈、马齿苋以清热利湿，化浊消疹，疗效甚好。

《素问·病机十九条》云："诸痛痒疮，皆属于心，诸湿肿满，皆属于脾。"心属火而脾属湿，湿与火结而生湿热，湿热结聚流于皮肤发为本病。本案患者看似热较重而湿较轻，法当清热在先，而实际临床中效果不佳，究其本源因湿邪黏滞，与热相合缠绵不愈。二方变化思路，以化湿为主，佐以疏风清热，和营固表，则病去身安。

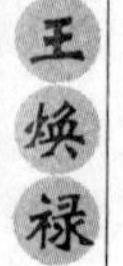

（王晶莹）

痤疮（热毒炽盛）

满某，女，24岁。初诊节气：处暑。

初诊日期：2008年8月21日。面部痤疮5年。5年前面部散发丘疹，能挤出白色分泌物，外涂氯柳酊可缓解。不久丘疹再起，扩至整个面部，因反复挤压涂药致感染，半年后丘疹、脓疱、囊肿、结节等并见，自觉刺痒疼痛。几年来辗转求治，间断服中药数百剂，均无明显疗效，皮疹时轻时重，患者异常痛苦。素急躁易怒，恶热，喜饮冷，眠梦多，

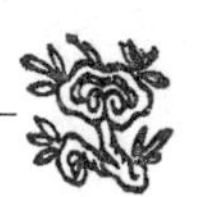

溲黄便干。来诊见：青年女性，形体偏瘦，面部遍发丘疹、脓疱疹、囊肿，尤以前额和面颊皮疹严重，个别结节色深红肿，大如扁豆，期间散在凹陷性瘢痕及暗红色印迹，舌质红舌体瘦，舌苔薄黄，脉弦滑。根据脉症，此属热毒炽盛之痤疮，治以清热解毒，凉血散瘀。处方：

金银花 30 克　蒲公英 30 克　草河车 15 克　功劳叶 15 克　急性子 6 克　白花蛇舌草 30 克　知母 10 克　黄柏 10 克　酒川军 10 克　牡丹皮 15 克　地骨皮 10 克　皂角刺 10 克　7 剂。叮嘱：禁辛辣、油炸食品，控制甜食，舒畅情志，按时作息。

二诊：2008 年 8 月 28 日。药进 7 剂后，面部皮疹同前，痒痛明显缓解，新发皮疹减少，口渴缓解，大便较前质软而通畅，小便淡黄，舌质红，苔薄黄，脉滑数。守上方，减酒川军，加苦参 15 克，生地黄 20 克，7 剂。

三诊：2008 年 9 月 4 日。药后面部丘疹部分隐退，但仍有个别新发红色丘疹，脓疱疹、囊肿减少，结节缩小，颜色深红，皮疹无痒痛，饮食正常，夜仍多梦，大便偏干，小便淡黄，舌质红，苔薄黄，脉弦滑。守 8 月 21 日方，减功劳叶，加生地黄 15 克，7 剂。

四诊：2008 年 9 月 11 日。药后丘疹隐退，无新发丘疹，脓疱疹基本消退，囊肿、结节颜色转淡，原有凹陷性瘢痕及暗红色印迹明显，饮食、睡眠、二便正常，舌质淡红，苔薄黄，脉弦滑。处方：

金银花 30 克　蒲公英 30 克　草河车 15 克　急性子 6 克　白花蛇舌草 30 克　知母 10 克　黄柏 10 克　酒川军 10 克　牡丹皮 15 克　地骨皮 10 克　生地黄 15 克　皂角刺 10 克　半枝莲 15 克　生栀子 10 克　龙胆草 10 克　14 剂。

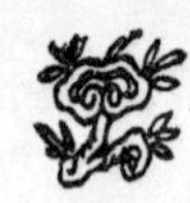

五诊：2008 年 9 月 25 日。药后一直未发新疹，脓疱疹消失，面颊部仍有暗红色囊肿、结节，仍可见凹陷性瘢痕及暗红色印迹，颜色较前转淡，饮食、睡眠、二便正常，舌质淡红，苔薄白，脉弦滑。处方：守上方去草河车、白花蛇舌草、生栀子、龙胆草，加土贝母 10 克，紫花地丁 10 克，香附 10 克，益母草 30 克，14 剂。

六诊：2008 年 10 月 28 日。药后面颊囊肿、结节较前缩小，颜色暗红，凹陷性瘢痕及暗红色印迹同前。舌质淡红，舌苔薄白，脉弦滑。处方：

金银花 30 克　蒲公英 30 克　急性子 6 克　知母 10 克　黄柏 10 克　酒川军 10 克　牡丹皮 15 克　地骨皮 10 克　生地黄 15 克　土贝母 10 克　益母草 30 克　丹参 30 克　当归 10 克　玄参 20 克　陈皮 10 克　杏仁 10 克　14 剂。

连续就诊至 2009 年 5 月，一直守上方调理，药物出入有紫花地丁、桑白皮、生薏苡仁、苦参等。患者面部痤疮未再复发，原有凹陷性瘢痕明显减轻，暗红色印迹消失。

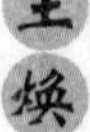
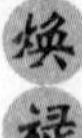

按：痤疮是由多种因素导致的毛囊皮脂腺慢性炎症性皮肤病，多见于青年男女，临床主要以粉刺、丘疹、脓疱、结节、囊肿等多种类型的皮疹为特征。病情严重者，缠绵难愈，常形成窦道或瘢痕，影响美观，给患者带来很大压力。从中医角度分析，痤疮的成因很多，血热偏盛、肺胃积热、外感风热、湿热内蕴、血瘀痰结均可导致痤疮的发生，其中素体血热偏盛是痤疮发生的根本内因，饮食不节、外邪侵扰是导致痤疮发病的外在条件，血瘀痰结又使病情复杂深重。

患者病程较长，皮损较为严重，根据皮损情况，结合患者症状，应属素体心肝火旺，血热壅盛，日久化热成毒，血凝成瘀，热毒消灼津液，炼液成痰，终至热、毒、瘀、痰壅

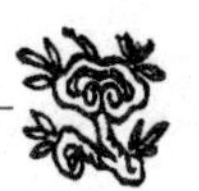

滞面部，发为本证顽固性重度痤疮。本证的核心病机为热毒炽盛，瘀、痰为本证之变证及病理产物，同时亦存在气血被耗、肌肤失荣的虚证病机。因此治疗中，始终遵循清热解毒凉血大法，在治疗不同阶段，依据皮损特征，结合消肿排脓、化瘀散结、健脾祛湿、祛痰散结、养血润燥等法，最终收效。根据皮疹特征不同应对症选药，如：脓疱疹较多，选用金银花、蒲公英、皂角刺；囊肿、结节偏重，加土贝母、紫花地丁；后期瘢痕及色素沉着明显，加当归、丹参活血化瘀养血之品。随访6年，痤疮未复发。

虽然治疗中长期使用大剂苦寒药，患者并未因此出现不适，所以临证应坚持有是证则用是方是药。

（黄　莉）

牛皮癣（湿热内蕴）

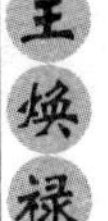

赵某，男，28岁。初诊节气：立夏前6天。

初诊日期：2012年4月29日。牛皮癣10年，加重半月余。现病史：患者10年前发现牛皮癣，近半月开始加重，现头部、四肢、胸背均有皮疹，皮疹发红、瘙痒，情绪激动时皮疹加重，左脚踝部皮肤增厚发黑，手指指甲损坏，偶心悸，口苦，食可，眠差，小便黄，大便黏。舌红苔薄黄，脉弦滑数。心率：120次/分。根据脉症，此属湿热内蕴之牛皮癣。治以清热利湿。处方：

茵陈30克　滑石块20克先煎　生薏苡仁30克　甘草9克　土茯苓20克　白鲜皮30克　牡丹皮10克　骨皮10克　炒枣仁30克　珍珠母30克先煎　紫石英30克先煎　无柄灵芝粉3克冲　苦参6克　7剂。

二诊：2012年5月8日。患者四肢、胸背有新发皮疹，

皮疹发红、瘙痒，头面部皮疹好转，食可，眠可，二便可。舌红苔薄黄，脉弦滑数。心率：80次/分。处方：

茵陈30克　土茯苓30克　生薏苡仁30克　甘草9克　白鲜皮30克　牡丹皮10克　生地黄20克　半枝莲30克　青黛6克　紫草10克　生磁石30克先煎　皂角刺10克　全虫6克　无柄灵芝粉3克冲　苦参6克　14剂。

三诊：2012年6月1日。患者未起新皮疹，原有皮疹好转，指甲损坏好转，食可，眠可，二便可。舌红苔薄白，脉弦滑。守二诊处方舍全虫，加三棱10克，莪术10克，14剂。

四诊：2012年6月28日。患者病情稳定，未起新皮疹，余可。处方：

茵陈30克　滑石块30克先煎　生薏苡仁30克　甘草9克　三棱10克　莪术10克　红花5克　当归30克　白鲜皮30克　牡丹皮10克　地骨皮10克　皂角刺10克　生磁石30克　生地黄30克　无柄灵芝粉3克冲　7剂。

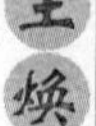

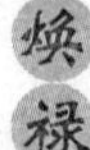

按：牛皮癣初期多以湿热为主，治疗应清热利湿并加活血化瘀为主；后期多以血热血燥为主，治疗应养血润燥、凉血为主。初期多用茵陈、滑石、生薏苡仁、甘草、土茯苓、白鲜皮、苦参等清热解毒，利湿止痒；牡丹皮、地骨皮清热凉血；三棱、莪术活血化瘀；无柄灵芝扶正培本、消炎、抗菌、解毒，据现代药理研究具有免疫调节的作用，近年来多认为牛皮癣是免疫或炎症介导的疾病，因此通过灵芝粉的免疫调节作用来加强牛皮癣的治疗效果。对于时间较长的牛皮癣可以加生磁石重镇潜阳止痒，全虫攻毒散结通络。后期可用四物汤等养血润燥，牡丹皮、地骨皮凉血。

茵陈、滑石、生薏苡仁、甘草作为湿热内蕴病证的基础

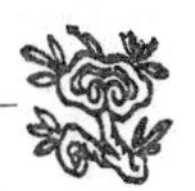

方，具有清热利湿的作用，可以用于湿热内蕴的湿疹、荨麻疹、牛皮癣，以及湿热内蕴的类风湿关节炎等，同时配合辨证，随证配伍。一般茵陈、滑石、生薏苡仁用量均在30克，甘草6～10克。如热毒较盛，可将滑石改成土茯苓30克。

（肖 怡）

白疕（湿热相结）

王某，男，32岁。初诊节气：冬至。

初诊：2013年12月21日。发现身起红斑丘疹半月。患者半月前开始发现躯干、四肢起斑丘疹，皮疹不厚，颜色红，表面干燥，少量脱屑，瘙痒不明显，曾就诊于协和医院皮肤科，诊断为“银屑病”，遂来诊治疗。平时大便调，工作紧张，压力较大。冬季易手足冷凉。查体：患者躯干、四肢可见丘疹，皮疹不厚，颜色红，表面干燥少量脱屑。舌质暗，苔薄黄，脉细弦。根据脉症，此属湿热相结之白疕，治以清热利湿，处方：

茵陈30克　滑石30克　生薏苡仁30克　甘草10克　土茯苓30克　金雀根40克　肿节风40克　三棱10克　莪术10克　灵芝粉3克[冲]　红花6克　益母草30克　14剂。医嘱：患者忌辛辣、饮酒，调畅情志。

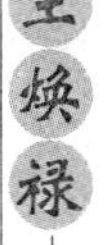

二诊：2014年1月4日。初服药时自觉心悸，目前此症消。皮损色红有所减轻，但数量增多，纳可，大便较前通畅，平时易手足冷凉。舌质略绛暗，苔薄润，脉弦。辨证同前，守12月21日方去三棱、莪术、红花、益母草，减肿节风为30克，加炒枣仁20克，珍珠母30克，紫石英30克，牡丹皮15克，生地黄20克，虎杖15克，服14剂。

三诊：2014年1月18日。近期到南方出差，身上皮损

增多，瘙痒不重，皮疹颜色红，边界清楚，略高于皮面，表面干燥，少量白屑，纳可，大便调。追问患者，诉以前从未服用过雷公藤多苷片。舌质淡红，苔薄黄，脉弦。证治同前，方药调整为：

茵陈 30 克　生薏苡仁 30 克　甘草 10 克　土茯苓 30 克　金雀根 40 克　肿节风 30 克　灵芝粉 3 克[冲]　牡丹皮 10 克　生地黄 20 克　虎杖 15 克　半枝莲 20 克　白鲜皮 30 克　14 剂。雷公藤多苷片 20 毫克日 2 次。

四诊：2014 年 1 月 25 日，患者因担心雷公多甙片的毒副作用，患者仅每次口服 1 片日 2 次。自诉 1 月 4 日就诊服药后进食、饮水后均觉舌根发苦，上次就诊服药后上述症状消失。皮疹颜色渐淡，但仍有少量新发疹，大便调，有时胃脘不适。平时易四末冷凉。舌淡红，苔薄黄，脉弦。辨证同前，守 1 月 18 日方减虎杖，加金雀根为 50 克，肿节风为 40 克，生地黄为 20 克，马齿苋 30 克，生地榆 30 克，清半夏 10 克，砂仁 6 克，服 14 剂，水煎服日 2 次。雷公藤多苷片 10 毫克日 2 次。

五诊：2014 年 2 月 8 日，服药后未见新发皮损，旧皮疹颜色较前变淡。近日尿黄、口浊，大便日 1～2 次，有时量少。舌淡红，苔黄，脉弦。辨证同前，1 月 18 日方去生地黄、半枝莲，易金雀根为 60 克，肿节风为 40 克，加牡丹皮为 15 克，柴胡 10 克，黄芩 10 克，金钱草 30 克，14 剂，水煎服日 2 次。雷公藤多苷片 10 毫克日 2 次。

六诊：2014 年 2 月 22 日，服药后上肢皮损已明显变薄、颜色变淡，但躯干、下肢皮损基本如前。近日大便量少不畅，便质正常，胸膈郁热不适，夜寐不安。舌上红蕾，淡红舌，苔薄黄，脉弦。因患者工作原因经常要出差，携带汤

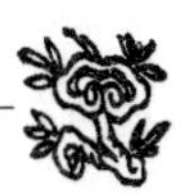

药不便，请开处配制丸药方以备出差时服用。证治同前，口服汤药方调整为：

茵陈 30 克　土茯苓 30 克　生薏苡仁 30 克　甘草 10 克　金雀根 60 克　肿节风 40 克　灵芝粉 3 克[冲]　土大黄 15 克　连翘 20 克　栀子 10 克　炒枣仁 20 克　14 剂，水煎服，日 2 次。雷公藤多苷片 10 毫克日 2 次。

丸药方：茵陈 100 克　土茯苓 100 克　生薏苡仁 100 克　甘草 30 克　灵芝粉 90 克　牡丹皮 60 克　白鲜皮 90 克　金雀根 100 克　肿节风 100 克　半枝莲 60 克　珍珠粉 12 克[冲]，上药共为细末，水泛为丸，如绿豆大，每服 4 克日 2 次。因雷公藤多苷副作用较大，不建议长期使用，故建议患者服用水丸时停止服用该药。

七诊：2014 年 3 月 8 日，患者目前上肢皮损继续变薄、渐平，色变淡，表面脱屑已不著，下肢皮损颜色较上肢略红，皮损渐薄，大便仍偏干，睡眠欠佳。手凉。查体：咽部充血。舌胖，舌边齿痕，舌质淡红，舌上红蕾，苔薄黄，脉弦。辨证同前，方药：2 月 22 日汤药方去连翘、栀子，加生地黄 20 克，牡丹皮 10 克，地骨皮 10 克，白鲜皮 30 克，14 剂，水煎服日 2 次。雷公藤多苷片 10 毫克日 2 次。

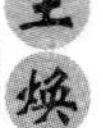

八诊：2014 年 3 月 22 日，目前皮损颜色继续变淡暗，皮损继续变平，表面脱屑消失，服药期间大便无溏稀泄泻，纳可。查体：患者眉间往下至鼻翼两侧皮肤均发红。舌淡红略暗，苔薄黄，脉细弦。辨证同前。方药：3 月 8 日方去牡丹皮、地骨皮，加土大黄为 20 克，半枝莲 20 克，14 剂，水煎服日 2 次。雷公藤多苷片 10 毫克日 1 次。

九诊：2014 年 4 月 12 日，服用 2~3 天配制的丸药，觉大便欠畅，躯干部旧皮疹颜色又泛红色，遂自行转抄 3 月

22日方治疗，服药后大便已通畅，躯干皮疹仍觉较前色转红，觉胸膈郁热，但下肢凉。舌上红蕾，苔黄略腻，脉弦细。证治同前。方药：3月22日方去生地黄、虎杖、炒枣仁、半枝莲，加积雪草30克，连翘15克，栀子10克，薄荷6克，牡丹皮15克，14剂，水煎服日2次。雷公藤多苷片10毫克日1次。

十诊：2014年4月26日，目前双上臂内侧皮疹已基本不显，上臂外侧面皮损已变平、淡褐色，躯干、下肢皮疹颜色亦转为淡红色且渐平，胸中郁热减轻，大便基本通畅。但近期骶尾部出现皮肤干燥、角化伴瘙痒。舌苔黄，脉弦滑。证治同前。方药：4月12日方减肿节风为30克，去牡丹皮，加连翘15克，生地黄30克，夜交藤30克，14剂，水煎服日2次。养阴镇静片6片，睡前服用，雷公藤多苷片10毫克日1次。

十一诊：2014年5月10日，目前双上肢及躯干部皮损已不明显，下肢皮损仍略红。另诉近日因母亲发现直肠癌住院，自己着急，休息不良，出现大便不畅偏干，鼻周皮色又发红，咽部不适，夜寐好。舌苔薄黄，脉弦细。证治同前，方药：4月26日方减生甘草为6克，金雀根为50克，去积雪草、白鲜皮、连翘、栀子、薄荷、生地黄、夜交藤，加沙参10克，麦冬10克，虎杖15克，牡丹皮10克，白花蛇舌草30克，14剂，水煎服日2次。雷公藤多苷片10毫克日1次。

十二诊：2014年5月24日，患者服药后皮损已变平，颜色变为淡褐色，面部鼻周皮色亦变为淡红色。近日觉口浊，偶有胸膈不适，胃脘时有不适感，无恶心，大便不畅，眠可。舌苔薄黄，脉沉弦细。证治同前，方药调整为：

茵陈30克　土茯苓30克　生薏苡仁30克　甘草6克　金雀根50克　肿节风30克　积雪草30克　白鲜皮30克　土大黄15克　清半夏10克　白蔻10克　连翘10克　薄荷6克后下　杏仁10克　14剂，水煎服日2次。雷公藤多苷片10毫克日1次。

十三诊：2014年6月7日，患者目前上肢皮损已基本不显，躯干及下肢皮损已变平、变为淡褐色，若大便欠通畅则仍觉胸膈遇热、鼻周皮色泛红。舌体略大，舌质淡红，苔中黄，脉弦。证治同前，方药：5月24日方去土大黄、清半夏、白蔻、杏仁，加金雀根60克，大黄10克，栀子10克，14剂，水煎服日2次。雷公藤多苷片10毫克日1次。

十四诊：2014年6月28日，患者病情继续好转，现右上肢已无皮损痕迹，左上肢外侧、躯干、下肢皮损已变平，局部皮色为褐色，纳可，大便有时仍不畅。近日工作忙碌、劳累，仍有时胸膈郁热感。近2天咽部不适。查咽部充血。舌质略暗，苔黄，脉细弦滑。证治同前，方药：6月7日方去大黄、连翘、薄荷，加菝葜30克，板蓝根20克，土大黄15克，生地黄20克，14剂，水煎服日2次。停服雷公藤多苷片。

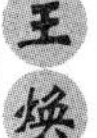

十五诊：2014年7月19日，患者躯干部皮损已变平，颜色转为淡褐色，无新发皮疹，纳可，二便调。自行停服雷公藤多苷片已半月。另诉骶尾部有一皮损，局部角化增厚、瘙痒，涂用激素类软膏则皮损可好转，但停药则仍复发。舌根部黄略腻，脉滑。证治同前，方药：6月28日方减金雀根为40克，去板蓝根、生地黄，加虎杖10克，益母草30克，莪术10克，14剂，水煎服，2日1剂。

按：白疕，古医籍亦有称之为“松皮癣”，是一种常见

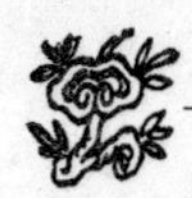

的慢性皮肤病，其特征是在红斑上反复出现多层银白色干燥鳞屑。其皮损特点是出现大小不等的丘疹，红斑，表面覆盖着银白色鳞屑，边界清楚，好发于头皮、四肢伸侧及背部。男性多于女性。冬春季节容易复发或加重，而夏秋季多缓解。西医称本病为“银屑病”，其发病机制尚不完全明确。近年来大多认为遗传、代谢障碍，感染、免疫功能障碍等可能为发病的重要因素，季节变化、潮湿、精神创伤或手术等也可能诱发本病。

按一般认识规律，中医认为，白疕的发病机制主要是因营血亏损，化燥生风，肌肤失养所致。中医对本病的认识吸收了西医学的观点，认为人体免疫功能障碍是本病发生的重要因素，不排除本病属于免疫病，认为与湿热邪气在体内的侵扰有关。由于湿热相结，湿邪内蕴，阻碍气机，热邪内郁，营阴受热，外不能宣泄，内不能利导，阻于肌表，而发为本病。临床可见皮损基底色红，皮损较厚，表面白色鳞屑附着；若皮疹基底色红赤，提示血分热盛。湿热蕴结日久，化燥伤阴，营阴不足，气血循行受阻，又可导致瘀阻于肌表，皮损基底色暗红不鲜。

从该患者的方药治疗中可以看出，医者从湿热论治，并注重调整机体免疫，以期帮助疾病的恢复。方中茵陈、滑石、生薏苡仁、土茯苓清热利湿，祛其主要致病邪气。三棱、莪术破气化瘀，红花、益母草活血化瘀，通调气血，散气血壅滞，使气血恢复正常循行，受损肌肤恢复充养，助皮肤恢复正常。金雀根，本草中记载其具有益气补脾、祛风活血之功，现代药理研究提示此药具有免疫抑制作用，可以调节机体免疫，是治疗此病免疫功能异常所致疾病的重要药物。灵芝，自古即被誉为补益药，有“仙草”之称，补人

虚损，近些年随着中药现代药理研究的发展，认识到该药可以调整人体免疫力，在改善人体免疫功能方面有很好的作用。肿节风，《中国药典》中记载该药具有“清热凉血，活血消斑，祛风通络”的功效；某些药物实验表明，肿节风对巨噬细胞系统、T淋巴细胞和B淋巴细胞均有一定的免疫抑制作用。服药4周后，患者皮损仍有增多趋势，故调整方药，去三棱、莪术、红花、益母草，选虎杖、半枝莲、白鲜皮加强清热解毒之力，加牡丹皮、生地黄清热凉血力增，生地黄又可滋养阴分。并医嘱患者配合口服小剂量雷公藤多苷片加强免疫抑制功能，以调节人体免疫。方药调整后患者皮损开始变淡，如此守方，针对每次复诊的兼夹症进行简单方药调整，如此加减进退坚持治疗7个月，皮损全消，病愈而停药。

（燕　莉）

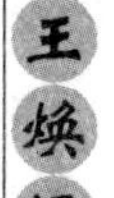

风热疮（血热夹毒）

李某，男，36岁。初诊节气：大暑前4天。

初诊：2014年7月19日。身起红色斑片样疹20天。患者20天前发现躯干出现红色斑片样皮疹，表面少量糠状鳞屑，无瘙痒不适，发病前无上呼吸道感染、发烧等经历。纳可，二便调。患者曾就诊于其他中医医院皮肤科，诊断为“玫瑰糠疹”，予口服中草药治疗（具体方药不详），但效不显，遂来诊。另诉平时脱发明显，请予综合调治。查见患者体型偏胖，躯干处可见大小不等的红色斑片，中心红色略淡，表面少量糠状鳞屑。舌质绛，苔黄，脉滑。根据脉症，此属热毒血热之风热疮，治以清热解毒凉血，处方：

生地黄20克　牡丹皮10克　地骨皮10克　白鲜皮30

克　板蓝根30克　生薏苡仁30克　柴胡10克　甘草6克　灵芝粉3克冲　何首乌15克　旱莲草15克　女贞子15克　黑芝麻15克　14剂。

随访：2014年8月16日，患者来诊治疗高血压病时，追问其玫瑰糠疹病情，诉上次就诊服药后皮疹消退，未遗留色素沉着，病愈。

按：玫瑰糠疹是一种常见的炎症性皮肤病，好发于躯干和四肢近端，多先出现一母斑，继而出现多个大小不等、数目不定的玫瑰色斑片，其上有糠状鳞屑。本病有自限性，一般持续6~8周而自愈，但也有经久不愈的情况。西医学对本病的病因尚不明确，多数认为与病毒感染有关，有学者研究提出该病的发生与柯萨奇B组病毒感染有关。

中医称玫瑰糠疹为“风热疮”“子母癣”等，如《外科正宗》记载：“风癣如云朵，皮肤娇嫩，抓之则起白屑。”中医学认为，本病是由于血热内蕴，风热外袭，风邪血热凝滞，闭塞腠理，致营血失和，热邪化燥伤津，肌肤失养而发病。病位在血分，血热内蕴，故见红斑；热灼阴血，血虚风燥，肌肤失养，故见红斑表面糠样鳞屑；因血热内蕴，复感风邪，风盛则痒。临床多从清热凉血，散风止痒角度治疗，可选用银翘散、凉血消风汤等加减治疗。

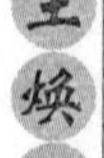
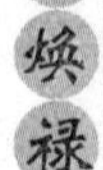

由于该患者皮疹色红，舌质红绛，说明其营血分有郁热；其皮疹瘙痒不明显，提示风邪之象不著；但因其皮损表面干燥脱屑，亦有血虚风燥之象。方中生地黄、牡丹皮清热凉血活血，寓有“治风先治血，血行风自灭”之意，生地黄养血而润燥。地骨皮、白鲜皮助生地黄、牡丹皮清热凉血。由于该病的发生可能与病毒感染有关，故方中选用板蓝根清热解毒，抗病毒感染；生薏苡仁亦有抗病毒之意，加之

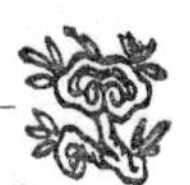

病人患病时间正值夏至后、近芒种，气候炎热且湿热渐重，薏苡仁可清热利湿以防湿邪侵扰，影响内外气机出入进而影响营血分郁热之清解。柴胡疏散风邪，并可通调内外气机之枢。旱莲草、女贞子养阴清热护营阴，与何首乌、黑芝麻相配又可滋补肝肾阴，改善患者平素脱发之症。灵芝调补气血、五脏，扶正祛邪。甘草调和诸药。诸药相合，共奏清热解毒凉血之功，患者服药后疹退病愈。

（燕　莉）

蛇串疮（湿热相结）

车某，女，50岁。初诊节气：惊蛰后第1天。

初诊2013年3月16日。主诉：左侧头枕部及左侧项部起疱疹伴疼痛1周。患者1周前开始出现左侧头枕部及左侧项部疼痛，最初于左侧颈部出现单发疱疹，2天后左侧头枕部亦出现散在疱疹，就诊于外院皮肤科诊断为“带状疱疹”，予口服药、外用药、肌肉注射药物及理疗治疗，遵医嘱治疗数日，现仍左侧头皮针刺样疼痛，夜间尤甚，难以忍受，左耳听力模糊，有重听感，无口干、口苦，平时纳好，大便调但便后下血。查患者左侧头皮处及左侧项部可见根底色红暗的散在簇集样皮疹，基本无疱液，表面有结痂。舌苔黄腻，舌质淡红，苔弦。根据脉症，此属湿热相结之蛇串疮，治以清热利湿、解毒止痛，处方：

茵陈30克　生薏苡仁30克　当归10克　生地黄10克　白芍10克　乳香5克　没药10克　蜈蚣3条　全虫6克　桔梗10克　荆芥10克　防风10克　板蓝根20克　延胡索10克　川芎10克　白芷10克　7剂。

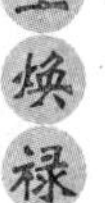

调护：调畅情志，避免思想紧张，消除急躁情绪。忌食

辛辣肥甘之品。

随访：患者2周后陪同母亲前来看病时，追问患者病情，诉服药7剂后疱疹消退，疼痛消失，病痊愈。

按：带状疱疹是由水痘—疱疹病毒感染所引起的一种急性皮肤黏膜感染性疾病，可发生于人体不同部位，多表现为沿神经带状分布、单侧分布、密集成簇的疱疹，疼痛为本病的突出临床症状。中医古书记载的“缠腰火丹”“蛇串疮”等与该病特点类似。西医学认为，该病的发生多见于免疫力低下的患者，如老年人、糖尿病患者、肿瘤患者等。而中医对本病的认识，可见《医宗金鉴·外科心法》中记载蛇串疮的治疗：“……干者色红赤，形如云片，上起风粟，作痒发热。此属肝、心经风火，治宜龙胆泻肝汤；湿者色黄白，水疱大小不等，作烂流水，较干者多疼，此属脾、肺二经湿热，治宜除湿胃苓汤。”由此可以看出，中医认为本病的发生与情志不遂，或饮食失宜，导致脾失健运，湿浊内生，郁而化热，湿热相搏，发于肌表有关。

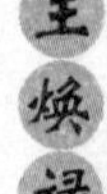

该病案为发于左侧头、颈部的疱疹，从其经脉循行属于肝胆经走行之处，治疗时选用茵陈、生薏苡仁清利肝胆湿热，实际与龙胆泻肝丸有异曲同工之妙。由于该患者疱疹疱液不多，故配当归、生地黄、白芍养血，以免苦寒药物伤肝之阴血。乳香、没药、延胡索行气止痛，蜈蚣、全虫化瘀止痛，搜风通络力强，几药相配，加强止痛之力。桔梗为引经药，引药上行达患处。因患者疱疹部位在头颈部，故选川芎、白芷走上辅助治疗疼痛之症。全方配伍精当，患者服药7剂后即疱疹消退，疼痛全消而愈。

（燕　莉）

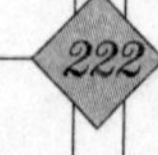

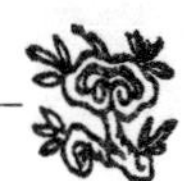

经络筋骨病

项痹（痰瘀阻络）

张某，女，55岁。初诊节气：立冬。

初诊日期：2009年11月8日。颈、肩、背痛2月余。2月前无明显诱因出现颈、肩、背痛，伴颈部转侧受限，右上肢麻木、沉重，时有肩部向下放射样痛，右手持物受限。1月前X线拍片检查：颈椎退行性变，腰椎退行性骨关节病。曾做理疗和中药外敷，疗效不显，且症状逐渐加重。现颈肩持续疼痛，右上肢僵硬、沉重感，右手不能持物，夜间颈肩疼痛影响睡眠。纳食可，口微苦，二便通畅。舌质淡红，舌苔薄黄，脉沉弦。根据脉症，此为痰瘀阻络之项痹，治以消痰化瘀，通络止痛。处方：

昆布15克　海藻15克　生牡蛎30克先煎　莪术10克　白芍15克　延胡索10克　制川乌10克　蕲蛇10克　威灵仙15克　木瓜15克　防风10克　葛根15克　7剂。调护：注意颈肩部避风保暖。

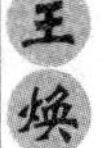

二诊：2009年11月15日。药进7剂，颈、肩、背痛白天明显缓解，夜间仍疼痛较甚，尤以后半夜为甚，右上肢沉重感缓解，握力改善，小便量较前增多，大便通畅，舌质淡红，舌苔薄黄，脉沉弦，初诊处方加生黄芪30克，炒薏苡仁30克，14剂。

三诊：2009年11月29日。服上药14剂，颈肩痛进一步缓解，白天不觉疼痛，唯右臂沉重无力，右手中指、无名指麻木疼痛，夜间稍觉右颈肩僵硬不舒，小便正常，大便通

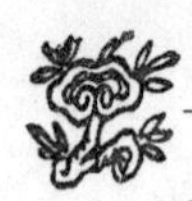

畅，舌质稍绛，舌苔薄黄，脉沉，二诊处方去延胡索，加菟丝子15克，14剂。

四诊：2009年12月13日。经治颈、肩、背已无不适，仅有右手中指、无名指胀麻感，尤以晨起为甚，活动后症状缓解，余无明显不适，舌质淡红，舌苔薄，脉沉，二诊处方去延胡索，加桂枝10克，豨莶草30克，14剂。守方门诊再调理2周，症状全无，临床痊愈。

按：项痹属于西医学颈椎病范畴。颈椎病是指颈椎椎间盘组织退行性改变，及其继发病理改变累及周围组织结构，出现相应的临床表现，称为颈椎病。根据受累组织的不同，颈椎病一般分为神经根型、脊髓型、椎动脉型、交感神经型。神经根型颈椎病，主要以颈肩部症状伴有颈神经根水肿、压迫现象为主。患者表现为颈项肩臂疼痛，颈部活动受限，病患上肢沉重无力，握力下降或持物落地。对神经根型颈椎病的中医治疗，应抓住"通络"二字，或祛邪通络，或补虚通络，亦或祛邪补虚通络，只有经络畅通，气血运行无碍，组织器官得养，临床症状方能缓解。

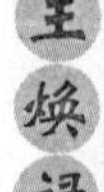

此患者中年女性，病发于初冬，病程2月，主要表现为颈肩背疼痛及神经根压迫导致的患侧上肢麻木、沉重、握力下降。缘于起居不慎，颈肩感受风寒湿邪，邪气入络阻滞气血运行，不通则痛，出现颈肩背疼痛；治不彻底或治疗不当，久则气滞津停成痰，血凝成瘀，痰瘀进一步痹阻经络，阻碍气血运行，致症状迁延2月之久，且逐渐加重。此时治疗当祛邪通络为主，予消痰化瘀散结通络，旨在尽快缓解神经根水肿和压迫症状。首诊处方中昆布、海藻、生牡蛎消痰软坚，利水散结；莪术、延胡索、白芍行气化瘀，养血止痛；川乌、威灵仙、蕲蛇、防风、木瓜祛风散寒除湿，舒筋

活络止痛；葛根在方中为引经之药。药进7剂，二诊患者颈肩背疼痛明显缓解，守方加生黄芪、炒薏苡仁，益气祛湿，缓解神经根水肿。三诊患者症状进一步缓解，去延胡索加菟丝子补肝血益肾精，补虚通络。经过如上2周调理，患者临床痊愈。

（黄　莉）

项痹（痰瘀互结兼气虚）

谢某，女，58岁。初诊节气：大雪前3天。

初诊日期：2013年12月4日。左颈肩部发僵疼痛、左手麻10余天。患者近10余天左颈肩部发僵疼痛、左手麻，检查心电图提示心肌供血不好（具体不详）。刻下心脏无不适，仍手麻，易汗出，活动后明显，烘热感，今日颈椎X片：①颈椎病；②颈5、颈6椎间盘病变。建议行CT检查。既往糖尿病、高脂血症病史，今测空腹血糖（FPG）5.6mmol/L，2hPG（餐后2小时血糖）近期波动在6.1～6.6mmol/L。舌质略绛，薄黄苔，舌下脉络稍粗，脉弦滑小数。此属痰瘀互结，气虚之项痹。治以软坚散结，益气祛风。处方：

昆布15克　海藻15克　莪术10克　三七6克　豨莶草30克　制川乌8克　蜈蚣2克　僵蚕10克　天南星10克　桑枝30克　生黄芪30克　炒薏苡仁30克　防风10克　14剂。

二诊：2013年12月18日。药后左肩部不适显减，手已不麻，足跟部不适减，自觉上火牙痛，晨起口干。欲增加体重。今查FPG：5.5mmol/L。舌质绛暗，薄黄苔少津，脉弦滑。项痹已瘳，转为调理糖尿病及高脂血症。

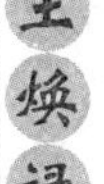

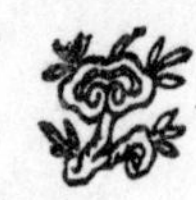

按：患者左肩部不适10余天，伴有左手麻，颈椎片示颈椎病、颈椎间盘病变。故诊断颈椎病无疑。患者平素易汗出，汗出则腠理疏松，风寒之邪易于入侵，导致局部经络气血津液凝滞，形成无菌性炎症包块，中医则从痰瘀论治，采用软坚散结、活血化瘀之法治疗，海藻、昆布、三棱、三七、天南星软坚散结、化痰祛瘀，豨莶草、川乌、蜈蚣、僵蚕疏通经络，散寒止痛，桑枝引经之药，生黄芪、炒薏苡仁、防风为治疗经络关节病的组药，有益气健脾祛风作用，有类似B族维生素作用，能起到一定的营养神经作用。服药2周，颈肩部不适及手麻皆除，取效甚捷。

（王洪蓓）

冻结肩（气虚血弱，寒凝血滞）

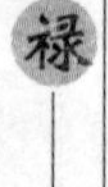

温某，女，55岁。初诊节气：处暑前2天。

初诊日期：2008年8月20日。右肩疼痛3周，伴抬举受限。缘于近日天气炎热，夜间贪凉吹电扇，初感右肩弛缓无力，渐至酸软疼痛，受风尤甚，遂夜晚不再吹电扇，但肩痛不减，且持续加重，现自觉右肩沉重板滞，右臂抬举肩痛加重，右臂向外、向上伸展不能，夜间痛甚影响睡眠。伴有乏力、多汗，时发心悸，舌淡红，苔薄白，脉沉细结代。根据脉症，此属气血虚弱，寒凝血滞之冻结肩。治以益气和血，温经散寒。处方：

生黄芪20克　桂枝10克　当归10克　川芎10克　红花10克　桃仁10克　炙川乌10克　姜黄10克　防风10克　蜈蚣3条　炒枣仁20克　紫石英30克先煎　珍珠母30克先煎　7剂。调护：右肩避风寒。

二诊：2008年8月27日。药进7剂，肩痛似有减轻，

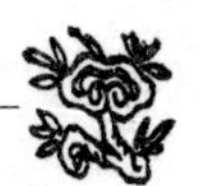

睡眠较前好转，仍抬举时疼痛明显，时感胃胀、反酸，心悸发作减少，舌淡红苔白，脉沉细结代。原方去防风，加砂仁10克，川朴10克，海螵蛸15克，14剂。

三诊：2008年9月3日。药进14剂，肩痛明显减轻，唯抬举时感疼痛不适，睡眠正常，胃胀未再作，偶有反酸，心悸未作，舌淡红，苔薄白，脉细，守上方减去蜈蚣，14剂。

守方门诊调理2月，肩痛痊愈。停药后随访半年，未再发作。

按："冻结肩"亦称为"五十肩"，相当于西医之"肩周炎"，是肩周肌肉、肌腱、滑囊和关节等软组织的慢性无菌性炎症，是一种原因不明、进行性肩关节囊粘连及纤维化疾病，也称之为粘连性肩关节囊炎。此病多发于40～60岁的女性，为自限性疾病，但整个病程缓慢而连续，可造成患者生活不便或患肩的病废。冻结肩多因年高体弱，气血亏虚，营卫不调，筋脉失于濡养，后复感风、寒、湿外邪，外邪流注经络关节，凝滞气血，发为疼痛；日久痰湿内生瘀血内留，痰瘀胶着，阻滞气血黏滞筋脉，出现肩部冻结，活动受限。其病机属本虚标实，虚实夹杂。治疗当标本兼顾，补虚祛邪，且应早期发现、早期治疗，以免造成肩关节永久性废退。

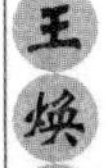

此患者中年女性，素体气血不足，夏暑贪凉，夜间持续吹风扇，风、寒、湿邪趁虚而入，发为冻结肩。辨证属气血虚弱，寒凝血滞，治以益气和血，温经散寒，以黄芪桂枝五物汤、桃红四物汤及杨氏蠲痹汤合方加减。方中黄芪、桂枝益气温经；当归、川芎、桃仁、红花和血通痹；炙川乌、姜黄、防风祛风除湿，散寒止痛；蜈蚣搜风通络止痛；炒枣

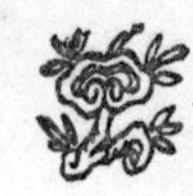

仁、紫石英、珍珠母安神定悸。二诊患者肩痛减轻，睡眠好转，觉胃胀、反酸，原方去防风，加理气和胃制酸之砂仁、川朴、海螵蛸，14剂。三诊患者肩痛明显减轻，唯抬举时感疼痛不适，睡眠正常，心悸、胃胀未作，偶有反酸，守方减去蜈蚣，继续服用14剂。守方门诊调理2月，肩痛彻底痊愈。停药随访半年，未再发作。

（黄　莉）

肩痹病（瘀血痹阻）

张某，男，61岁。初诊节气：大雪后1天。

初诊日期：2012年12月8日。左肩关节疼痛7个月。患者7个月前游蝶泳时动作不规范，抻拉左上臂后出现左肩部疼痛，但患者没有进行很好治疗且未使患侧肢体合理休息，仍继续游泳、练习俯卧撑，致使患侧肢体疼痛加重，夜间亦痛，影响睡眠，遂于9月11日就诊于人民医院骨科，遵医嘱行肩部核磁共振检查提示：左肩锁关节及肩峰退行性变，肱骨头骨髓水肿，冈上肌、冈下肌、肩胛下肌肌腱远端、肱二头肌长头腱局部损伤，肩峰下囊、肱二头肌长头腱腱鞘周围及关节腔内少量积液。舌淡红苔薄黄，右脉弦滑，左脉沉细滑。根据脉症，此属瘀血痹阻之肩痹病。治以化瘀通络止痛。处方：

苏木10克　红花10克　乳香6克　没药10克　赤芍10克　当归15克　炙川乌6克　炙草乌6克　白芥子10克　桂枝10克　三七粉6克[冲]　14剂。

随访：患者服药后疼痛基本缓解。

按：本案患者属于外伤后失治误治。患者抻拉不慎出现肩部软组织损伤，未做治疗且失于修养，伤处经久不愈。于

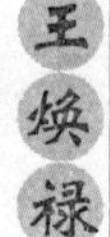

人民医院行核磁共振检查确诊肩关节软组织损伤伴积液，然伤损日久已非单纯活血消炎止痛之常法可治。

以验方苏红饮加减治疗。方中红花活血化瘀消肿止痛，常用于跌扑损伤而致瘀血作痛。苏木甘咸辛平归心肝经，味辛能散，咸入血分，《日华子本草》谓其治“扑损瘀血”。乳香、没药二者合用，长于治疗关节疼痛，筋骨损伤。以上四味药亦是《医宗金鉴》中专治瘀血肿痛，局部触压明显的代表方“八厘散”的主要组成部分。跌打损伤，血离经脉，瘀积不散，血脉不通则生肿痛，治当活血化瘀为先，四药合用已达其效。川乌、草乌辛散大热，专治历节疼痛不可屈者。乌头汤、小活络丹中均有应用。热能胜寒，寒湿一去经脉畅通，气血行则疼痛止。患者伤病日久，气血瘀滞，经脉闭阻，筋肉失于濡养，以赤芍、当归两药合用，养血荣筋。桂枝主治肢节疼痛，身体尪羸，白芥子、黄酒味辛性宣散，可加强上述各药之通达之力，三七粉活血通经，活血不伤正，止血不留瘀，诸药合用为治瘀血痹阻之良方。

（王晶莹）

膝痹（风寒阻络，肝肾不足）

李某，女，55 岁。初诊节气：大雪前 3 天。

初诊日期：2008 年 12 月 4 日。双膝关节冷痛强直伴跛行半月余。近半月来双膝关节疼痛，遇风遇冷加重，虽带护膝但仍觉膝关节处凉风嗖嗖，晨起膝关节强直影响走路，活动后强直减轻，行走稍多则疼痛加重，夜间膝关节疼痛影响睡眠。膝关节 X 片示：双膝关节未见明显异常。外贴膏药症状不能缓解，求中医治疗。平素觉腰酸腿软，夜尿频多。查体：双膝关节无红、肿、热及结节。舌淡红稍暗，苔白，

脉沉紧。根据脉症，此属寒痹，治以散风寒通经络，补肾肝强筋骨。处方：

制川乌6克　桂枝10克　蕲蛇6克　桑寄生30克　川续断15克　杜仲炭10克　补骨脂15克　骨碎补15克　当归12克　白芍12克　熟地黄15克　川牛膝10克　炒枣仁30克　7剂。

二诊：2008年12月11日。药进7剂，膝关节疼痛、怕凉稍有缓解，走路较前自如，舌、脉同前，效不更方，原方再进7剂。

三诊：2008年12月18日。原方再进7剂，双膝关节疼痛明显缓解，夜间已能安稳入睡，走路正常，膝部仍冷凉、怕风，口微渴，大便稍干，舌偏红，苔薄黄，脉沉。守上方加玉竹10克，耳环石斛10克，7剂。

四诊：2008年12月25日。药进7剂，膝关节疼痛基本未作，能够耐受较长路程行走，口不渴，大便通畅，舌质淡红，苔薄白，脉沉。守方进退再调理1月，膝痛未作。停药随访半年未再复发。

按："膝痹"属于中医学"骨痹"范畴，西医称"膝关节骨关节病"。膝痹好发于中老年人，以膝关节疼痛、肿胀、活动障碍为主要表现。肝肾亏虚，肾虚不能主骨，肝虚无以养筋，筋骨失养，是本病的内因；风、寒、湿邪的侵袭或外力损伤，是本病的外因。内外合因，导致膝关节局部气血凝结，经络阻滞，出现膝关节疼痛、活动不利。膝痹日久，肝肾亏损引起脾阳、脾气不足，气滞津停，日久痰湿内生，瘀血内留，痰瘀留滞于筋骨关节，导致久病膝痹者关节肿胀、变形。因此，痰瘀互结是本病发生的病理环节。内外并治、肝肾同调、消痰化瘀是本病治疗的大原则。

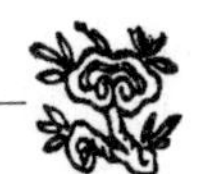

本例患者病程半月，以双膝关节冷痛为主，伴关节强直，活动不利，双膝关节无红、肿、热及结节，双膝X光片无明显异常，据此判断该患者属寒痹，以风寒外袭，寒凝血滞，经络闭阻为主，尚无痰瘀留滞之患。初诊处方选用制川乌、桂枝、蕲蛇温经散寒止痛；桑寄生、川续断、杜仲炭、骨碎补、补骨脂补肝肾强筋骨；熟地黄、白芍、当归、牛膝养血滋阴，补精益髓，活血止痛；炒枣仁养心安神促寐，缓解因疼痛而夜间睡眠不佳。全方内外并治，肝肾同调，精血同补。服药14剂后，膝关节疼痛明显缓解，走路正常，患者出现口微渴，大便稍干，舌质偏红，苔薄黄，考虑温热之药，辛燥伤津所致，三诊时原方加玉竹10克，耳环石斛10克以滋阴清热，佐制川乌、桂枝辛燥之弊。如此守方进退调理1月，症状消失，随访未再发作。

（黄　莉）

尪痹（湿热内蕴）

尹某，女，48岁。初诊节气：立冬前3天。

初诊日期：2008年11月4日。双手关节、膝关节疼痛5年，加重2周。5年前无明显诱因逐渐出现双手指关节、腕关节、双膝关节疼痛、肿胀，北京某医院诊断为类风湿性关节炎，给予甲氨蝶呤、柳氮磺胺吡啶等药物治疗，症状缓解。后因服药期间出现肝功能异常，遂停药采用中医治疗。5年期间间断服中药，病情基本稳定。近2周劳累过度又复感风寒，症状反复，出现手腕疼痛，双手多关节疼痛、肿胀，痛处有蒸热感，手指屈伸不利，晨僵明显。自觉乏力倦怠，心烦，口渴，午后潮热，舌淡红，苔薄黄，脉滑数。来诊见：双手指关节数个红肿结节，关节局部扪之灼热。根据

脉症，此属湿热流注，经络痹阻。治以清热利湿，通络止痛。处方：

茵陈30克　滑石块30克　生薏苡仁30克　甘草10克　防己15克　防风10克　蜈蚣3条　蜂房10克　猪苓15克　羌活20克　金银花30克　老鹳草15克　白花蛇舌草30克　柴胡15克　7剂。调护：避风寒，忌劳累。

二诊：2008年11月11日。药进7剂，腕关节及手指关节疼痛缓解，仍屈伸不利，晨僵明显，膝关节仍痛，午后烦热仍有，舌、脉同前，扪关节局部灼热感较前减轻。原方去柴胡，加知母10克，牡丹皮10克，7剂。

三诊：2008年11月18日。药进7剂，小关节疼痛大减，局部已无蒸热感，仍晨僵，双膝关节痛减，烦热消失，睡眠稍差，舌淡红，苔薄白，脉弦滑。初诊方去白花蛇舌草、柴胡，加蕲蛇6克，麻黄4克，炒枣仁30克，12剂。服6天停1天。

四诊：2008年11月30日。治疗4周药进26剂，关节疼痛未再作，手指关节局部红肿结节基本消失，屈伸自如，舌淡红，苔薄白，脉弦。处方：

茵陈30克　滑石块30克　生薏苡仁30克　甘草10克　防己15克　防风10克　蜈蚣3条　蜂房10克　猪苓15克　羌活20克　金银花30克　麻黄4克　蕲蛇6克　当归10克　白芍20克　20剂。

药后一切正常，停药后随访半年未复发。

按：类风湿性关节炎属中医“尪痹”范畴。《素问·痹论》指出：“风寒湿三气杂至，合而为痹也。”后世医家论治痹证多以风寒湿三气为先。但在长期临床中，风寒湿三气合而化热，形成湿热痹者非常多见。另外，在痹证治疗期间

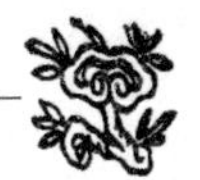

过服温热之品，耗伤阴津而化热，出现热痹者亦不在少数。湿热痹患者可见病变关节红肿疼痛，局部扪之灼热，同时伴见烦热、口渴、舌苔黄、脉滑数等全身热象。“热者寒之”，“湿者利之”，对湿热痹的治疗，当以清热利湿、通络止痛为法。经过长期临床验证，茵陈、滑石、生薏苡仁、防己、防风、猪苓等药，对湿热痹效果显著。应当强调的是，临床处方应少佐辛散之品，一派苦寒有凉闭之嫌，不利湿热之清利和气血之循行，可选麻黄、羌活、桂枝等。

此患者属类风湿性关节炎复发活动，符合湿热痹辨证，治以清热利湿，通络止痛。初诊方中茵陈、滑石清热利湿；生薏苡仁、猪苓利水渗湿；防己、防风、蜂房散风祛湿，除痹止痛；羌活散风除湿止痛；蜈蚣搜风通络止痛；金银花、老鹳草、白花蛇舌草、甘草清热解毒。药进7剂，症状缓解，二诊原方加知母清热滋阴，牡丹皮凉血化瘀。三诊关节疼痛明显缓解，守方加蕲蛇、麻黄，加强散风祛湿，通络宣痹止痛力度，旨在除邪务尽。四诊患者症状尽除，初诊方去清热解毒之老鹳草、白花蛇舌草，加养血活血荣筋之当归、白芍，扶正祛邪。

（黄　莉）

尪痹（肝肾不足，寒滞经络）

何某，女，56岁。初诊节气：立夏后1天。

初诊日期：2014年5月7日。类风湿关节炎史30年，目前手足关节变形，手关节疼痛，局部发热，关节畏冷。患者患类风湿关节炎30年，目前手足关节变形，手关节疼痛，局部发热，关节畏冷，身畏冷，背痛，夜寐差，眼干，纳差，晨醒汗多，1985年因产后身痛曾在王老师处调理半年。

已继发干燥综合征、肺纤维化。5 月 8 日人民医院查 RF（类风湿因子）166IU/mL（0～20），CRP70.7mg/L（<8），血常规 MO#（单核细胞绝对值）0.75×10^9/L（0～0.6），HGB 100g/L，BA#（嗜碱性粒细胞绝对值）0.1×10^9/L（0～0.01），血生化 ALB 37.8g/L（40～55），ESR 75mm/h（0～20）。查体：手足关节变形。类风湿关节炎史 30 年，已继发干燥综合征、肺纤维化。舌瘀斑，薄黄苔，咽部不红，脉弦滑。此属肝肾不足、寒滞经络之尪痹。治以补益肝肾，养血散寒止痛。处方：

金雀根 60 克　土茯苓 30 克　肿节风 30 克　守宫 8 克　独活 10 克　桑寄生 30 克　制川乌 6 克　制草乌 6 克　当归 20 克　熟地黄 20 克　白芍 20 克　细辛 4 克　积雪草 40 克　豨莶草 30 克　伸筋草 30 克　没药 10 克　砂仁 6 克　14 剂。

二诊：2014 年 5 月 21 日。药后自觉肩背部关节肿痛减轻，受风加重，多于 7：00～10：00 疼痛明显，汗出较多，纳可，大便稀。舌脉同前。证治同前，守原方去土茯苓、熟地黄、砂仁，加延胡索 15 克，知母 10 克，14 剂。

三诊：2014 年 6 月 11 日。上周感冒，关节疼痛加重，人民医院注射德宝松 1 支。近日咳嗽，气道痒，痰不易咳出，恶风冷，关节疼痛减轻，肿未加重，半夜小腿凉，夜尿频（服药较晚），舌薄黄苔，瘀斑，脉弦滑。证治同前，守上方去桑寄生，加炙枇杷叶 30 克，14 剂。第 3 煎泡手。

四诊：2014 年 7 月 2 日。药后下肢已不肿，关节已不痛，劳累、受凉后关节疼痛，阴天关节虽疼痛但不似服药前重，有时咽部不适干咳。目前服用乐松每日半片，泼尼松龙片每日 2 片。舌薄黄苔，质略绛，脉弦滑。查手指关节肿大

变形局部略热。证治同前，守上方去当归、白芍，加生薏苡仁30克，猪苓15克，14剂。后随访病情稳定。

按：患者类风湿关节炎病史30余年，关节变形，应属中医“尪痹”范畴。虽有关节疼痛、局部发热，但关节畏冷、周身畏冷，纳差、眠差，咽部不红，综合分析，属于类风湿关节炎缓解期，寒热虚实错杂，既有肝肾不足、寒滞经络，又有湿热瘀阻的情况，治疗清热利湿的同时，要补肝肾、养血、温通经络、止痛。方中金雀根、土茯苓、肿节风、积雪草清热利湿、清热解毒、通利关节，独活、桑寄生、川草乌、当归、熟地黄、白芍、细辛温通经络、养血补肝肾，豨莶草、伸筋草、守宫、没药通经络止痛。其中金雀根、土茯苓、肿节风具有调节免疫功能的作用，川草乌、细辛、守宫止痛作用好，与当归、熟地黄、白芍、没药同用，温通养血、活血止痛作用明显。守宫解痉止痛。经过近2个月的治疗，患者关节肿痛明显缓解。

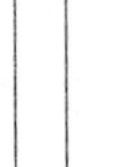

类风湿关节炎的治疗，早期要清热利湿、清热解毒，后期患者多有气血阴阳的亏虚，需要补益，疼痛明显者要对症止痛。

（王洪蓓）

痿证（气虚湿阻）

李某，男，58岁。初诊节气：小满后1天。

初诊日期：2014年5月22日。双下肢痿软无力不能动50天。患者近50天来出现双下肢痿软无力不能动，就诊于北京协和医院诊断为“马尾神经综合征”，予手术治疗，后在北京展览路医院康复科病房康复治疗。目前自汗明显，失眠。查体：轮椅推入诊室，下肢活动不利、肌肉萎缩。舌质

绛，薄黄苔，脉弦滑。此属气虚湿阻、经络痹阻之痿证。治以益气健脾，祛湿舒筋。处方：

生黄芪40克　炒薏苡仁40克　山药20克　白术20克　五味子10克　伸筋草30克　豨莶草30克　龟甲20克先煎　炒枣仁30克　僵蚕15克　泽泻10克　茯苓10克　菖蒲30克　蕲蛇8克　14剂。

二诊：2014年6月5日。药后睡眠改善，纳差，食欲不振，小便转清，已撤导尿管，可自行尿出。汗出明显减轻，大便尚可。舌质淡红，苔黄白，舌体大，脉弦滑。证治同前，5月22日方加穿山甲6克，灵芝粉3克冲，14剂。

三诊：2014年6月19日。药后睡眠改善，汗出减少，小便转清，已能站立行走，站立觉较前有力，心悸减轻，纳可，大便干，需用开塞露帮助通便。6月17日下肢血管B超：左小腿肌间静脉血栓不除外，右小腿腓静脉血栓不除外。舌略绛，苔薄黄，脉弦滑小数。证治同前，5月22日方去菖蒲、蕲蛇，加穿山甲6克，灵芝粉3克冲，水蛭6克，土鳖虫6克，乌蛇10克，14剂。

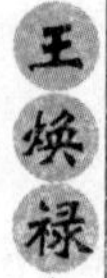

后电话随访，患者下肢活动、大小便基本恢复正常。

按：马尾神经损伤导致损伤平面以下感觉运动反射消失，大小便障碍，给患者带来极大不便。本案患者马尾神经损伤后1月余，就诊时双下肢痿软无力不能活动，大小便异常，病证相当于中医“痿证”范畴，以健脾益气、舒筋通络立法，生黄芪、炒薏苡仁、山药、白术益气健脾，泽泻、茯苓、伸筋草、豨莶草、蕲蛇利湿舒筋，炒枣仁、菖蒲对症安神，五味子、龟甲对症滋阴敛汗。服药2周，大小便情况得到改善，加穿山甲、灵芝粉通经脉，补心脾，再服2周药已能站立行走，因B超检查发现下肢静脉血栓，故加用水

蛭、土鳖虫通络化瘀。后随访，患者下肢运动、大小便功能基本恢复。

治疗痿证从脾胃论治，一方面依据《黄帝内经》“治痿独取阳明”之说，因阳明为五脏六腑之海，人体的脏腑、经脉、宗筋，都依赖阳明经气血的滋养，治取阳明，在于促进气血津液的化生，使脏腑经脉宗筋得到滋养而痿躄不生。另外，脾胃为后天之本，气血生化之源，脾又主四肢、肌肉，《素问》有“帝曰：脾病而四肢不用，何也？岐伯曰：四肢皆禀气于胃，而不得至经，必因于脾，乃得禀也。今脾病不能为胃行其津液，四肢不得禀水谷气，气日以衰，脉道不利，筋骨肌肉皆无气以生，故不用焉。”故阳明之用又以脾为主，这也是重用生黄芪健脾益气，且多味健脾药共用（生黄芪、炒薏苡仁、山药、白术）的原因。另外，要注意补中有通，不能一味蛮补，在健脾益气的同时，加用利湿、舒筋通络之品，尤其是蕲蛇、乌梢蛇、山甲粉的应用，取其搜剔络道，引领诸药速达病所。

（王洪蓓）

妇科病

月经量多（瘀阻胞宫）

王某，女，32岁。已婚，初诊节气：立秋。

初诊日期：2010年8月7日。月经量多3个月。患者14岁初潮，周期28～30天，月经量、色、质无异常，经期6天。3年前剖宫产单胎男婴，产程顺利。1年前无明显诱因月经量多，多至顺腿而流，夹有大血块，伴左侧少腹疼

痛，腰酸痛，经来10余天方净。半年前曾因月经量多行刮宫术，病理提示：增殖期子宫内膜。刮宫后经量稍减，经期7~8天。近3个月，月经量曾多如前，经色暗黑夹有血块，经来持续10余天方净，伴左侧少腹疼痛，腰疼，四肢拘胀感。此次经来量多如涌，有大血块，至今1周尚未干净，伴有腰腹俱痛。盆腔B超提示：子宫后位，大小6.8cm×6.2cm×4.6cm，子宫肌层回声欠均匀，内膜厚约1.4cm，内回声欠均匀。西医建议行刮宫术，因恐惧手术，求中医治疗。来诊见：舌质淡暗，舌边有瘀斑，舌苔薄黄，舌下脉络青紫怒张，脉细滑。根据脉症，此属瘀阻胞宫之月经量多。治以化瘀止血，理气止痛。处方：

生蒲黄10克　五灵脂10克　三七粉6克冲　延胡索10克　香附10克　益母草30克　酒川军10克　红藤30克　蒲公英30克　黑芥穗10克　焦白术15克　7剂。

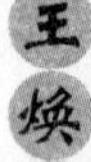

二诊：2010年8月14日。药进1剂，血量较前增多，有紫黑血块较多，并有多量子宫脱膜排出，药进3剂后血量明显减少，药进7剂，出血基本停止，仅有少量咖啡色分泌物，少腹痛减轻，腰疼已休，舌、脉同前，原方去黑芥穗，加三棱10克，莪术10克，7剂。

三诊：2010年8月21日。药进7剂，出血已止，少腹痛微作，舌质淡红，舌边瘀斑颜色变浅，舌下脉络怒张缓解，脉细滑。B超提示：子宫前位，大小5.6 cm×5.0 cm×4.2cm，子宫肌层回声均匀，内膜厚约0.5cm，右卵巢内见囊性回声2.8cm×2.2cm，界限清，内透声好。处方：

生蒲黄10克　五灵脂10克　三七粉6克冲　延胡索10克　香附10克　益母草30克　红藤30克　蒲公英30克　三棱10克　莪术10克　山药15克　莲子15克　14剂。

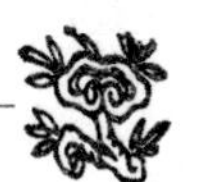

四诊：2010 年 9 月 4 日。药进 14 剂，腰腹不痛，纳食、睡眠均无异常，舌质淡红，舌边瘀斑变小，舌下脉络正常，脉滑，守上方 7 剂。

患者于 9 月 10 日月经来潮，经期继续服中药，经量较正常稍多，色暗红，无血块，腰腹轻度不适，经行 7 天止。经后 3 天 B 超提示：子宫前位，宫体厚径 4.0cm，子宫肌层回声尚均匀，内膜厚 0.6cm。双侧卵巢可见，未见明显异常回声。

按：月经量多，常见两种情形，一为血热妄行，治宜清热凉血，以遏其流；一属冲任受伤，血失统摄，治宜调补冲任，以固其源。本例患者月经量多，却不属上述常见情形。

患者经来量多如潮涌，有大量紫黑血块排出，伴有腰腹疼痛，舌有瘀斑，舌脉青紫，虽然经量多，10 余天未止，但子宫内膜厚 1.4cm，内膜回声不均匀，以上种种均显示瘀血内阻胞宫，新血不能归经。治当依证立法，通因通用，予化瘀止血，理气止痛。初诊药进 1 剂，血量增多，并有血块及子宫脱膜排出，3 剂后血量减少，7 剂出血基本停止，故二诊减去原方黑芥穗，加三棱、莪术，加强活血化瘀力量，旨在除瘀务尽，瘀去方能生新，三诊、四诊在继续活血化瘀基础上加山药、莲子肉，一则健脾益气，补虚培元，二则佐治活血祛瘀药耗散伤气之弊。经此调理 1 月，月经量恢复正常，疾病痊愈。

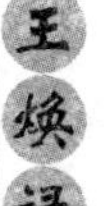

“瘀血不去，新血不生”。虽然患者月经量多，只要脉、症符合瘀阻胞宫，当无需顾忌活血药使用，此时合理使用活血化瘀药，可达到祛瘀生新作用，即使用药后血量增多，亦是暂时现象，是排除休内瘀血的表现，起到药物性刮宫的作用，瘀血去则新血归经，出血自然减少至渐停。治疗期间当

注意益气健脾药的使用，尤其治疗后期应增加健脾药的使用，使脾运健旺，生血有源，统血有力。

（黄　莉）

月经后期、量少（肝肾不足）

王某，女，23岁。初诊节气：小暑。

初诊日期：2013年7月7日。月经后错、量少5年余。患者自2007年出国后，2008年1月至2008年6月月经未至，后月经30～35天一行，甚则45天，量少，3天即净，无痛经，色可，有血块，时腹痛，带下量多色黄质稠有味，无阴痒，无腰痛，足凉，纳少，畏冷，末经2013年6月14日，距上次2013年5月1日44天。颜面痤疮，进食生冷易发痤疮。进食量少则易月经后错。2012年10月2日查激素六项示孕激素水平降低，促卵泡素、黄体生成素水平升高。近期查激素水平提示雌激素、孕激素水平低，尤其雌激素。既往史：过敏性鼻炎史10余年，每年8、9月易发，晨起喷嚏、流清涕。舌胖齿痕（+），薄黄苔，脉弦滑。此属肝肾虚损，冲任失调之月经后错、月经量少。治以补益肝肾。处方：

熟地黄20克　山茱萸10克　山药20克　鸡血藤30克　当归10克　香附10克　益母草30克　紫河车6克　菟丝子10克　豆豉10克　14剂。

二诊：2013年7月21日。药后经至如期，经量少，带经3天，中间因泄泻停药4天，带下已无。下颏部新发痤疮，两颊未见新发。舌胖，黄苔，脉弦。汗毛重。证治同前，7月7日方加炒白术10克，白扁豆15克，茯苓20克，14剂。

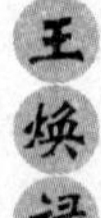

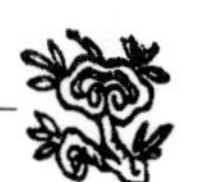

三诊：2013 年 8 月 18 日。停药 2 周。末经日期准，经量较前增多。带下较前增多。明日出国留学。痤疮经前加重。近期晨起喷嚏、流清涕。舌胖厚，齿痕，薄黄苔，质略绛，脉弦。证治同前，守 7 月 7 日方加炒白术 10 克，莲子肉 20 克，苍耳子 9 克，辛夷 6 克，无柄灵芝粉 3 克[冲]，桂枝 6 克，30 剂，日 1 剂。后随访月经周期、月经量基本正常。

按：月经周期延后 7 天以上，甚至 3～5 个月一行者，称为“月经后期”。虚者多因肾虚、血虚、虚寒而致精血不足，冲任匮乏，血海不能按时满溢；实者多因血寒、气滞等导致经血失畅，冲任阻遏。

本案患者月经后错、量少已 5 年余，结合激素水平检查提示肝肾不足，冲任失调，予补肝肾调冲任治疗，熟地黄、山茱萸、山药、紫河车、菟丝子补肝肾益精血，当归、鸡血藤、香附、益母草养血调经，调和气血，因药房没有黑豆，故以豆豉代之补益肝肾。同时患者有脾虚、阳虚的症状，如纳少、带下量多、畏冷、足凉、舌胖，但因同时又有郁热、湿热，如痤疮、带下黄稠，故先不予健脾温阳，以补益肝肾，调冲任为主。服药 14 剂，月经如期而至，未后错，因中间腹泻，乃脾虚湿盛之象，二诊时加入健脾利湿之白术、白扁豆、茯苓，至三诊患者不仅月经周期准，而且经量增加，说明治法取效！因患者出现鼻鼽症状，所以加用治疗鼻鼽的一组药，继续巩固治疗。

月经失调之虚证以治肾为主，通过补益肝肾，养血调经，可以恢复冲任二脉的功能，月经之期、量均可归于正常。

（王洪蓓）

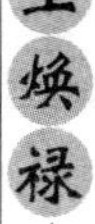

崩漏（热扰冲任）

耿某，女，17岁。初诊节气：小暑。

初诊日期：2009年7月13日。月经延后并经期延长半年，此次经来淋漓不净半月余。患者13岁初潮，周期尚规律，月经量、色、质无异常，经期无腰腹不适。近半年周期延长，每2~3月经行一次，经期迁延14~21天不等。本次月经7月1日来潮，月经量、色、质同前，1周后血量减少，但淋漓不止至今半月，现经量不多，经色鲜红，夹少量小血块，不觉腰腹痛，下肢不肿。平素纳食佳，喜饮水，无胃胀泛酸，睡眠好，小便正常，大便稍干。来诊见：舌质淡红，舌尖红有芒刺，苔薄黄，脉弦滑。根据脉症，此属血热伤经、热扰冲任之崩漏。治以滋阴凉血、化瘀安冲为法。处方：

青蒿15克　牡丹皮10克　地骨皮10克　生地黄15克　三七粉3克冲　黄柏8克　茯苓10克　黑芥穗10克　白芍10克　7剂。

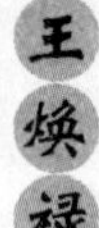

二诊：2009年7月20日。药进7剂，血量已近净止，舌边尖稍红，苔薄白，脉弦滑，上方加当归10克，川黄连8克，7剂。

三诊：2009年7月27日。药进2剂阴道出血彻底干净。3天后阴道再次出血，量多夹有小血块，伴头晕，口干欲饮，舌偏红，苔薄黄，脉滑数。考虑此次出血为月经来潮，辨证仍属热扰冲任，处方：

青蒿15克　牡丹皮10克　地骨皮10克　生地黄15克　三七粉3克冲　黄柏8克　黑芥穗10克　石莲子15克　茜草10克　旱莲草15克　女贞子15克　7剂。

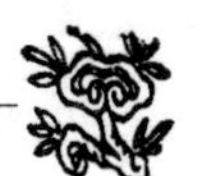

四诊：2009 年 8 月 5 日。药进 7 剂，出血较前减少，此次阴道出血已 1 周，时感头晕，乏力，不欲饮食，口干较前缓解，大便稍干，舌质淡红，舌尖红有芒刺，苔薄白，脉沉细。守上方加槐花 20 克，谷芽、麦芽各 10 克、鸡内金 10 克，7 剂。

五诊：2009 年 8 月 17 日。药进 7 剂，阴道仅有血性分泌物，腹不痛，食纳尚可，舌质淡红，苔薄白，脉沉细。处方：

青蒿 15 克　牡丹皮 10 克　地骨皮 10 克　生地黄 15 克　三七粉 3 克冲　黑芥穗 10 克　石莲子 15 克　炒薏苡仁 20 克　白术 10 克　炙甘草 10 克　棕榈炭 15 克　7 剂。

六诊：2009 年 8 月 24 日。药进 2 剂，出血彻底干净，唯觉口干，五心烦热，大便稍干，舌质淡红，舌尖红有芒刺，舌苔薄白，脉弦细数。守上方去棕榈炭，加旱莲草 15 克，女贞子 15 克，7 剂。

七诊：2009 年 8 月 31 日。阴道未再出血，口感、烦热休，饮食、二便正常，舌质淡红，舌尖红有芒刺，舌苔薄白，脉弦细。妇科 B 超提示：子宫附件未见异常。守上方继续予滋阴清热健脾益气方药调理。

连续就诊至 9 月 15 日，患者月经来潮，经量正常，腰腹不痛，经期 1 周，食纳佳，睡眠好，二便正常，舌质淡红，舌苔薄白，脉弦细。此后继续门诊调理半年，非经期予健脾益气，滋阴凉血为法处方用药，经期加用化瘀止血之药，月经逐渐恢复正常。

按：崩漏在女性青春期、育龄期、更年期均可出现，初起其病因以有热、有瘀者占多数，《素问·阴阳别论》谓：“阴虚阳搏谓之崩。”阴虚则阳盛，阳盛则迫血妄行，下注

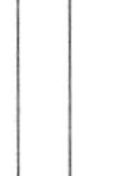

成崩。对于青春期女性，阴虚血热者偏多，多用滋阴凉血法，佐以化瘀止血，后期加强健脾益气，往往收效。

此患者为青春期崩漏，根据脉症辨为热扰冲任，予清经汤为主方加减，方中生地黄替代熟地黄加强凉血之力，再加祛瘀行滞、引血归经之黑芥穗，化瘀止血之三七粉。二诊患者血量减少，守方加和血之当归，清心之黄连。三诊血止3天后又来月经，继续予滋阴凉血，清经汤、二至丸合方，继用黑芥穗、三七粉，另加茜草凉血、化瘀，并加用石莲子健脾补肾。四诊继续凉血止血，再加谷芽、麦芽、鸡内金健脾益胃，五诊出血方基本干净，从舌、脉判断热势减缓，原方去茜草、槐花，加薏苡仁、炒白术、炙甘草，加强健脾益气功效。六诊出血彻底干净，但热势又起，舌尖红有芒刺，脉弦细数，再次合用二至丸滋阴凉血。此后坚持滋阴凉血，健脾补肾调理2周，9月15日月经来潮，如期干净。此后患者门诊调理3个月，非经期予健脾益肾，滋阴凉血方药，经期加用化瘀止血之剂，月经一直规律。停药后随访半年，月经正常。

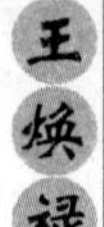

黑芥穗化瘀止血，引血归经，配伍得当，可用于各型崩漏。

（黄　莉）

崩漏（肾虚瘀阻）

宫某，女，50岁。初诊节气：小满前6天。

初诊日期：宫某，2014年5月15日。月经周期紊乱8月余，月经淋漓不断10天。患者2013年8月月经来潮，量大色红，带经15天方净。之后数月内月经未再来潮，至2014年4月23日月事来潮，5月4日再次经至，经血色红，

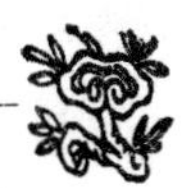

至今未净，外院妇科 B 超示子宫内膜厚 1cm。不能进食生冷，否则经血块多，小腹冷凉胀，平素带下如水、无异味。目前觉神疲乏力，气短，时心慌，头晕，背腰冷，恶热，手足心热，纳可，眠可，二便调。患者体型偏瘦，面色微黄少泽。舌淡红，薄黄苔，脉沉弦。根据脉症，此属肾虚瘀阻之崩漏，治以补肾化瘀调经，处方：

淫羊藿 10 克　仙茅 10 克　知母 10 克　黄柏 6 克　三棱 10 克　莪术 10 克　三七粉 3 克冲　土鳖虫 6 克　水蛭 6 克　炒白术 30 克　山药 20 克　生黄芪 30 克　五灵脂 10 克　生蒲黄 10 克包　14 剂。

二诊：2014 年 5 月 29 日。服药 2 剂月经即干净。现觉头晕，困倦，乏力，纳可，眠尚可，二便调，无明显冷热喜恶，腰凉，小腹冷。舌淡红，薄黄苔，脉沉细。证治同前，守 5 月 15 日方去白术、山药，加红景天 10 克，麦冬 15 克，生地黄 20 克，再进 14 剂。

随访：2014 年 6 月 26 日患者就诊于展览路医院，复查妇科 B 超提示大致正常盆腔（子宫前位，大小约 5.2cm ×6.2 cm ×4.3cm，表面光滑，回声均匀。内膜回声中等厚 0.8cm。双卵巢未见明显异常，盆腔未见明确游离液）。医嘱患者服用血府逐瘀胶囊继续治疗。1 月后患者家属来诊求治其他疾病时代诉患者月经已正常。

按：本例病案是临床常见的妇科疾病之一，即功能性子宫出血病，由于患者为中年女性，故属于更年期功血。功能性子宫出血是异常的子宫出血，经诊查往往无全身及生殖器官器质性病变，而是由于神经内分泌系统功能失调所致。表现为以月经周期紊乱和子宫出血数量及性质改变为特征的妇科疾病。中医称本病为“崩漏”，主要是指经血非时暴下不

止或淋漓不尽，以无周期性的阴道出血为特点。若为阴道突然大量出血称为“崩中”，若淋漓下血不断者，称为“漏下”。

中医认为，本病病机是冲任损伤，不能制约经血，常由肾虚、脾虚、血瘀、血热所致。如《诸病源候论》有云：“冲任之脉虚损，不能约制其经血，故血非时而下。”又云：“崩而内有瘀血，故时崩时止。”正如《素问·上古天真论》所云：“女子六七，三阳脉衰于上，面皆焦，发始白；七七，任脉虚，太冲脉衰少，天癸竭，地道不通，故形坏而无子也。”说明女子到42～49岁左右即开始出现任脉虚、太冲脉衰少的自然生理发展趋势，人体的元气开始不足。元气不足，肾气衰微，冲任不固。血为气之母，气为血之帅，气虚推动无力，则血行不利、血行迟缓而成瘀，瘀阻冲任、胞宫，阻碍了气血正常运行，即《千金要方》中所说：“瘀血占据血室，而致血不归经。”故月经会出现非时而下或下而不止。经血流出过多，则气血越虚，亦加重身体虚损的程度，形成本虚标实之证。

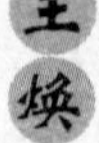

本案患者年逾50岁，人到中年，身体渐衰，出现月经非时而至，量大不止，甚则夹有血块，且妇科B超提示子宫内膜增厚，诸症均支持患者存在瘀阻胞宫之候，故方中选用三棱、莪术、三七粉、土鳖虫、水蛭、生蒲黄、五灵脂活血化瘀，通经止血，解决血瘀之机，瘀血去以利新血生。《血证论》曰：“凡血证，总以化瘀为要。”由于该患者除了月经行经周期出现紊乱、经至时经血流出不止之外，还表现出疲乏、头晕、气短等虚损证候，故方中选用生黄芪、炒白术、山药一方面健脾益气，助气血化生之源，使新血化生有源，另一方面可以益气升提、固脱止血。月经的形成根源于

肾气的充盛与否，故方中君药选用淫羊藿、仙茅温补肾气，调补冲任，温阳摄血。知母、黄柏清热养阴，使全方温而不燥。患者服药两剂出血即止。二诊时，去白术、山药，加红景天益气，麦冬、生地黄养阴，助恢复人体正气。全方配伍体现了《丹溪心法》中所提出的治崩漏的三大法则，即塞流、澄源、复旧。

（燕　莉）

经漏（瘀阻胞脉，心脾两虚）

杨某，女，40岁。初诊节气：立春前5天。

初诊日期：2015年1月29日。月经淋漓不净2月。患者末次月经11月4日，至今未净，量不多，2015年1月5日人民医院就诊，检查发现子宫肌瘤，右卵巢囊肿，子宫内膜厚1.3cm，予黄体酮等药服用7天，停药月经量增多，持续8天，但经血至今未净，色鲜红，初期色暗，血块不多，小腹胀凉，带下正常，平素无腹痛，但腰痛，以往月经多提前4、5天至7天。纳眠可，二便正常，疲乏，心悸气短，无明显寒热喜恶。辅助检查：2015年1月5日人民医院查血常规HGB119g/L，MCV77fL降低。既往史：高血压4年；糖尿病3年，服降压药血压控制尚可，血糖服二甲双胍、拜糖平，FPG7mmol/L左右，餐后血糖6～8mmol/L；乳腺增生史。个人史：初潮13岁，周期28天，带经7天，末次月经11月4日。未婚。查体：面色萎黄。舌体大，边齿痕，质淡暗，薄黄苔，舌下脉络增粗，脉沉。此属瘀阻胞脉、心脾两虚之经漏。治以化瘀止血、补益心脾。处方：

三棱10克　莪术10克　乌药10克　三七粉3克[冲]　酒大黄10克　草河车20克　生黄芪30克　炒枣仁30克　炒

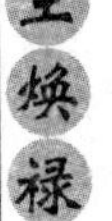

白术10克　山药20克　五灵脂10克　生蒲黄10克包　桃仁10克　牡丹皮10克　14剂。

二诊：2015年2月12日。服药3剂血止。2015年2月8日又有少量出血后止。药后体力增加，后因感冒又觉疲乏，咽干，音哑，头痛，黄涕，口苦，咽已不痛，咳不重，少痰淡黄色。今日查FPG6.7mmo/L，近日FPG3.8～10mmol/L，血糖不稳定。舒张压90mmHg。查体面色黄不鲜，上睑略肿。舌胖大边齿痕，黄白苔，脉沉。证治同前，守2015年1月29日方，加生地黄30克，14剂。

三诊：2014年3月5日。血止至今已32天，腰酸背痛，腰痛明显，无乳胀，服药期间两次胃痛，大便黏，咽干痛咳嗽。畏冷改善，仍觉疲乏，纳食增加，近来多梦，FPG6.2～6.9mmol/L，2hPG7～10mmol/L，血压舒张压偏高，经常在90mmHg。舌胖大暗，边齿痕，薄黄苔，脉沉弦。继续补益心脾。方药：

生黄芪30克　党参10克　当归20克　熟地黄20克　川芎10克　白芍20克　炒枣仁30克　龙眼肉10克　砂仁10克后下　清半夏10克　木香6克　14剂。

四诊：2015年4月2日。2015年3月13日月经来潮，经量少，带经第11天开始经量渐正常，带经14天干净。仍觉腰背酸痛，易疲劳，头昏阵作，视物恍惚，无心悸，眠改善，不欲饮水，口苦改善。2015年3月12日人民医院生化：CHO6.42mmol/L，TG3.37mmol/L，GLu6.33mmol/L。血常规：HGB110g/L，MCV76.9fL，MCH24pg，MCHC313g/L。舌胖大边齿痕，舌下脉增粗，脉沉细。证治同前，方药：

生黄芪30克　熟地黄20克　当归10克　龙眼肉10克　炒枣仁30克　炒白术10克　远志10克　阿胶6克烊兑

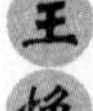
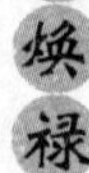

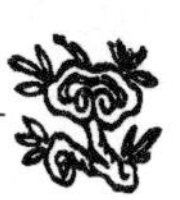

三七粉3克冲 灵芝粉3克冲 砂仁6克后下 14剂。

按：患者月经淋漓不尽2月，目前疲乏、心悸气短，面色萎黄，虽然血色素尚属正常范围，但从中医角度辨证实属心脾两虚之证，患者同时有子宫肌瘤、卵巢囊肿，内膜增厚，经色暗而血块多，说明又有瘀阻胞脉的病机，经血淋漓不尽乃瘀阻胞脉、血不归经所致，要行活血化瘀、通因通用之治。但因患者心脾两虚之证明显，故采用攻补兼施之法，用三棱、莪术、三七粉、蒲黄、五灵脂、桃仁化瘀止血，因患者既往月经先期，考虑有血热因素，故酌加酒大黄、草河车、牡丹皮化瘀清热止血，生黄芪、炒白术、山药补益脾气，因失血日久伤血耗气，而“有形之血不能速生，无形之气所当急固”，补气以摄血。服药3剂即血止，且体力恢复。效不更方，继续前方治疗，因患者有感冒咽干痛之症，加生地黄30克，凉血利咽且有补血之功。三诊患者血止而虚证亦有所改善，但仍有心脾两虚之证，应以扶正为先，故专事补益，以人参归脾益气养血安神为主，酌加清半夏、砂仁和胃之品继续治疗。

患者月经淋漓数月，虚证明显，但又有瘀证，首诊攻补兼施立法，3剂药血止，待血止后专事补益心脾，月经淋漓未再现，而虚证逐步改善。本案治疗说明虚实夹杂之证，要权衡虚证实证孰重孰轻，治疗是以补为主还是以攻邪为主，或是攻补兼施，并根据病情、疾病所处阶段灵活调整。

（王洪蓓）

痛经（痰瘀阻滞）

关某，女，43岁。已婚，初诊节气：春分。

初诊日期：2010年3月30日。痛经30年，发现子宫肌

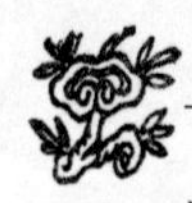

瘤3个月。12岁初潮，经期5～6天，周期28天，每于经前3～4天开始小腹坠痛、腰酸、乳房胀痛，持续至月经来潮，经来第1天腹痛剧烈，无法上学、上班，需卧床休息，口服止痛药并外敷暖水袋以缓解疼痛，第2天腹痛缓解，整个经期经量不多，经色暗红，夹有小血块。10余年前顺产单胎男婴，产后痛经略有缓解，但第1天仍腹痛严重无法上班，30年来未做特别治疗。3月前单位体检发现"子宫多发肌瘤""子宫二度下垂"，3月26日在协和医院复查，盆腔B超提示：子宫如孕12周大，子宫肌层多发肌瘤，最大约3.0cm×4.0cm，子宫二度脱垂。西医建议摘除子宫，患者畏惧手术，遂来门诊求中医治疗。平素无明显不适感，带下稍多，末次月经3月18日。来诊见舌体偏胖，舌质稍绛有瘀斑，苔薄黄，舌下脉络增粗，脉沉弦。根据脉症，此为痰瘀互结，阻滞胞宫之痛经，治以逐痰化瘀，软坚散结。处方：

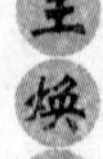

昆布10克　海藻10克　三棱10克　莪术10克　桂枝10克　茯苓10克　牡丹皮10克　赤芍10克　草河车15克　夏枯草20克　桃仁10克　超微三七粉3克冲　12剂，水煎服，服6剂休息1天。

二诊：2010年4月13日。药后无明显不适感，正值经前1周，舌脉同前，守上方加党参15克，太子参8克，12剂，煎服同前法。经期无需停药。

三诊：2010年4月27日。月经于4月16日如期潮，经前小腹坠痛、腰酸症状明显缓解，经期第1天腹痛能够忍受，无需服用止痛片，经量较前略有增加，经期6天。现带下稍多，色淡黄，外阴不痒，舌体偏胖，舌质稍绛有瘀斑，苔薄黄，舌下脉络增粗，脉沉弦。处方：

昆布10克　海藻10克　三棱10克　莪术10克　桂枝

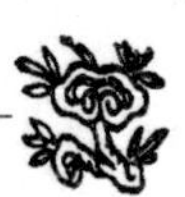

10克　茯苓10克　牡丹皮10克　赤芍15克　草河车15克　夏枯草20克　桃仁10克　超微三七粉3克冲　党参15克　太子参8克　威灵仙15克　红藤30克　莲子15克　12剂，煎服同前法。经期无需停药。

四诊：2010年5月11日。服上药后，带下减少，余无明显不适，舌质淡红，舌边瘀斑色转淡，舌苔薄白，舌下脉络增粗较前好转，守上方减去莲子，14剂，煎服同前法。经期无需停药。

五诊：2010年5月25日。服上药3剂后，月经于5月14日来潮，经前无任何不适感，经来仅有小腹坠胀，腰酸，但经量较前明显增多，夹有鸡蛋大小血块，至第3天经量方减少，经期6天，经后无不适感，带下稍多，舌质淡红，舌边瘀斑消失，舌苔薄，舌下脉络稍粗，脉沉弦。守上方继服12剂，煎服同前法。经期无需停药。

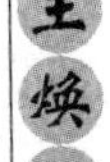

六诊：2010年9月28日，经过半年调理，患者痛经完全消失，经量也由多转为适中，不再有大血块。复查B超：子宫和肌瘤大小无进一步增大，子宫下垂较前好转。此次月经9月4日来潮，经前、经期无任何不适，经量适中，夹有小血块，舌质淡红，舌体胖有齿痕，苔薄黄，脉沉弦。辨证：脾虚湿停，痰瘀互结。治以健脾逐痰，化瘀散结。处方：

党参15克　山药15克　莲子肉15克　炒薏苡仁20克　苦参15克　桂枝10克　昆布15克　海藻15克　三棱10克　莪术10克　草河车15克　五灵脂10克　生蒲黄10克包　超微三七粉3克冲　14剂，煎服同前法。经期无需停药。

患者继续门诊调理，隔日服药1剂，期望进一步取效。

按：痛经辨治首分虚实，实证之病理基础是气滞血瘀，

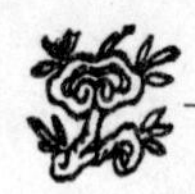

经脉不通，治疗多以理气化瘀、活血止痛为主。若患者痛经病程较长，合并子宫内膜异位症或子宫肌瘤，则单纯理气活血法往往不能取效，需痰瘀并治，软坚散结为主，使凝结、流注于胞宫的死血得以消散，气血通畅，冲任调达，方能快速、持久收效。另痰瘀停留，日久化热，可出现下焦湿热之证，治疗应酌加清热解毒散结之品。

此患者痛经 30 年，经期第 1 天疼痛剧烈不能上学、工作，一直依赖止痛片缓解疼痛，虽产后痛经略有减轻，但经年累月气血不通，血不利则为水，终至痰瘀互阻，凝结胞宫，形成癥瘕之症，痛经亦顽固不去。初诊患者并非经期，经应用逐痰化瘀、软坚散结、清热解毒之剂 2 周，下次月经来腹痛就明显缓解，已可谓疗效显著。

分析此患者治疗经过，体现中医“通因通用”治则。服药 2 月后，患者出现经量增多如崩，夹有大血块，但经期不延长，无腰腹痛，反有轻松畅快感，依然守法化瘀通经，旨在除瘀务尽，果然再过 2 月，经量逐渐减少恢复正常，也无大血块，瘀血祛则新血归经，通则不痛，痛经痊愈。

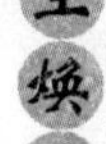

此患者 B 超检查子宫和肌瘤大小无明显变化，有待进一步治疗取效。

（黄　莉）

痛经（寒凝血瘀）

芦某，女，17 岁。初诊节气：白露前 8 天。

初诊日期：2012 年 8 月 30 日。经期腹痛 5 年。患者 12 岁月经初潮时即开始经期腹痛，热敷小腹能减轻疼痛，但有时疼痛难忍，需服用止痛片帮助减轻或缓解症状。平时月经来潮时有血块量不多，经量、经色正常，带经 4～8 天，月经周期28天左右，无小腹发凉，末次月经为8月9日，月经来潮时腹痛又作，几乎痛至晕厥。带下清稀量多，四末不温，怕冷，纳可，大便干稀不调，眠可。舌体胖，舌边齿痕，苔白，脉弦滑。根据脉症，此属寒凝血瘀之痛经，治以温经散寒、祛瘀止痛，处方：

当归15克　赤芍10克　川芎10克　没药10克　小茴香10克　吴茱萸4克　香附10克　乌药15克　清半夏15克　延胡索10克　炒苍术10克　炒白术10克　橘叶10克　王不留行20克　14剂。

随访：患者11月份来诊调治面部痤疮，当时追访患者痛经病情，患者诉服上药7剂月经来潮，痛经即明显减轻，后余药尽服。待至10月份月经再次来潮，痛经基本消失而病愈。

按：《景岳全书》有云："经行腹痛，证有虚实。实者，或因寒滞，或因血滞，或因气滞，或因热滞……"此患者年幼无知，贪凉饮冷多年，造成寒邪客于冲任。寒主收引、凝涩，瘀血搏结，故血为寒凝，瘀滞冲任，造成气血凝滞，经行之际，气血下注冲任，胞脉气血更加壅滞，正所谓"不通则痛"，经行腹痛甚则痛甚欲厥。寒邪伤阳，寒客致阳气不能正常布散，故见四末不温、畏冷。由于血得寒则凝，得热则行，寒凝血滞所致痛经，在治疗上应以温经散寒为先导，故选用代表方少腹逐瘀汤加减化裁。方中小茴香、吴茱萸可入下焦温经散寒；当归、赤芍、川芎、王不留行活血化瘀；香附、乌药、延胡索理气行气，气行则血行，气血运行通畅，则壅滞除，"通则不痛"；清半夏、苍术、白术燥湿健脾而止带。全方切合病机，故服药14剂即症消病愈。

室女痛经临床非常常见，寒凝血瘀证者又为临床最常见

证型，只要辨证准确，选取少腹逐瘀汤加减治疗即可获效，其临证要点为经期腹痛，伴小腹冷凉，得温痛减，经中血块，血下痛减。

（燕　莉）

痛经（瘀阻胞宫）

刘某，女，41岁。初诊节气：大雪前5天。

初诊日期：2012年12月1日。经行腹痛20余年，加重3年。患者从月经初潮开始即痛经，结婚后仍未消失，从未受孕，曾就诊于外院妇科诊断为“子宫内膜异位症”。每次月经来潮前先出现小腹阴冷不适，经行第1～3天腹痛剧烈，近2～3年上述症状逐渐加重，甚至牵及右腿痛，每次行经必须服用解热镇痛剂方能白天减轻症状，但夜间痛经症状仍不能缓解。经血色暗，有血块，血块下则腹痛方可有所减轻。平时月经周期提前7天来潮，末次月经为11月25日，带下正常，平素怕冷。患者曾多方求医诊治，但均乏效，今日慕名来诊。舌质略暗苔薄黄白，脉沉弦。根据脉症，此属瘀阻胞宫之痛经（子宫内膜异位症），治以化瘀暖胞，处方：

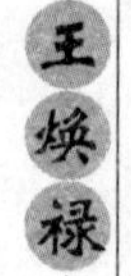

三棱10克　莪术10克　水蛭6克　虻虫4克　延胡索10克　浙贝母10克　草河车15克　当归15克　川芎10克　小茴香10克　肉桂6克　三七粉3克冲　巴戟天10克　淫羊藿10克　14剂。

二诊：2012年12月15日。时有腰酸痛，右髋关节疼痛，仍畏冷，胃脘部以下正中线部冷凉，夜寐不好，醒后再入睡困难，末次月经11月25日，平时月经均提前7天来潮（现已近月经期）。舌淡红薄白苔，脉略滑。证治同前，守12月1日方去川芎，加没药10克，香附10克，炒枣仁20

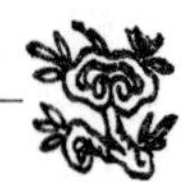

克，14剂水煎服。

三诊：2012年12月29日。诉12月16日月经来潮，经行第1天未作痛经，经行第2天因生气又出现腹痛，但程度不重，其余带经期间均未作腹痛，本次月经血块量大。无疲乏、倦怠。舌质略暗，苔薄白，脉弦。证治同前，守12月1日方去当归、川芎、淫羊藿，加没药10克，香附10克，党参10克，14剂水煎服。

四诊：2013年1月12日。诉1月9日月经来潮，第1天腹痛不著，但第2、3天痛经又剧，疼痛难忍，服用止痛药疼痛程度仍较重，伴小腹、少腹冷痛，腰凉，血下不畅，本次血块不多，但血块下则疼痛减轻，近日早上、傍晚时有虚汗出，睡眠亦欠佳，易醒。另诉近2日上唇起疱疹。舌淡红薄白苔，脉弦。证治同前，守2012年12月29日方去草河车、巴戟天、没药、三七粉、党参，加五灵脂10克，生蒲黄10克，鳖甲粉3克冲，吴茱萸4克，淫羊藿15克，炒枣仁15克，14剂水煎服。

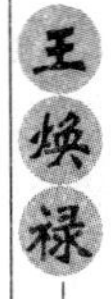

五诊：2013年2月23日。上次就诊后感冒，故停服草药至今。末次月经2月3日，行经第1天痛经，行经第2～3天痛经剧，仍服用止痛药治疗，血块多，血下则痛减，怕冷减轻。另诉半个多月前曾出现与同事吵架，心情非常不舒畅，现情绪调整良好。另诉与丈夫3个月无房事，性欲淡漠。唇色偏暗，舌暗红苔薄黄，脉弦。证治同前，守1月12日方去虻虫、肉桂、五灵脂、生蒲黄、鳖甲粉、吴茱萸、淫羊藿、炒枣仁，加桃仁10克，红花6克，草河车15克，没药10克，三七粉3克冲，党参10克，14剂水煎服。

六诊：2013年4月13日。因服用中草药觉恶心，故近1个月自行停药未连续治疗。但经期腹痛已较前减轻明显，

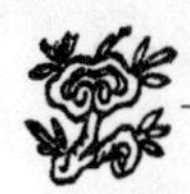

现经期第2天需服用止痛药帮助减轻症状，经期第1、3、4天无需服止痛药疼痛即可忍受，且痛经天数已缩短，仍有血块，血下不畅则痛经明显，服药期间小腹冷凉有所减轻。患者另诉近期自觉尿道口附近肿痒不适，尿频，半夜起夜1次。舌边齿痕，舌质暗红较前减轻，脉沉。证治同前，守2月23日方，去红花、草河车、浙贝母、香附，加西红花1克，虻虫4克，乌药10克，甘草10克，14剂水煎服。

七诊：2013年5月4日。近期月经先期，分别于4月1日、4月20日来潮，仍痛经明显，且月经量大，有血块。近日又觉乳房胀痛，少腹隐痛不适，与每次经前症状相同。夜间畏冷，但夜寐又恶热，皮肤瘙痒，心中烦乱。舌边齿痕，舌质淡红，苔薄白欠津液，脉弦略沉。证治同前，守4月13日方，去桃仁、西红花、水蛭、虻虫、小茴香、乌药、甘草，加草河车15克，浙贝母10克，生黄芪10克，当归10克，炒枣仁20克，桂圆10克，麦冬10克，14剂水煎服。

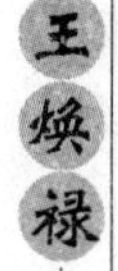

随访：2014年1月25日。患者来诊求治盆腔炎时，诉2013年5月4日就诊服药尽剂后，经期未再发作痛经，且月经周期、经色、经量均正常。

按：本案患者所患子宫内膜异位症，是妇科常见的一种疾病，是由于子宫内膜组织生长在宫腔以外的异常位置（如生长在如子宫肌层、卵巢或盆腔内其他部位）引起的病证。它最常见的临床表现即为痛经（渐进性痛经），有的患者痛经程度较重、难以忍受，需要卧床休息或使用止痛药帮助缓解症状。它可发生在月经前、月经时及月经后。由于其主要、典型的临床表现为痛经，故在中医妇科学中应属于“痛经”的范畴。

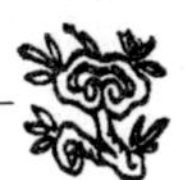

《黄帝内经》中对疼痛病证病机的认识，早就做出了精辟的论述，即“不通则痛”“不荣则痛”，前者多见于实证，后者多见于虚证。而痛经的发生与冲任、胞宫气血的周期变化有关。无论是外邪干扰还是肾精的不足，经期前后冲任二脉气血的生理变化急骤，导致胞宫的气血运行不畅而形成“不通则痛”，或胞宫失于濡养之“不荣则痛”的机制。相应的，临床治疗目的就是改善上述病机状态，达到“通则不痛”“荣则不痛”的效果。

本案患者自初潮开始即痛经，经行小腹冷凉、疼痛，为寒凝胞宫之证，但未能得到及时治疗，病程日久，胞宫气血多年运行不畅，造成气血瘀滞越深、越重，即形成“久病入络”“久病必瘀”之机。可见，疾病发展至后期以血瘀为主，治疗时则以活血化瘀为主，解决痛经之症。由于胞宫、冲任之瘀日久，故方中选用三棱、莪术破血通经，且能行气；选用水蛭、虻虫之动物药，最善搜剔通络，活血化瘀，清除胶结日久之瘀血。配延胡索、川芎、三七粉助活血化瘀之力，当归养血活血，使化瘀不伤正，瘀去新血生。浙贝母、草河车散瘀结。小茴香、肉桂，温通血脉，寒散血行。由于寒凝血瘀日久易伤人体阳气，加之患者步入中年，人体阳气渐衰，淫羊藿、巴戟天温补肾阳，因血具有得温则行之性，故阳气充盛，则促进气血运行。患者三次复诊病证变化不著，方药基本维持初诊方。至第四次复诊，暂时去虻虫，减少虫类化瘀通络之品，以免使用时间过长耗伤人体正气，并加党参益气，使化瘀不伤正。第五次复诊诉痛经开始减轻，调整方药，继续恢复使用虻虫，并选用西红花加强化瘀之力，配伍党参、甘草益气扶正。末次就诊时诉月经周期缩短，仍有痛经，有时心烦，考虑与活血化瘀药物使用比较集

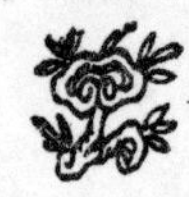

中有关，出现心血不足之虞。方中去除几味化瘀药，加强益气养血之力。数月后患者再次因他病就诊时诉多年顽疾痊愈。

由本病案可以看出，子宫腺肌症、子宫内膜异位症临床表现均以痛经为主，中医治疗多从瘀论治。对于病程日久之血瘀证宜选用化瘀力强之虫类药，甚至可以选用西红花，同时配伍行气破瘀的三棱、莪术，更助血行瘀去，对提高临床疗效有利。但化瘀药物不宜长时间单纯使用，若较长时间用药，要注意配伍益气、养血之品扶助人体正气，使祛邪但不伤正。

（燕　莉）

闭经（肝肾虚损）

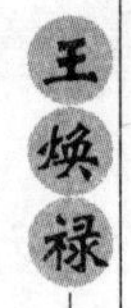

刘某，女，20岁，未婚。初诊节气：小满前。

初诊日期：2010年5月15日。闭经8个月。患者9岁月经初潮，周期28～30天，经期3～4天，经量、经色、经质无异常。2009年10月正值经前，一方面应考较为紧张，一方面兼职家教比较劳累，又因故与其母大吵一架，盛怒之下导致当月月经未来潮，当时未予重视，但此后月经一直不来潮，至今8个月。3个月前求助中医治疗，予疏肝解郁、活血补肾中药，治疗1个月不效，遂转来门诊求治。平素纳食少，且喜食冷饮，四季手足心多冷汗，眼周泛黑，大便干燥。来诊见：舌质淡红，苔薄白，脉沉弦。根据脉症，此属肝肾两虚之闭经，治以补益肝肾，疏肝活血。处方：

熟地黄30克　山茱萸10克　山药10克　紫河车10克　枸杞10克　川续断15克　柴胡10克　香附10克　益母草30克　泽兰叶15克　当归15克　火麻仁30克　7剂。

二诊：2010 年 5 月 23 日。药进 7 剂，月经未潮，大便较前润，舌质淡红，苔薄白，脉沉弦。守上方加菟丝子 15 克，沙苑子 10 克，14 剂，水煎服。

三诊：2010 年 6 月 10 日。闭经 9 个月，服上药 14 剂，唯手足凉冷汗出，无其他不适。舌质淡红，苔薄白，脉沉细。辨证：肝肾两虚，处方：

熟地黄 30 克　山茱萸 10 克　山药 10 克　紫河车 10 克　枸杞 10 克　川续断 15 克　柴胡 10 克　香附 10 克　益母草 30 克　泽兰叶 15 克　当归 15 克　火麻仁 30 克　菟丝子 15 克　淫羊藿 15 克　仙茅 10 克　14 剂。

四诊：2010 年 6 月 24 日。治疗 1 月多，服药 35 剂，大便不干转正常，月经仍未潮，舌质淡红，苔薄黄，脉象沉细较前好转。处方：守上方加莪术 10 克，14 剂，水煎服。

五诊：2010 年 7 月 8 日。月经于 6 月 26 日来潮，经色暗红，夹有小血块，经量适中，自觉小腹微胀，腰酸，6 月 29 日月经干净，现正值经后 1 周，现无明显不适。舌质稍绛，苔薄黄，脉弦。辨证：肝肾不足，治疗以补益肝肾，养血调经为主，处方：

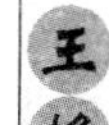
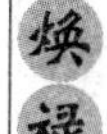

熟地黄 20 克　山茱萸 10 克　山药 15 克　鸡血藤 30 克　紫河车 10 克　香附 10 克　益母草 30 克　当归 15 克　白芍 10 克　川芎 10 克　14 剂。

六诊：2010 年 7 月 29 日，患者于 7 月 21 日月经来潮，量中等，色暗红，无血块，小腹不痛，腰不痛，经期 4 天，今日月经干净 4 天，夜寐欠安，口渴，大便稍干燥。舌质偏红，舌苔薄黄腻，脉滑。辨证：肝肾两虚，暑火上犯，处方：

熟地黄 20 克　山茱萸 10 克　山药 15 克　鸡血藤 30 克

紫河车10克　香附10克　益母草30克　当归15克　白芍10克　川芎10克　火麻仁30克　荷叶15克　竹叶10克　黄芩10克　14剂。

药进14剂，口渴消失，眠佳，二便调。停药2周，月经如期来潮，一切正常。

按：《素问·上古天真论》："女子七岁，肾气盛，齿更发长；二七而天癸至，任脉通，太冲脉盛，月事以时下。"阐明月经发生的过程及其环节，即肾气盛—天癸至—任通冲盛—血溢胞宫—月经来潮，可见脏腑、气血和冲任二脉的正常生理活动是月经发生的物质基础，其中任何一个环节出现问题，都可能导致月经不调，甚或闭经。少女闭经虽然可由多种因素导致，但其病理基础多责之于肝肾不足，血海空虚，无血可下，治疗的核心在调补肝肾，充养血海，不可过用辛散、通利、化瘀之品，否则不仅于治疗无效，反有伤正耗血之弊。

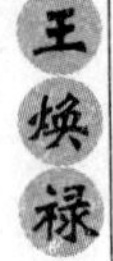

此患者年仅20岁，闭经8个月，起因于思虑过度、暗耗阴血，精血同源、血亏及精，致精血亏虚、肝肾不足、血海空虚，又情绪紧张、气机不畅，大怒伤肝，致疏泄失常，肝血瘀滞、肝肾不足、血海空虚为内因，肝失疏泄、气滞血瘀为诱因，两因合力导致月经不潮。治疗以补益肝肾、疏肝活血为主，药用六味地黄丸中三补之药再加紫河车、枸杞、川续断，发挥补肝肾益冲任之功；柴胡、香附疏肝解郁；当归、益母草、泽兰活血调经；火麻仁养血润肠通便；全方共奏补益肝肾、疏肝活血之效，7剂。二诊守方加温补肝肾之菟丝子、沙苑子，14剂。三诊在初诊方基础上加温补肝肾之菟丝子，并增强温补肾阳力度，加淫羊藿、仙茅，14剂。经过1个多月调理，患者大便通畅，脉象沉细好转，是精血来复的征兆，故四诊在大剂补益肝肾之剂中加一味活血之莪术10克，再进14剂。仅服四诊汤药2剂，月经来潮，量、色、质基本正常。五诊时患者正值经后1周，继续予补益肝肾，养血调经之剂，为下次月经来潮做物质准备。28天后，月经如期来潮，量、色、质均正常，无腰腹痛，经期4天；由于正值暑季，暑火扰心，出现寐欠安，口渴，大便干，舌质偏红，舌苔薄黄腻，脉滑，有暑火上扰之症，故在补益肝肾基础上，加用清暑热之荷叶、竹叶、黄芩。

此病例的治疗经过，印证了《黄帝内经》对月经发生的理论叙述。肝肾亏损，气血虚弱是少女闭经的一个重要内在因素，情绪异常可能是导致此类少女闭经发生的催化剂。

（黄　莉）

闭经（阴虚瘀阻）

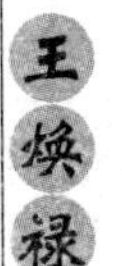

张某，女，50岁，已婚。初诊节气：清明。

初诊日期：2011年4月7日。月经不潮55天，伴阴道极少量血性分泌物3天，腰腹疼痛。既往月经正常，末次月经2月12日，月经量、色、质均无异常，经期6天。无明显诱因月经55天未潮，近3天阴道极少量血性分泌物，少腹坠痛，腰骶酸痛，双乳房胀痛，时有烘热汗出，双目视物不清，头痛阵作，右耳内瘙痒，睡眠欠佳，大便溏稀，小便色黄。1周前妇检无异常，盆腔B超示右附件区低回声包快，性质待查。妇科欲予激素治疗，患者婉拒，求中医治疗。来诊见：中年女性，痛苦病容，形体适中，舌质淡红，舌苔薄黄，脉沉细。根据脉症，此属阴虚瘀阻之闭经。治以滋阴清热、化瘀通经，处方：

熟地黄20克　山茱萸15克　山药15克　当归10克

香附10克　益母草30克　三棱10克　莪术10克　沙参10克　麦冬10克　知母10克　黄柏8克　虻虫4克　西红花1克　14剂。

二诊：2011年4月28日。药进2剂月经来潮，量稍多夹有大血块，腰腹痛明显缓解，乳胀消失，自觉全身轻松，经期6天。药进14剂后，头晕、头痛好转，偶有少腹微痛感，烘热汗出已不作，耳痒缓解，大便仍溏稀，小便色黄，舌质淡红，舌苔薄黄，脉沉弦滑，原方去三棱、莪术、麦冬，加草河车15克，浙贝母10克，生薏苡仁30克，苍术15克，14剂。

三诊：2011年5月12日。3天前因家事大怒，觉两胁、双乳胀痛不适，四肢拘紧感，少腹坠胀，腰酸痛，带下偏多，月经至今35天未潮，舌质淡红，舌苔薄黄，脉弦，处方：

熟地黄20克　山茱萸10克　山药15克　当归20克　香附10克　益母草30克　柴胡10克　白芍15克　绿萼梅10克　川楝子10克　茯苓10克　白术10克　14剂。

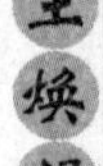

四诊：2011年5月26日。三诊次日月经即来潮，经量可，夹有小血块，伴有腰腹痛，经期9天。现头痛，双目黏腻不爽，小腹冷痛，舌质淡红，舌苔薄黄，脉弦，原方加川芎10克，白芷10克，木贼草15克，12剂。

五诊：2011年6月9日，药后头疼消失，双目黏滞明显缓解，偶感少腹凉，带下稍多，右胁隐痛不适，舌质淡红，舌苔薄黄，脉弦，复查妇科B超示右附件包块未见，处方：

熟地黄20克　山茱萸10克　山药15克　当归20克　香附10克　益母草30克　柴胡10克　白芍15克　绿萼梅

10克　茯苓10克　白术10克　川芎10克　白芷10克　木贼草15克　炒薏苡仁30克　14剂。

6月中旬月经如期来潮，经量、经色、经质无异常，经期无明显不适，闭经告愈。

按：更年期女性出现月经紊乱，治疗应考虑阴阳失调肝肾不足这一特定时期的“生理”本质，无论表现是寒、是热、是瘀，在治疗的整个过程中均应把握阴阳失调，肝肾不足这个基本病机，不能一味采取活血通经之法，应在补益肝肾、补益气血、调理脏腑功能基础上活血通经，使经血有源方能适时而下。对于年龄未到50岁或50岁左右的女性，通过中药调理，改善卵巢功能低下，是十分必要的，可以延缓衰老、保护心脑血管、减缓骨质疏松进展。

患者中年女性，正值经断前后时期，出现停经55天不潮，腰腹疼痛，烘热汗出，视物模糊，头痛阵作，舌质淡红，舌苔薄黄，脉沉细，妇检无异常，B超右附件区低回声包快，辨证属肝肾阴虚兼瘀阻，初诊予滋阴清热，化瘀通经为主，服药后患者经来畅通，腰痛、乳胀消失，觉全身舒适轻松；二诊继续巩固初诊疗效，考虑患者乳腺增生病史，B超右附件低回声包块，故加草河车、浙贝母解毒散结；三诊患者阴虚和瘀阻症状均有减轻，大便仍溏，舌苔薄黄，脉现弦滑，故首诊方减去麦冬、三棱、莪术，加草河车、浙贝母、生薏苡仁、苍术，在滋补肝肾，活血调经基础上，加强祛湿、散结功能；经治月经于5月13日如期潮，经期、经后头疼，双目黏滞不爽，考虑血虚肝经有热，因此四诊在原方基础上加川芎、白芷、木贼草；五诊得知患者右附件包块消失，头疼、目黏腻缓解，偶感小腹凉，带下稍多，遂加炒薏苡仁健脾祛湿。患者六月月经如期来潮，无明显不适感，

疾病痊愈。

运用草木类活血通经药时，酌加一到两味虫类药物，其作用妙不可言。因虚可致瘀，因瘀可致癥，通过补益肝肾、调养气血、调理脏腑功能，可化瘀消癥。

（黄　莉）

带下病（湿热兼瘀）

郑某，女，34岁。初诊节气：秋分前7天。

初诊日期：2014年9月6日。腹痛、带下多、阴痒4年余。近四五年反复出现左少腹痛，阴痒、带下异常，曾就诊于外院妇科诊断为“盆腔炎”，当时遵医嘱静点抗生素治疗，因不适反应停止治疗。间断服中药汤剂治疗，但上述症状反复发作，劳累后易出现。现带下色黄量多，阴痒，房事后腹痛发作或加重，腰酸痛，甚是不适，月经周期调经量少，带经5天净，行经第3天则经量开始明显减少。有时胃痛，午后小腹胀，四末冷凉。舌质暗，舌胖嫩，苔少润，脉沉弦细。根据脉症，此属湿热瘀相兼，脾肾两虚。治以清热利湿化瘀，健脾补肾。处方：

红藤30克　三棱10克　莪术10克　三七粉3克冲　延胡索10克　乌药10克　苍耳子20克　白鲜皮30克　补骨脂10克　河车粉3克冲　党参10克　炒枣仁30克　生龙骨40克先煎　清半夏10克　砂仁6克后下　当归10克　皂角刺15克　28剂。调护：服药期间避孕。

二诊：2014年10月25日。患者服药后腹痛已显减，但仍阴痒，带下黄减轻，但仍量多，带下无异味，小腹凉，服药后月经量略有增多。近期前额部反复起红疹。舌边齿痕，舌质略绛，苔薄，脉弦。证治同前。处方：

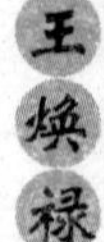

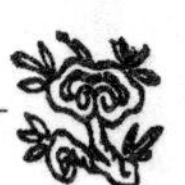

红藤30克　三棱10克　莪术10克　三七粉3克冲　酒大黄10克　蒲公英30克　金银花10克　苍术10克　白术10克　苍耳子20克　补骨脂10克　皂角刺15克　黄柏6克　当归20克　枸杞10克　炒枣仁20克　28剂。

三诊：2014年11月29日。本次服药前半月带下减少，少腹痛消，但近期劳累后近半月带下增多，质稀微黄，阴痒减轻，小腹凉，腰、膝、足部仍易凉冷，同房后易发腹痛。本次行经月经量仍少，带经3天净。舌质绛，苔少润，脉弦。证治同前处方：

红藤30克　五灵脂10克　生蒲黄10克包　三七粉3克冲　蒲公英30克　金银花20克　苍术20克　白术20克　山药20克　苍耳子20克　补骨脂10克　皂角刺10克　党参10克　香附10克　20剂，每日1剂，服3天停1天。

四诊：2014年12月27日。本次服药后带下减少，小腹凉，腰、膝、足部仍易凉冷消失，腹痛缓解，但同房后仍会有轻度腹痛，伴带下色黄2～3天。舌体大，舌质略暗，苔薄白，脉滑。证治同前。处方：

红藤30克　五灵脂10克　生蒲黄10克包　三七粉3克冲　蒲公英30克　金银花20克　苍术20克　白术20克　山药20克　苍耳子20克　补骨脂10克　皂角刺10克　党参10克　香附10克　当归10克　枸杞15克　20剂水煎服，每日1剂，服3天停1天。

随访3月，现患者无明显带下异常，无阴痒，小腹痛消失，已备孕。

按：此病属带下病范畴。患者病史较长，缠绵不愈，症状明显，十分痛苦。依据症舌脉表现，考虑患者为湿热瘀相兼，脾肾两虚，治疗以清热利湿化瘀，健脾补肾为法。“诸

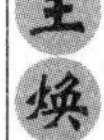
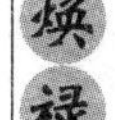

湿肿满，皆属于脾”，脾气虚弱，不能运化水湿，水湿之气下陷而为带下。脾虚日久，气损及阳，久病及肾，脾肾阳气不足则四末冷凉。湿蕴日久化热，则带下色黄量多，阴痒。湿阻气机日久，气滞血瘀故腹痛明显。故治疗标本兼治。着眼于补脾肾治本，以期脾气旺，脾运健，湿邪自去，肾阳足温煦益精，固涩力强，四末温，带下止。清热利湿化瘀治标，止小腹痛，除阴痒。此方红藤、三棱、莪术、三七粉为治疗妇科病血瘀常用配伍，化瘀兼清热；苍耳子、补骨脂配伍为治疗带下病经验用药，苍耳子除通鼻窍外既能祛风湿又能祛风止痒，补骨脂补肾助阳，温脾止泻，两药合用补肾助阳温脾祛湿止痒。患者病程虽长，但经过4个月治疗，效果显著。

（樊兰英）

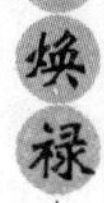

带下病（脾肾两虚）

何某，女，58岁。初诊节气：谷雨前3天。

初诊日期：2012年4月17日。反复带下量多异味多年。患者近几年来经常带下量多，色黄异味，腰不痛，曾多次就诊于妇科诊断为“老年性阴道炎”，予西药治疗无效，10～15天即反复，遂来诊请中医治疗。既往高血压病史。舌淡红苔薄黄，脉沉。根据脉症，此属脾肾两虚，冲任失调，治以健脾补肾，调和冲任。处方：

熟地黄20克　山茱萸10克　枸杞10克　超微河车粉3克[冲]　菟丝子15克　炒白术40克　莲子肉15克　山药15克　党参15克　7剂。

患者服药7剂后病愈。追访2月未再发作。

按：本案应属中医“带下”范畴，西医学称为老年性

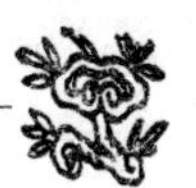

阴道炎。老年期女性由于卵巢功能衰竭，雌激素水平较低，阴道黏膜变薄，局部抵抗力减弱，导致阴道易受感染而发病。

患者年近六旬，肝脾肾均虚衰、天癸已竭，精血亏耗，肝肾不足，固涩无权，故任脉不固，带脉失约，致带下量多日久，脾虚则运化失司，不能化水谷为精血，而成水湿之气下陷为带下，傅青主就有“脾土受伤，湿土之气下陷，脾精不守……而反变成白滑之物”的论述。亦即张景岳“脾肾亏陷不能收摄”所致。虽然患者带下色黄有异味，但患者带下量多已多年，中医有“久病必虚”之说，故亦应从虚论治。

采用益肾健脾之法，以熟地黄、山茱萸、枸杞补益肝肾之阴，菟丝子、紫河车补益肾精，党参、苍白术、莲子、山药益气健脾，虽然带下色黄有异味，但未用一味清热利湿的苦寒之品，重在补益，也是考虑患者早过七七之年，天癸已竭，肝脾肾虚衰，精血亏耗。本案未用清热利湿之品，未用外洗法，7剂药而收全功，主要在抓住病机根本——脾肾两虚所致。

（王洪蓓）

胎萎不长（气血两虚）

张某，女，25岁。初诊节气：白露后1天。

初诊日期：2012年9月8日。妊娠腹形小于妊娠月份。患者目前妊娠31周，产前检查提示胎儿发育正常，但胎体偏小，患者腹形明显小于妊娠月份，且有轻度贫血（具体数值不详）。患者平时纳食不香，纳少，口苦，眠好，无腰腹痛。查患者腹部膨隆大小似4～5个月孕周大小。舌淡红

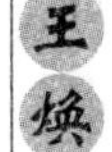
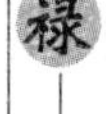

苔薄白，脉沉细滑。根据脉症，此属气血两虚之胎萎不长，治以益气养血培胎，处方：

生黄芪15克　党参10克　白术10克　炙甘草10克　阿胶6克烊化　熟地黄10克　当归10克　超微河车粉3克冲　砂仁6克后下　生地黄10克　14剂。

二诊：2012年9月22日。患者目前孕33周，服药后食欲增加，进食量较前明显增加，近日再次产前检查，提示血色素已达到正常标准（具体数值不详），腹形明显渐大，B超提示胎儿大小已达到32周龄胎儿发育的程度。舌红苔薄白，脉沉细滑。证治同前，守9月8日方去党参，加超微红参粉3克，山药10克，再进14剂。

随访：2周后电话随访，患者诉药后胎儿大小发育符合孕周，遂停止服药。

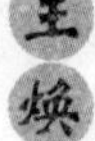

按：《胎产心法》有云"胎气本乎气血"，胎儿的生长与母体气血的盛衰直接相关。胚胎能否生长旺盛，有赖母之脾土输气于子。《胎产心法》指出："凡长养万物，莫不由土，故胎元生发虽主乎肾肝，而长养实关乎脾土。"因此，若要胎儿生长旺盛，母体之中焦脾胃应健旺。而人体气血的化生，有赖中焦脾胃的正常运化，中焦脾土健旺，则气血化生之泉源不断。患者怀孕后因食欲欠佳，造成水谷精微摄入不足，气血化生乏源，导致胞脉失养，胎元失于气血濡养，故导致胚胎发育迟缓。气血不足，不能上荣于头面，故见面色萎黄。气血亏虚故脉象沉细。脉滑乃孕脉之象。

临床治疗时，以健脾益气的四君子汤为基础，兼以养血，使母体气旺血充，则胎元方可得到气血之充养而逐渐增大。方中黄芪、党参、白术、炙甘草健脾益气，助气血化生之源，使脾旺则气血化生无穷。生地黄、熟地黄、阿胶、当

归滋养阴血。紫河车补肾固护胎元。砂仁化湿行气和中，防止滋补药过多而碍胃。二诊时去党参易红参，加山药，加强健脾之功，使脾土健旺，气血得生，胎气得以充养。治疗1月后，患者腹中胎儿发育即达到正常孕周。

（燕　莉）

产后痹（气虚血瘀，经络痹阻）

张某，女，32岁。初诊节气：立秋第12天。

首诊日期：2009年8月18日。产后右侧肢体痛麻无力3个月。3月前足月剖宫产一健康男婴，手术顺利。产后1周即觉右侧肢体酸麻无力，渐至疼痛，上肢抬举无力，下肢酸软无力并足跟痛，伴有周身乏力，多汗，乳汁量少，曾自服黄芪炖鸡，疗效不显，遂求治于中医。舌淡红，苔薄黄，脉沉细。根据脉症，此属气虚血瘀、经络痹阻之产后痹。治以益气养血，活血通络。处方：

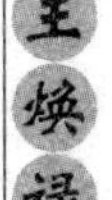

桑寄生30克　川续断15克　杜仲炭10克　穿山甲6克　王不留行15克　当归15克　熟地黄20克　炙黄芪15克　炙甘草10克　砂仁10克　伸筋草15克　7剂，以炖猪蹄汤煎药。调护：畅情志，少食煎炒辛辣食物。

二诊：2009年9月1日。药进7剂，右侧肢体麻痛减轻，遇凉冷及风吹症状反复，右下肢仍酸软无力，乳汁增多，近1周胃胀痛，食后尤甚，二便正常，舌淡红，苔薄黄，脉沉细。原处方去穿山甲、王不留行，加制川乌6克，蜈蚣3条，陈皮10克，7剂。

三诊：2009年9月15日。药进7剂，右侧肢体已无不适感，活动正常，仅行走过多觉足跟痛，乳汁量多，舌淡红，苔薄黄，脉沉细。二诊处方减陈皮，加制草乌6克，豨

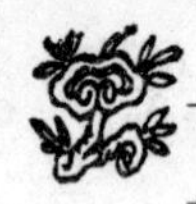

荭草15克，14剂。药尽诸症均除。

按：在中医古籍中，对妇人产后所患痹证，多以“产后身痛”“产后关节痛”“产后痛风”“产后中风恶”相称。现多称之为“产后痹”“产后风湿”。产后所患之痹，与一般痹病不同。本病以正虚为主，为突出本病的发病特点，在中国中医药内科学会痹病专业委员会的倡议下，将产褥期和产后百日内所患的痹病，定名为“产后痹”或“产后风湿”。是妇女在生产孩子时期，因肌表、筋骨大开，身体虚弱，内外空虚，外邪趁虚而入，阻滞筋脉，出现屈伸不利、疼痛无力等症状。妇女产后气血受损、阴精亏空、气滞血瘀导致气血不养筋骨，体内真水亏损脏腑功能失养导致机体免疫功能下降；风、寒、湿、热等外邪乘机而入侵蚀筋骨而产生的一切疼痛证候。

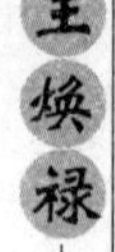

治疗产后痹病，强调扶正培本，搜风通络。方中以桑寄生、川续断、川乌、草乌、黄芪、当归等散寒通脉，扶正培本；以穿山甲、王不留行、猪蹄治兼症乳少；蜈蚣搜风通络。

（张立新）

小产（瘀阻冲任，肝肾两虚）

袁某，女，29岁。初诊节气：惊蛰后6天。

初诊日期：2014年3月11日。孕2月，人流后6天，求中医调理。患者不知受孕因他病行X线检查，之后方知晓受孕。因担心X线影响胚胎发育，于6天前在外院行人工流产手术。手术顺利，术后服消炎药及止血药。现术后6天，仍腹痛，阴道少量出血，伴腰痛，疲乏倦怠，时觉背热，入睡困难，半夜易醒，纳可，二便调。舌淡红，苔薄

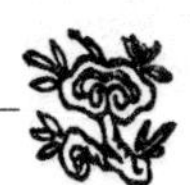

白，脉弦。根据脉症，此属瘀阻冲任、肝肾两虚之小产后恶露不净。治以活血化瘀、补益肝肾，处方：

当归10克　赤芍10克　焦山楂30克　益母草30克　川续断10克　盐杜仲10克　桑寄生20克　炒枣仁20克　夜交藤30克　生龙骨30克先煎　灵芝粉3克冲　炙甘草10克　炮干姜6克　生地黄20克　14剂。调护：勿劳累，慎起居，注意休息，注意饮食营养，暂停房事，保持心情舒畅。

二诊：2014年3月25日。服药后疲乏无力减轻，阴道出血已净，矢气增多，腹痛消，仍腰酸，睡眠时好时坏，时有头痛，纳好。另诉面部散在细小褐色沉着斑点。舌淡红，剥脱苔，苔薄黄，脉滑。根据脉症，辨证为气血两虚、肝肾不足，治以益气养血、补益肝肾，处方：

党参10克　生黄芪10克　白术10克　炙甘草10克　当归10克　熟地黄20克　白芍10克　炒枣仁20克　生龙骨30克先煎　灵芝粉3克冲　麦冬10克　石斛10克　14剂。

三诊：2014年4月8日。服药后神疲乏力消失，久坐腰酸，劳累后下肢酸痛，4月6日月经来潮，经量偏少，无血块，经色正常。自觉面部气色较前好转舌淡红，少量剥苔，苔薄，脉弦滑。根据脉症，属于肝肾不足，调整处方为：

当归10克　熟地黄20克　山茱萸10克　山药10克　枸杞10克　何首乌15克　灵芝粉3克冲　泽兰30克　益母草30克　葛根20克　炒枣仁20克　夜交藤30克　炙甘草10克　14剂。

患者服药后，又以4月8日方进行简单加减变化再服药14剂，症状消失病愈。

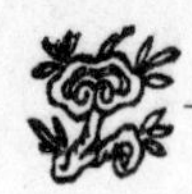

按：由于现代社会工作紧张、压力大，加之环境污染等因素，育龄妇女出现自然流产的情况时有发生；有些因为生育政策、生活境遇或受孕后接触有毒、有害物质等原因，主动接受人工流产的育龄妇女也不在少数。西医学认为，人类流产是指在胎儿发育至能够存活前因任何方式而终止妊娠。胎儿发育自能够存活的时间约是怀孕母体最后一次月经来潮的第一天算起28周。在28周之前终止怀孕，称为流产。中医称此类疾病为“小产”。

小产病名首见于《景岳全书·妇人规》，又名半生、半产、失胎、伤娠、草产、损娠，是指妇人怀孕后由于气血虚弱、肾虚、血热及外伤等原因损及冲任，导致冲任不固，不能摄血养胎；或毒药伤胎，以致未足月而产。《景岳全书·妇人规》有云：“小产之证，有轻重，有远近，有禀赋，有人事。由禀赋者，多以虚弱。由人事者，多以损伤。”

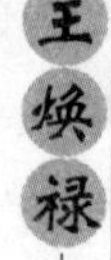

按照中医理论，女子妊娠、产育的特殊生理功能的实现，与其五脏六腑的功能状态及气血的充盛与否密切相关；妊娠、产育的过程是要耗损人体精气血等精微物质。正如《景岳全书·妇人规》所说：“凡正产者，出于熟落之自然；小产者，由于损折之勉强，此小产之所以不可忽也。”因此，小产者仍宜调理，使女子耗损之气血精微得到合理的补充、恢复，以免“下次临期仍然复坠，以致二次三次，终难子嗣”（《景岳全书·妇人规》）的后果出现。

《景岳全书·妇人规》中明确指出小产“调理之法，亦与大产相似”。也就是说，小产后的调理原则参照大产后的调理方法即可。中医认为妇人产后多虚多瘀，补虚化瘀为产后调理的基本原则。本案患者流产后6天，恶露尚未排净。一般来说，流产术后阴道可有少量血性分泌物排出，一般三

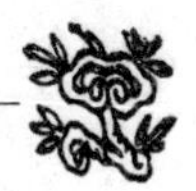

四天血止，有的持续2周少量出血也为正常现象。因患者阴道出血未净，仍有腹痛，说明人工流产后所致之瘀血尚未排除干净，同时患者已表现出产后虚损之后即疲乏倦怠。肝肾损伤，腰府失养则见腰痛；瘀阻冲任，不通则痛，亦可见腰痛。产后气血损伤，心神失养，故见入睡困难、半夜易醒。治疗时祛邪扶正并举，一方面活血化瘀，助清阻于胞宫之瘀垢之物；另一方面补益肝肾，助胞元、冲任修复，方选生化汤之意加减治疗。方中赤芍、焦山楂、益母草活血化瘀排瘀血，其中焦山楂传统认为善于消食导滞，但山楂炒焦更易于入血分，用于活血化瘀效佳。当归、生地黄养血生新，炙甘草、炮姜甘温益脾胃，助归、地化生新血。川续断、盐杜仲、桑寄生补肝肾、强腰膝、固冲任。灵芝补益五脏之虚损。炒枣仁、夜交藤、生龙骨养心安神助睡眠。二诊时患者阴道出血已净，虚损症状减轻，调整方药，去活血化瘀之品，增加健脾益气、补肾养血之力，助气血化生，三诊时患者气血两虚症状改善，遂再次调整方药，以调补肝肾为主，又服药一个半月患者症消病愈。

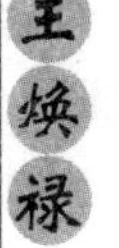

（燕　莉）

乳痈（热毒蕴结）

李某，女，27岁。初诊节气：谷雨后9天。

初诊日期：2014年4月29日。产后乳房胀痛4天，发热1天。患者14天前生产，乳汁充沛，近4天来出现双乳房胀痛，局部肿硬。今日出现恶寒，体温升高达38.6℃，就诊于西医妇产科，建议患者局部冷敷保守治疗，遂来诊请中医治疗。患者近日乳房胀痛，不敢进食任何油腥之物，但症状未见改善，大便干结不畅。目前恶露已不多。望患者唇

干，咽部充血，双侧乳房局限性红肿硬，压之疼痛。舌淡红，苔薄黄，脉滑。根据脉症，此属热毒蕴结之乳痈，治以清热解毒、消肿止痛，处方：

瓜蒌40克　蒲公英40克　马鞭草30克　穿山甲粉3克冲　金银花20克　紫花地丁20克　连翘20克　甘草6克　大黄10克后下　白通草10克　生地黄20克　柴胡10克　白薇10克　地骨皮10克　7剂。调护：乳痈红肿局部可热敷。

随访：5月14日电话追访，患者诉药进4剂，热退，乳房肿胀消失，尽剂诸症均消。目前乳汁分泌充足、通畅。

按："乳痈"属于妇科的常见病，多见于生产后的哺乳期妇女，其临床特点为：乳房部结块、肿胀疼痛，伴有全身发热，溃破后脓出稠厚。哺乳时或因乳汁多而饮少，或因哺乳不当，或断乳不当，均可导致乳汁郁积，造成乳腺局部气血壅滞，阻塞入络，结聚成块，郁久化热成脓，发为乳痈。

本案患者属于乳痈之乳汁郁乳期，乳汁郁积，郁久化热，尚未造成肉腐成脓。《素问·至真要大论》所言"诸痛痒疮，皆属于心"，也就是说疮疡的发生与热关系密切。但这种热邪的形成与乳汁郁积而化热有关。而且，病轻者则热轻，热轻则痒；病重者则热重，热重则痛，热盛则肉腐。对于这样的热证，《素问·至真要大论》中提出了"热者寒之"的治疗法则。因此，方中选用蒲公英、金银花、连翘、紫花地丁、马鞭草等大队清热解毒药以清解郁积之热邪。其中蒲公英入肝、胃二经，可"主妇人乳痈"（《唐本草》）。马鞭草除了清热解毒外，还有活血通达的作用，可避免清热而不凉厄，清而不滞。方中生地黄清热凉血的同时兼可以养阴，以免热盛耗伤人体阴液。柴胡、白薇、地骨皮用于发热

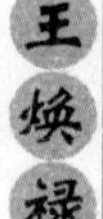

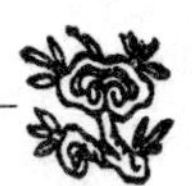

之候。大黄泄热通便，使热邪从大便排出。处方中还有两处治疗乳痈的用药之重点，其一为方中主药瓜蒌，擅清热涤痰、散结，与蒲公英配伍治疗乳痈、肺痈、肠痈等痈疡类疾病效著，而且瓜蒌还可润肠，助大黄泄热通便之力；其二为方中穿山甲、通草、马鞭草的选用，具有疏散消解，活血通乳之用，配伍在大队清热解毒药中，可以避免清热药的寒凉之性冰凝气血，造成乳腺局部热清而结块不消之弊。如此方药之配伍，患者服药 4 剂则发热退，乳胀大减，7 剂后病证痊愈，疗效可见一斑。因此，治疗乳痈病除了清热解毒以外，必须要关注上述两点“特殊药物”的选用，对提高临床疗效非常有益。

（燕　莉）

产后乳少（气血两虚）

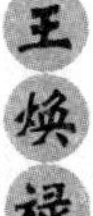

李某，女，27 岁。初诊节气：大暑前 6 天。

初诊日期：2014 年 7 月 17 日。产后 12 天乳汁过少。患者 12 天前在外院顺产 1 女孩，体重 5 斤多。产后第 2 天开始有乳汁时即奶水量少，1 周后仍未见乳汁量明显增加，乳汁质稀，且出现乳胀硬，就诊于接生的医院诊断为乳腺腺管堵塞，尚未达到乳腺炎的程度，遂予局部乳腺按揉后局部胀硬症消，但乳汁量仍少，患者甚是着急，情绪欠佳。纳可，口干口渴喜饮，眠可，大便可，体力尚可，易汗出。舌淡略暗，苔薄黄，脉弦。根据脉症，此属气血两虚之缺乳，治以益气养血、通经下乳，处方：

炙黄芪 20 克　当归 10 克　白术 10 克　炙甘草 6 克
熟地黄 20 克　通草 10 克　王不留行 20 克　穿山甲 6 克
生地黄 20 克　知母 10 克　漏芦 10 克　马鞭草 30 克　14

剂，用猪蹄熬汤煎煮，每次入2剂药，分2天服用。

随访：患者就诊服药2周后追访，诉服药五六天后即乳汁量充沛，奶质较好，完全可以满足婴儿的食用量，孩子亦体健。

按：气血是人体一切生命活动的物质基础，妇人的经、孕、产、乳无不以血为本，以气为用。中医认为，产妇乳汁为气血所化生。正如《圣济总录》有云："妇人……以血为本，以气为用，在上为乳饮，在下为月事。"而气血的化生有赖后天之本——脾胃功能的正常发挥。产后，如果脾胃气旺，则气血化生充足，一部分可以满足母体营养需要，另一部分则随冲脉与胃经之气上行，生化为乳汁，以供哺育婴儿的需要。正如《胎产心法》有云："产妇冲任血旺，脾胃气壮则乳足。"但是，产后妇女的机能状态又多为虚损状态，处于气血皆虚之候，如《景岳全书》说："产后气血俱去，诚多虚证。"因此，产后缺乳临床多为虚证，即气血两虚，治疗时益气养血为其法。

本案即为产后虚损，气血不足，不能上行化为乳汁之症。由于生产失血、伤津，故患者出现口干喜饮的阴虚内热之症。故方中选用炙黄芪、白术、炙甘草健脾益气，健运后天之本，以滋气血化生之源。当归、熟地黄养血。生地黄、知母养阴清热。乳房属阳明胃经，乳汁生成虽然与脾胃关系密切，但乳头属厥阴肝经，乳房能否正常分泌、排出乳汁又与肝的疏泄有关。肝脏疏泄异常，则易造成乳汁分泌不畅，腺管堵塞，而乳汁排出不畅影响母体情绪，又会加重肝失疏泄。因此，方中又选用传统通乳常用药通草、王不留行、穿山甲、漏芦，共奏通经下乳之功，与马鞭草配伍又可消肿、解毒、散结，解乳腺腺管所存瘀堵之机，使乳汁得以正常分

泌。另外，药物的煎煮方法也比较特殊，是选取熬煮猪蹄的汤汁来熬煮草药。其实猪蹄在此亦是一味药，古代有众多医家就有记载猪蹄具有补血通乳之效。诸药合用，益气养血，通经下乳效彰。

（燕　莉）

不孕症（脾肾不足，冲任虚损）

尹某，女，38岁。初诊节气：立秋后4天。

初诊日期：2012年8月11日。欲嗣未果2年。患者结婚多年，之前一直避孕，近2年欲嗣故一直未避孕，但不能受孕，就诊于外院妇科，检查未发现子宫、卵巢、输卵管异常，卵巢功能退化早衰，其丈夫在男科检查未见异常，患者始终未能受孕。曾接受试管婴儿手术治疗亦未果。今年2月份意外受孕，孕至9周时出现阴道出血，检查发现胚胎停育，遂行药物流产。目前月经周期正常，经量较前几年略减少，经色正常，经期四五天，无痛经、偶有腰痛，乏力。无明显冷热喜恶。舌淡红苔薄，脉沉弦细。根据脉症，此属脾肾不足，冲任虚损。治以补益脾肾，调补冲任。处方：

熟地黄10克　山茱萸10克　山药10克　鸡血藤30克　当归10克　香附10克　益母草30克　超微河车粉3克冲　续断10克　枸杞10克　菟丝子10克　30剂。嘱：暂时避孕。

二诊：2012年9月22日。患者服药1周即来月经，行经期间（8月17日至8月23日）停药。后继服药1月，9月16日月经来潮，行经前两天B超示子宫内膜0.67cm，经期6天，量较上次略增多，现畏寒，仍有腰痠乏力，近日眠差。舌质淡红苔薄白，脉沉弦细。经后出现阳虚症状，故治

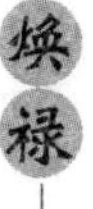

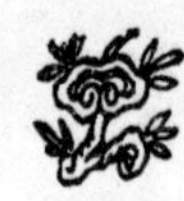

以补肾益阳、健脾补血为法。处方：

淫羊藿10克　巴戟天10克　胡芦巴10克　菟丝子10克　超微河车粉3克冲　鹿角胶6克　山药15克　莲子肉15克　炒枣仁20克　炙甘草10克　14剂。嘱：放松心情，可以备孕。

三诊：2012年10月20日。患者服药后畏寒减轻，腰痠乏力减轻，眠可。又按原方服药14剂，因月经未按时至，昨日查已孕，血黄体酮水平升高，已有胎心、胎芽，仍觉畏寒身冷，无他不适。舌质淡红苔薄白，脉弦。因已孕，以补肝肾补气血保胎为法。处方：

桑寄生30克　川续断10克　杜仲炭10克　阿胶6克烊化　菟丝子15克　生黄芪20克　超微红参粉3克冲　巴戟天6克　淫羊藿10克　砂仁6克　超微河车粉3克冲　生姜3片　炙甘草6克　14剂。

患者未再来诊，随访诉又断续服上药3月。后足月产一健康女婴。

按：患者高龄，脾肾两虚，故偶有腰痛，乏力。卵巢功能早衰，有胎停育史，经量少，为冲任不充之象。故以补脾益肾、调补冲任为法治疗，方中熟地黄、山茱萸补肾益精，枸杞、川续断、当归益肾养血，山药健脾补肾，考虑患者日久不孕，孕后胎停育，心情抑郁，予以香附、益母草、鸡血藤理气解郁通经。紫河车为治疗妇科虚损性疾病的良药，补肾益精、益气养血，能提高激素水平、助黄体酮，改善卵巢功能。患者服药1月后，月经量增多，但仍畏寒，考虑血已充，阳虚为主，故以补肾健脾为主，兼以养血，方中淫羊藿、巴戟天、胡芦巴、鹿角胶温肾散寒，促进卵泡成熟，山药、莲子肉、炙甘草健脾益气，助气血生化，仍用紫河车补

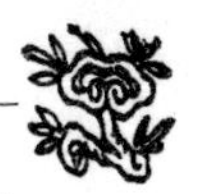

肾益精、益气养血。嘱患者放松心情，可以备孕。服药1月后，患者已孕，遂以寿胎丸加减补肾健脾，养血安胎。此病例就诊3次，及时调整用药，以使血海充足，卵泡健康，子宫及内膜适于孕育，故受孕成功。受孕后仍补气血以保胎，顺利生产。疗效显著。

（樊兰英）

经断前后诸症（阴阳失调，肝气郁结）

高某，女，51岁。初诊节气：小寒前3天。

初诊日期：2015年1月3日。烘热汗出半年。近半年来烘热、汗出时作，有时心悸，夜寐不安，近1周睡眠明显不佳，自服坤宝丸但效果不著。1年多以前发现血压升高，目前规律服用降压药，仍有时血压波动。乳腺结节切除术后20年，现有时乳胀疼痛，绝经1年。舌淡红，苔薄，脉沉弦细。根据脉症，此为阴阳失调、肝气郁结之绝经期前后诸症，治以调和阴阳，疏肝解郁。处方：

淫羊藿10克　巴戟天10克　白芍10克　甘草6克　沙参15克　麦冬10克　知母10克　黄柏10克　龟甲10克先煎　山茱萸10克　炒枣仁30克　马鞭草30克　路路通15克　王不留行20克　八月札10克　灵芝粉3克冲　30剂。日1剂，服6剂休1天。

二诊：2015年2月14日。患者服药后烘热、汗出、心悸减轻，乳房偶有胀痛不适，近期外院查乳腺B超提示多个小结节。夜寐较前好转，纳好，大便不成形但无腹痛。舌淡红，苔薄黄，脉弦滑。证治同前。处方：

淫羊藿10克　巴戟天10克　知母10克　黄柏10克

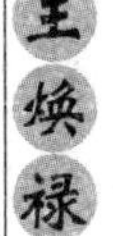

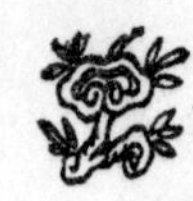

沙参15克　麦冬15克　龟甲10克先煎　炒枣仁30克　昆布15克　海藻15克　橘叶10克　王不留行20克　马鞭草30克　路路通15克　八月札10克　灵芝粉3克冲　30剂。日1剂，服6剂休1天。

三诊：2015年4月7日。患者目前无明显汗出、心悸，乳胀痛已消，偶有烘热，且时面部潮红，纳好，二便调。舌质略红，苔薄黄，脉弦滑。证治同前。处方：

沙参10克　麦冬10克　知母10克　黄柏6克　巴戟天10克　炒枣仁30克　橘叶10克　王不留行20克　马鞭草30克　灵芝粉3克冲　积雪草30克　怀牛膝10克　生地黄10克　15剂。

停药2周，随访现无明显不适。

按语：患者51岁，绝经1年，肾气渐衰，冲任二脉疲惫，导致阴阳不相协调。故出现烘热、汗出时作，心悸，夜寐不安等症；20年前就有乳房结节切除史，现仍有乳胀疼痛，加之有烘热、汗出、心悸半年余，情绪不宁，考虑仍有肝气郁结。此病应归于心悸、自汗、盗汗、乳癖范畴，多病兼见，辨证抓住阴阳总纲，治疗以调和阴阳、疏肝解郁为法。方中巴戟天、淫羊藿补阳，龟甲、山茱萸补阴，沙参、麦冬、知母、黄柏滋阴清热，白芍、甘草调和阴阳，马鞭草、路路通、王不留行、八月札疏肝解郁，通络散结。枣仁、积雪草安神。标本兼顾，症状减轻。灵芝、马鞭草是经验用药。灵芝归心、脾、肺、肝、肾经，五脏虚弱均可服之，现代药理研究灵芝有抗衰老、安神、免疫调节、抗癌、保肝、提高免疫力、抗过敏等近30种功效，治疗慢性支气管炎、慢性阻塞性肺病、小儿厌食、皮疹都可应用，此方灵芝补五脏，调阴阳兼以安神。马鞭草味苦性寒，归肝脾经，

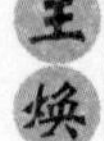
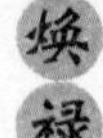

用此药治疗乳癖、乳痛疗效显著。后面治疗随证加减，患者症状基本缓解。

（樊兰英）

脏躁证（心肺阴虚，阴阳失调）

胡某，女，37岁。初诊节气：夏至前5天。

初诊日期：2012年6月16日。情绪烦乱，睡眠不佳3个月。近3个个月来入睡难，半夜易醒，急躁易怒，甚则骂人，心中烦乱，时时欲悲，面色欠佳，哈欠多，汗出，大便干。舌红略暗，舌边齿痕苔薄，脉弦细。根据脉症，此为心肺阴虚、阴阳失调之脏躁证。治以养心润肺，调和阴阳。处方：

百合10克　生地黄10克　菖蒲30克　生龙骨30克　山药15克　山茱萸10克　五味子10克　炒枣仁30克　砂仁10克　白梅花10克　郁金10克　香附10克　缬草10克　淫羊藿10克　14剂。

二诊：2012年6月30日。患者服药后睡眠情况改善，入睡可，仍易醒，有时仍脾气急躁，心中烦乱、时时欲悲减轻，已无明显汗出。近几日牙龈肿痛。舌红，舌边齿痕，苔薄白，脉沉弦细。证治同前，牙龈肿痛对症。处方：

百合15克　生地黄10克　菖蒲30克　生龙骨30克　炒枣仁30克　砂仁10克　白梅花10克　香附10克　缬草10克　荆芥20克　防风20克　黄芩10克　川芎10克　14剂。

三诊：2012年7月14日。患者夜间易醒基本消失，睡眠可，偶有情绪波动，心悸，牙龈肿痛已愈，舌质红，舌边齿痕，苔薄白，脉沉弦细。证治同前。处方：

百合15克　生地黄10克　菖蒲30克　远志10克　炒

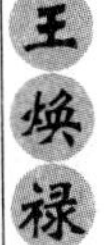

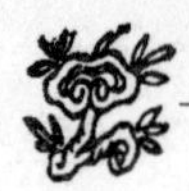

枣仁30克　白梅花10克　香附10克　缬草10克　麦冬10克　白芍10克　枸杞10克　甘草10克　14剂。

后未再来诊，半年后随访，诉停药后情绪、饮食、起居正常，睡眠好。

按：此患者脉症符合脏躁表现，与百合病相似，为脏阴不足，有干燥躁动之象。心肺阴虚，阴阳失调，五脏失于濡养，则时时欲悲，面色欠佳，哈欠多，汗出；五志之火内动，上扰心神则情绪烦乱，睡眠不佳，入睡难，半夜易醒，急躁易怒，甚则骂人。阴津不足则便干。用百合地黄汤加味治疗，甘润滋补，调和阴阳。方中百合、生地黄、山药、山茱萸、五味子、淫羊藿养心润肺，调和阴阳，菖蒲、生龙骨、枣仁、缬草止汗安神，白梅花、郁金、香附解郁调情志，标本兼治，疗效较好。缬草为经验用药，性辛、甘、温，归心、肝经，有养心安神、理气、活血止痛的功效，近年研究缬草除有治疗失眠、睡眠障碍的作用外还有治疗焦虑、癫痫的功效，对于较严重的失眠，缬草疗效显著。以后两诊随证加减，仍以养心润肺为主，病告愈。

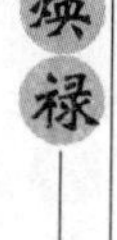

（樊兰英）

儿科病

咳嗽（肺热食滞）

李某，男，5岁。初诊节气：大寒第7天。

初诊日期：2010年1月26日。咳嗽，咯黄白痰半月。半月前不慎受凉感冒，当夜发热，体温38.9℃，汗出，咽痛，轻咳少痰，于附近医院静脉输注“阿奇霉素”5天，体温正常，咽痛减轻，但咳嗽加重，昼夜频作，尤以夜间后半宿为甚，影响睡眠，咯黄白色黏稠痰，痰量多，伴有口渴，不思饮食，诉胃脘胀，小溲黄，大便干硬，舌质红绛，舌苔黄，脉滑数。根据脉症，此属肺热食滞之咳嗽。治以清热宣肺，化痰消食。处方：

炙麻黄 3 克　杏仁 6 克　生石膏 15 克先煎　甘草 8 克　炙枇杷叶 10 克　川贝粉 2 克冲　前胡 8 克　羚羊角粉 0.6 克冲　焦四仙 20 克　川军炭 10 克　鸡内金 10 克　6 剂。调护：忌辛辣食物。

二诊：2010 年 2 月 2 日。咳嗽偶作，无痰，时有鼻流浊涕，食量小，小便正常，大便较前润畅，舌质淡红，舌苔薄黄。辨证：余热未清。处方：

淡竹叶 8 克　生石膏 15 克先煎　太子参 8 克　金银花 10 克　麦冬 10 克　甘草 8 克　炒麦芽 10 克　炒谷芽 10 克　鸡内金 10 克　川军炭 10 克　6 剂。

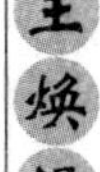

药进 6 剂，诸症均平，饮食恢复，大便正常。

按：小儿不知饥饱，现今家长又多填塞式喂养，造成许多小儿素有停食。小儿内有停食，起居稍有寒热不慎，则极易导致停食基础上的感冒发热。感冒发热之患儿，经静脉输注抗生素数日后，虽然热退，部分患儿会遗留乏力懒动、口渴、不思饮食、大便不畅等气阴两虚、脾胃虚弱之症状，迁延时日。因此，小儿感冒初期应注意是否兼夹停食，恢复期应注意益气养阴、健脾助运。

本例患儿以感冒后咳嗽就诊，根据脉症，辨属热邪壅肺作咳，但患儿同时又有不思饮食、胃脘胀、大便干硬等食滞肠胃之症，治疗予辛凉宣泄，清肺化痰，消食导滞，用麻杏石甘汤加味。麻杏石甘汤辛凉宣泄清肺，加炙枇杷叶、川贝

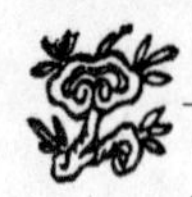

粉、前胡清肺化痰止咳，羚羊角粉加强清肺热之力，焦四仙、鸡内金消食导滞，川军炭清大肠火。服药6剂后，咳嗽偶作，无痰，时有鼻流浊涕，食量小，大便较前润畅，舌苔转薄，说明余热尚存，气阴不足，脾胃虚弱，故二诊予竹叶石膏汤加健脾助运之品。药进6剂，咳止，饮食恢复正常，大便通畅，疾病痊愈。

对于小儿停食咳嗽，焦四仙、鸡内金消食导滞，有助于清泻肺热。若外感兼停食，则用建神曲，以健脾消食，理气化湿，尚可解表。

（张立新）

小儿厌食症（脾肾两虚）

赵某，男，5岁。初诊节气：秋分。

首诊日期：2008年9月22日。患儿3个月前饮食不慎引起腹泻，水样便，日5～7次，伴低热，乏力，恶心，欲吐，不欲食，服抗生素、保护胃肠黏膜及调整肠道菌群等西药5天，腹泻停止，体温正常，但仍不思饮食，家长认为其属于疾病恢复中，未予重视。随后小儿一直食欲不振至今3个月，食量较病前明显减少，每餐主食不足1两，常诉不饥，强喂亦不食，且言腹胀，但喜饮水，尤其在就餐时饮水，夜间睡眠辗转不实，盗汗，大便干硬3～4日1次。来诊时见：面色萎黄，形体瘦小，肌肉不丰，舌质偏红，少苔，脉细数。根据脉症，此属脾胃虚弱兼胃阴不足之小儿厌食症。治以健脾益肾，养阴和胃。处方：

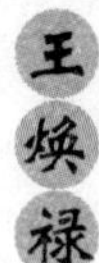

生黄芪10克　山药10克　龟甲10克　黑芝麻10克　生龙骨10克先煎　生牡蛎10克先煎　杏仁8克　炒麦芽10克　炒谷芽10克　鸡内金10克　太子参10克　玉竹10克　6

剂，每剂水煎300毫升，分三次饭后1小时温服。并叮嘱：多食米粥类易消化食物，忌填塞喂养，待其主动求食。

二诊：2008年9月28日。服药6剂后，饮食稍增，饮水减少，大便偏干每日1次，舌、脉同前。效不更方，守方进退调理1月。

三诊：2008年10月26日。患儿主动索食，食量基本恢复正常，夜眠安稳，无盗汗，大便正常，面色较前润泽，体重略有增加，舌淡红，苔薄白，脉平。守方配丸剂服2月。随诊饮食正常，面色润泽，体重增加，疾病痊愈。

按：小儿厌食症是指小儿较长时间食欲不振或减退，进食量明显减少，甚至拒食的一种常见儿科脾胃疾患，一般病程2个月以上。多数医家从脾胃虚弱、胃阴不足、脾运失健、肝脾不调、肝胃不和、食滞胃脘等着手辨治，少有涉及先天之本肾。然“脾常不足，肾常虚”是小儿的生理特点，小儿厌食症之病位虽在脾胃，但不可忽视小儿“肾常虚”的生理特点，以及肾在疾病发展中的作用，治疗当以健脾益肾助运为基本原则，随证辅以滋阴、清热、疏肝、祛湿等法。

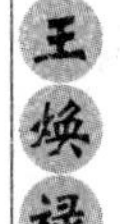

此患儿缘于病后损伤脾胃，运化功能减弱，久则胃阴不足，胃纳不能，导致化源匮乏气血不足，出现面色萎黄，形体瘦小，肌肉不丰，有欲成疳积之势。首诊根据患儿症、舌、脉，辨证属脾胃虚弱兼胃阴不足，治疗以健脾益肾，滋阴助运为法，方中生黄芪、山药补脾益气；龟甲、黑芝麻补肝肾益精血；生龙骨、生牡蛎壮骨补钙，补充铁、钾、锌等微量元素及多种氨基酸；杏仁润肠胃消面粉积，补充蛋白质、微量元素铁、锌及维生素E；炒谷芽、炒麦芽、鸡内金开胃助运，并利于龟甲、龙骨、牡蛎的吸收；太子参、玉竹滋阴清热。药后患儿食欲改善，多饮消失，大便正常。效不

更方，守方调理1月，食欲基本恢复，能主动求食，守方配丸剂一料，服两月后彻底痊愈。

小儿厌食症治疗期间，应叮嘱患儿家长注意以下几点：切忌填塞喂养，应待其主动求食；忌食冰冷制品；瓜果梨桃等水果要适度；快餐、油炸食品要控制；忌暴饮暴食，饮食要有节制。

（黄　莉）

小儿自语症（肝火肺热）

崔某，女，7岁。初诊节气：大暑前3天。

首诊日期：2010年7月7日。自言自语伴多动3年余。患儿3年前无原因出现自言自语，不分在家或幼儿园，经常高声自语，有时反复重复一句话，如若无人境地，有时对着玩具自语，不与小朋友玩耍，时而则多动，推打小朋友，曾在外院诊为“孤独症倾向”。此后间断服中药治疗，症状时轻时重。今年欲上小学，家长担心患儿自语影响学习，遂来门诊求治。现仍时常高声自语，多动，注意力不能集中，偶有骂人，纳可，睡眠不实，盗汗时做，大便干硬，小便正常。来诊见：偏瘦女童，发育正常，进入诊室候诊时或玩耍手指自言自语，或拿起脉枕玩耍自语，问诊过程一直玩弄脉枕，时有答非所问。伸舌右偏，舌质红，舌苔黄厚，脉弦数，手心热。根据脉症，此属小儿自语症，辨证为肝火肺热。治以清肝息风，泄热凉血。处方：

羚羊角粉0.6克冲　珍珠粉0.6克冲　菖蒲15克　钩藤15克　生龙骨20克先煎　黄芩8克　栀子6克　甘草6克　僵蚕10克　苍耳子8克　辛夷4克　金银花10克　6剂。

二诊：2010年7月13日。服药后睡眠不实较前改善，

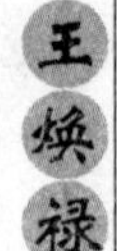

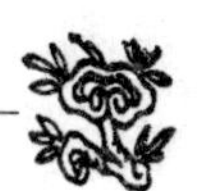

盗汗明显减少，自言自语减少，二便调，手心热减轻，伸舌右偏，舌质红，舌苔黄厚，脉弦数。原方去黄芩、金银花，加黄连6克，蝉蜕10克，再服6剂。

三诊：2010年7月20日。服药后自言自语明显减少，睡眠不实较前好转，不盗汗，二便调，手心热减轻，舌质红绛，舌苔薄黄，脉弦数。处方：

羚羊角粉0.6克[冲]　珍珠粉0.6克[冲]　菖蒲15克　钩藤15克　栀子6克　甘草6克　蝉蜕10克　苍耳子8克　竹叶10克　生石膏15克[先煎]　继服12剂，每日2次。

药进12剂，自语偶作，不再多动。此后守方调理3个月，自语、多动未再发作。停药随访1个月，疾病未复发。

按：自语是儿童认知发展中的一个不可或缺的过程，是内部思维过程的外在表现，儿童运用出声的思维，来调节自己的行为和思考过程，随着儿童自我控制能力的增强，出声的思维会逐渐被低声思维即喃喃自语代替，最后变成无声的思维。自语频率的高峰期出现在学前的中期和后期，即4～6岁，然后逐渐被喃喃自语所取代。若超过一定年龄仍有自语，且长期、反复出现，影响儿童生活、学习，则是异常现象，需要治疗纠正。

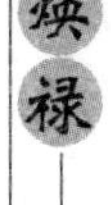

小儿特点是阳常有余，阴则不足，本性好动。若有先天不足，禀赋虚弱，后天失养，阴阳不调，极易造成脏腑功能失常。阴阳不调，易致心肾不交，神志失控；后天失养，脾失健运，可致脾肾不足，阴虚而阳盛。虽表现为心肝有余，实则心肾脾不足，易出现神不宁、魂不安、意不固、志不坚之症状。根据中医辨证论治的理论，小儿由于“稚阴未长”，肝常有余，故易见呈阴伤阳亢，表现为热证。肝经蕴热，木火刑金，肺热则自言自语，热扰神明故发多动，睡眠

不实，盗汗时做。羚羊角粉、珍珠粉、菖蒲、钩藤清肝息风，生龙骨潜镇安神，黄芩、栀子、金银花、竹叶、苍耳子清泻肺热，蝉蜕、僵蚕，祛风定惊，化痰散结。诸药并用小儿肝热得清，肺热得消，自言自语未再发作。

（张立新）

泄泻（脾虚湿盛）

高某，男，7个月。初诊节气：小暑前1天。

初诊日期：2014年7月6日。泄泻10余天。患儿近10余天大便泄泻，日四五次至七八次，无便前腹痛，易喉中痰鸣，精神尚可，身起红色丘疹。患儿家长已带患儿于多家大医院治疗，没有明显效果。既往史：肺炎史，先天性心脏病房间隔缺损。舌薄黄苔，指纹紫红。此属脾虚湿盛之泄泻。治以健脾利湿。处方：

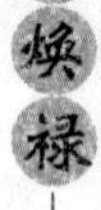

炒薏苡仁20克　茯苓10克　肉豆蔻6克　丁香3克　川贝粉2克冲　炙枇杷叶10克　炙甘草6克　6剂。

二诊：2014年7月13日。今日泻止，欲继续调理。房间隔缺损，平素易感冒，常继发支气管炎、肺炎，平素咽部痰多、痰鸣声，易打嗝，四末凉冷，大便色深有不消化食物，身上有皮疹色红，舌苔薄白，质淡红，指纹紫暗。患儿表卫气虚。治以益气固表，调和营卫，宣降肺气，调和脾胃。方药：

生黄芪10克　炒白术10克　防风10克　桂枝10克　白芍10克　炙甘草9克　灵芝10克　炙麻黄5克　杏仁10克　川贝粉2克冲　金银花10克　谷芽30克　麦芽30克　7剂，1剂服2天。

三诊：2014年8月10日。近日受凉感冒，喷嚏、咳

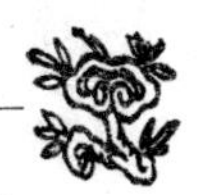

嗽，仍呃逆，今日泄泻，听诊呼吸音急促，无干湿啰音，心率144次/分。治则基本同前，守7月13日方去杏仁，加丁香6克，茯苓10克，7剂，每剂服2天。

后于2014年12月21日患儿母亲前来就诊时告知患儿自上诊后未发泄泻。

按：患儿有先天性心脏病，可谓先天不足，先天之心肺气虚，心主血脉，心气不足、血脉失养，则常常四末凉冷，肺主一身之气，肺气不足，则表卫不固，外邪易干，平素易感冒，并易继发支气管炎、肺炎，且小儿本就脾常不足。首诊以泄泻为主，急则治其标，以经验方苡米茯苓汤治疗，该方由炒薏苡仁、茯苓组成，功能健脾利湿，主治腹泻日久，面色萎黄、神疲乏力者。适用于脾虚泄泻之证。临床常见于慢性肠炎。方中炒薏苡仁、茯苓健脾、淡渗、利湿之药，药少而力专，具有止泻之作用，且性味甘淡，尤其利于小儿服用。因水泄频剧，故加丁香、肉蔻温化寒湿，因兼有肺部症状，故加川贝粉、炙枇杷叶止咳平喘，炙甘草调和诸药。若伴食欲不振者，尚可酌加党参、鸡内金。为了便于小儿服药，对于小儿脾虚泄泻者，嘱家长用上方煎汤，加糖少许，令小儿代饮水服用。6剂药即泄泻止，后以玉屏风散合桂枝汤固表和营卫，配合宣肺平喘之药，从本治疗，虽有泄泻轻度反复，但酌予调理，如予丁香、茯苓温化寒湿，至2014年12月患儿母亲前来告知，患儿至上诊后未再发生泄泻。炒薏苡仁、茯苓二味甘淡平和，不似芪术姜之品性温燥力偏猛，生薏苡仁性偏寒，经炒制寒性减而健脾功效增加，且患儿舌苔薄黄、身起红疹提示有一定的湿热之象，若使用芪术姜之类亦不恰当。

（王洪蓓）

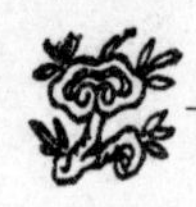

小儿多动症（肝经蕴热）

张某，男，3岁4个月。初诊节气：立冬。

初诊日期：2013年11月7日。多动1月，伴纳差、大便不调。患儿近1月出现张口、耸鼻、皱眉，注意力不集中，脾气略急。近1月挑食，大便欠调，1~2天一行，质可，未诉腹痛，睡眠较以往翻覆，开始入睡汗出。既往史：出生后3个月因胆道闭锁行手术治疗。查体：腹部皮下脂肪尚可。舌质淡红，薄黄苔，脉平。此属肝经蕴热之小儿躁动。治以清肝平肝。处方：

钩藤10克　菖蒲10克　珍珠粉0.6克冲　羚羊角粉0.6克冲　石决明10克先煎　僵蚕8克　黄芩6克　生甘草10克　金银花10克　竹叶8克　12剂，每周6剂。

二诊：2013年11月21日。药后多动减少，仍时张大口、动嘴，在人多场所症状明显，夜汗仍多，眠俯卧，流涎多，多于白天，下唇周围皮肤发红瘙痒，纳食改善，大便日一行，已不干，无诉腹痛。舌质淡红，薄黄苔，舌体略大，脉平。此属肝经蕴热，脾肾不足。治以清肝平肝，健脾益肾。方药：

钩藤10克　菖蒲10克　珍珠粉0.6克冲　羚羊角粉0.6克冲　生黄芪10克　龟甲10克先　山药10克　白扁豆10克　生甘草10克　12剂，每周6剂。

三诊：2013年12月5日。药后多动好转，下唇周围湿疹好转，喜饮，口水减少，睡眠改善，仍纳欠佳，晨起口臭，舌质略红，薄黄苔，脉平。证治同前，11月21日处方加柴胡6克，黄芩6克，金钱草10克，12剂，服法同前。

四诊：2013年12月19日。药后多动减少，仍口臭，

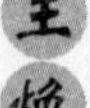
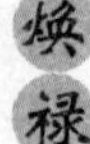

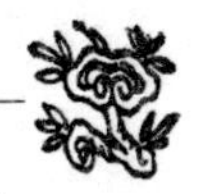

大便2日一行，偏干，饮水减少，口涎已正常，睡眠改善，夜汗，纳可。舌薄黄苔，红蕾，质略红，脉平。证治同前，守12月5日处方加守宫3克，12剂，服法同前。

五诊~十诊：2014年1月2日至2014年4月17日。药后多动减少，期间因感冒咳嗽予以清肺止咳、清肝平肝治疗。

十一诊：2014年6月12日：药后多动、眨眼明显好转。曾患结膜炎，过敏性鼻炎，胸憋、气短，已愈。纳可，大便日一行，不干不稀，右腹胀痛，眠欠安实，夜汗。4月21日儿童医院查ALP259U/L，AST79.3U/L，ALT67.7U/L，GGT97.8U/L。过敏原检查IgE137.4ku/L。海鱼组合、蟑螂+，交叉反参数阳性。转为调理肝胆湿热。

按：小儿多动症多属于肝热肺热，由于先天因素、后天失养，加之小儿具有“肝常有余”的特点，正常情况下，肝行少阳之职，发挥其生发功能，表现出生机勃勃的特点。病理情况下，小儿由于脏腑娇嫩，形气怯弱，体属稚阴稚阳，受情志和外邪及喂养失当等因素的影响，则可出现肝气郁结，甚则郁而化火，火极生风。风阳鼓动，肝风循经而上，表现为眨眼、皱眉、耸鼻、努嘴、仰颈等头面肌肉的抽动；肝又主筋，肝气失调则筋脉痉挛，可见甩手、握拳、摆臂、踢腿、跺脚等；若内热犯肺，表现为喉中时有吭吭声。

本案患儿有先天性胆道闭锁症，故肝胆素有郁热，加之后天喂养失当，患儿挑食、大便不调，症见张口、耸鼻、皱眉，注意力不集中，脾气略急，睡眠汗出。辨为肝经蕴热，以清肝平肝为主，方中钩藤、石决明平肝潜阳，菖蒲开窍化痰，珍珠粉、羚羊角粉清肝平肝，僵蚕息风止痉，黄芩清热，甘草清热且和诸药。二诊即见多动减少，因患儿流涎较

多，乃脾虚津液失于制约的表现，加之以往有挑食、大便不调的症状，且小儿具有“脾常虚”“肾常不足”的特点，二诊后加入黄芪、龟甲、山药、白扁豆等健脾补肾药物，症状进一步改善，因患儿既往有胆道闭锁症，故予柴胡、金钱草、茵陈疏肝利胆，并加守宫平肝息风止痉，效果进一步稳定。后曾出现外感肺热的情况，故肝肺同治。后因患儿肝酶指标异常，转为专门清利肝胆湿热为治。

（王洪蓓）

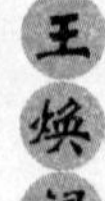

年谱

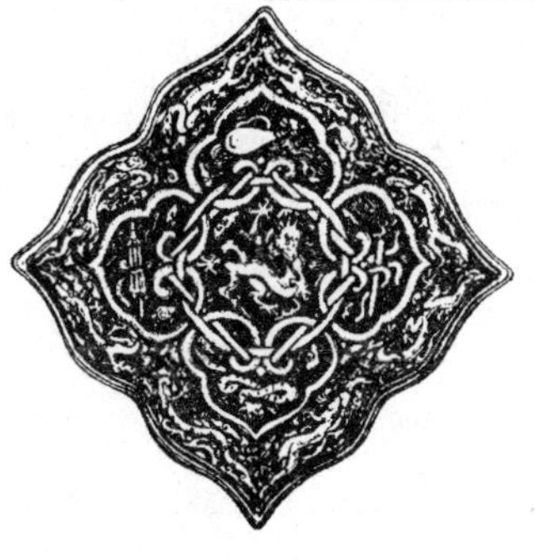

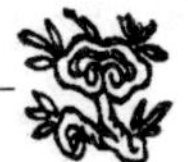

年　谱

王焕禄，1936年出生，国家级名老中医，北京同仁堂中医大师。幼承岐黄家训，孜孜汲汲于理论探索，兢兢业业于临床实践，行医至今近60载，博采众长，融古纳今。其擅长内、妇、儿科杂病，对外感病、心脑血管病、脾胃病、月经不调、小儿厌食症等的治疗，临床疗效卓著；对痹病、痤疮、湿疹、唇炎、干燥综合征等常见疾病，亦有独到见解。

1936年12月31日出生于河北省涞水县北秋兰村一个中医世家。

1943—1944年就读于北秋兰村小学。

1944年随父亲迁入北京市。

1944—1948年7月就读于北京建华小学。

1948—1966年随父亲王樹棠学习中医，开始阅读一些中医入门书籍，经常聆听父亲讲解中医典籍的重要篇章，稍稍年长即开始每日诵读《黄帝内经》《伤寒论》，期间一直在父亲的教导下学习、临证中医。

1955年2月—1958年进入北京中医研究所，在陈慎吾老师门下系统学习《伤寒论》。

1956—1981年入室于名老中医曹宗慈门下学习中医临证。

1956年10月考取中医执业资格。

1957年3月在北京西四北大街163号，开设“中医师王焕禄诊所（半日）”，诊治内、妇、儿科杂病。

1957年6月在北京市百万庄联合诊所任中医师工作

（半日），由于疗效突出，以“小王大夫”享誉街邻。

1957 年加入北京中医学会会员。

1960 年 4 月—1996 年 12 月任北京展览路医院中医科医师、主治医师、副主任医师、主任医师，并担任中医科主任、中医门诊部主任。以治疗内科外感热病、咳喘、脾胃病、心悸、胸痹、眩晕、中风、肾病、类风湿关节炎等病为主，兼治妇科、儿科、皮肤科、外科疾病。

1960—1964 年就读于北京西城区业余医学院，系统学习西医学知识。

1974 年 7 月—1976 年 9 月任北京市第一批师带徒中专学习班指导老师，为学生讲授中医临床理论，带教学生临床实习。

1979 年 12 月晋升为主治医师。

1983—1985 年在北京语言文学自修大学中文专业（函授），学习汉语及语言学、中国文学的基本理论和基本知识。

1983 年 11 月—1984 年 7 月在北京中医学会医古文学习班学习，为进一步精研中医古籍打下坚实的基础。

1984 年荣获“北京市门、急诊文明标兵”称号。

1984 年加入中国农工民主党，曾任职区工委委员、副主委、主委。

1985 年被聘为北京 106 中职业高中针灸班《温病学》授课教师，讲授温病基本理论、四时温病及温病代表医著。

1986 年 12 月晋升为副主任医师。

1987 年入选西城区第七届政协委员。

1990 年担任西城区第十届人大代表、常委。

1990—1995 年入选北京市老中医药专家学术继承指导

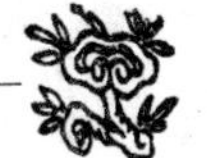

老师。

1994 年担任西城区政协第九届政协委员、常委、副主席。

1994 年 12 月晋升为主任医师。

1995 年主编《杂病证治辑要》，全书 115 千字，全书分临证选要、验案选编、效方选摘、专题选述四部分，全面介绍了从医二十余年的临证经验。

1998 年被聘为西城区医药卫生学会顾问。

1999 担任西城区第十届政协委员、常委、副主席。

2000 年研究课题“清利搜通汤治疗类风湿性关节炎 35 例临床观察与研究”获北京市中医药管理局一等奖。

2008—2014 年被授予第四批、第五批全国老中医药专家学术经验继承工作指导老师，并被评为第四批优秀指导老师。

2009 年被北京中医药大学学位评定委员会聘为第四批师承教育中医内科专业博士生导师。

2008—2014 年参编《陈慎吾伤寒讲义》《谢海洲杂病证治心法》《谢海洲临证妙方》及北京同仁堂《中医大师诊籍》等专著。

2011 年 12 月被北京同仁堂集团聘为北京同仁堂中医大师。

（黄　莉）

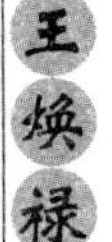

附　录

诊法运用

一、四诊合参，万举万全

《难经·六十一难》曰：“望而知之谓之神，闻而知之谓之圣，问而知之谓之工，切而知之谓之巧。”望、闻、问、切四诊，属中医诊法范畴，从不同方面收集疾病征象，各有其独特的作用，不能互相取代或厚此薄彼，临床四诊合参，方可万举万全。自古有“舍脉从证”“舍证从脉”之说，说明临床有脉证不符、脉症真假等现象，所以临床强调四诊合参并用。只有四诊合参，才能对疾病做出全面正确的判断，辨证准确是治疗有效的前提。

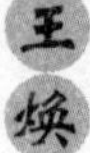

二、脉不可轻，亦不可玄

《黄帝内经》曰：“微妙在脉，不可不察。”诊脉的内容相当丰富，有些脉证经历了数百年临床实践的验证，至今仍有效地指导临床。如尺脉沉弱或沉细，按之无力，多属肾精不足之证，患者可能有腰酸耳鸣等症，治当补肾益精；右关浮弦而大，当属肝气犯胃之证，患者可能有胃疼、嗳腐吞酸等症，相当于西医之胃炎。但脉证也不是孤立的，仍需其他诊法佐证支持，如若临床不论其他诊法，只凭脉断证，过于夸大脉诊的作用，不仅违反了四诊合参的诊疗原则，亦不免有弄虚做玄之嫌。《脉经·序》说：“脉理精微，其体难辨。

弦紧浮芤，展转相类。在心易了，指下难明。”脉诊较其他诊法难于掌握，不仅要学习脉学理论知识，还要经过长期的临床历练，才能逐步体悟各种相兼复杂脉象的主病。所以有些医者走向另一个极端，知难而退，不潜心精研脉理，并认为脉诊对辨证非必需，三指一枕可有可无。无论是神话脉诊，还是贬低脉诊，都是对脉诊的误解，脉不可轻，亦不可玄。临床应对各种脉象仔细体悟，掌握常见脉象的主病，结合其他三种诊法，对疾病做出全面正确的辨证。对于浮脉，古人有“有一分浮脉，就有一分表征”之说，但在正常人、里证患者、危重患者、正气来复患者、病情向愈患者，均可出现浮脉，临床需仔细观察、用心体会，方能正确判断。有些老年患者脉象来去欠从容，乍疏乍密，虽然当下并无心电图或理化指标异常，但应考虑患者有心气、心阳的不足或心脉的瘀阻，临床不容忽视，应结合其他诊法所得给予适当调理。

三、注重望诊，练就慧眼

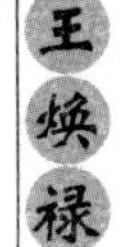

“望而知之谓之神”，古人将望诊置于四诊之首，寓意深刻。望诊包括望神、色、形、态、舌象、络脉、皮肤、五官九窍等情况以及排泄物、分泌物等。临床医生在长期的实践中，必须练就一双犀利的眼睛，善于捕捉患者的任何异常表现，特别要练就“望神”的本领，做到“一会即觉”“以神会神”。对许多患者，往往通过望诊对其疾病的轻重、寒热、虚实、表里判断八九不离十，再结合其他诊法所得，多能精准辨证。作为临床医生，不但要善于观察患者的细微表现和特殊体征，还要加以总结、归纳、验证，再应用于临床。例如有些患者伸舌时舌体颤抖不已，此类患者大多有睡眠障碍，属心神不宁所致；有些中老年患者来诊时面如酒

醉，多属阴虚肝旺，肝阳上逆；通过痹证患者的步态，可以判断疾病处于活动期还是稳定期。

四、内伤杂症，巧用按诊

临床许多医生对患者问诊后，结合舌、脉，随即做出诊断，对切诊中的按诊很少运用。临床多年的体会证实，对内伤杂病患者，应高度重视腹部按诊。《伤寒杂病论》中有关腹部按诊的记载散见于许多篇章，如辨痞证、辨结胸证、辨腹痛、辨积聚等。对于胸胁脘腹不适患者，通过胸腹按诊，可以获得许多直观的辨证依据。如按触两胁肋，皮肤凉冷、肌肉紧张，多为肝胆生发之气不足；皮肤灼手、肌肉松软，多属肝胆郁热。按触脐腹，脐下皮肤凉冷、喜按，多属肾阳不足；脐周皮肤凉冷、肌肉柔软，多属脾胃虚冷；脐上皮肤凉冷，多为心肺阳虚。对痹证、流火患者，以手背触摸患者病处，皮温灼手为热证。对小儿厌食症患儿，以手背感触患儿手心温度，查看患儿肚皮下脂肪层厚度，以判断疾病证候及病情轻重。对长期头疼、头晕患者，按压其双侧巨髎穴、攒竹穴、太阳穴，若有压痛可判断为鼻渊之头痛、头晕。

五、探索量化，力求准确

中医诊法的大部分内容比较粗泛，仅有定性描述而无具体量化指标，不利于临床观察疗效和资料分析。运用现代科技手段，对中医诊法进行深入研究，探索研究可量化的指标，是中医发展面临的难题之一。在长期临床实践中，对脾虚和瘀阻征象的部分指标，进行了粗浅的半定量尝试。对脾虚湿盛所致舌胖齿痕患者，通过记录舌体单边齿痕的多少，判断病情的轻重和治疗的效果，舌体单边 4 个齿痕（含 4

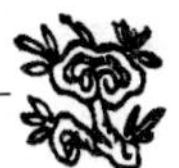

个）以上者属脾湿较重，记录（+++），单边3个齿痕（含3个），记（++），单边2个齿痕（含2个），记（+）。对舌下脉络的瘀阻，仅有舌下两条主脉络增粗，记录（+），两条主脉络增粗且延长超过舌体三分之二者，记录（++），舌下脉络增粗延长并呈串珠状、网络状分布，记录（+++）。运用这些半量化的指标，较单纯描述性记录，对临床疗效的分析判断有很大帮助。

（黄　莉）

常用对药及角药

一、常用对药

“对药”又称作“药对”，是指临床上常用且相对固定的中药配伍形式，是方剂最小的组方单位。对药并非两味药物的随机组合，也并非两种药效的单纯累积相加，而是历代医家积累临证用药经验的升华。中医学很早就重视研究“药对”的配伍之秘，如古代医家的《雷公药对》和现代医家的《施今墨对药》等，都是研究药对组成、使用法则以及药对学在辨证论治中的重要地位的专著。

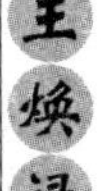

1. 止咳平喘麻黄杏仁

麻黄性温味辛，归肺、膀胱经，辛散外达，宣肺平喘；杏仁性温味苦归肺、大肠经，苦降下气，降气止咳平喘。二药伍用，一宣一降，一横一竖，宣降结合横竖贯通，使肺气通调，止咳平喘之力益彰。临床用炙麻黄3～5克，杏仁8～10克，对风寒、风热、饮邪等各种病邪所致实性咳喘，经辨证配伍后，均能取得良好疗效。

2. 发散风寒荆芥防风

荆芥微温微辛，归肺、肝经，疏散风寒，发汗解表；防风微温微辛，归膀胱、肝、脾经，疏风解表，散寒止痛。二药皆微温而不燥，荆芥发汗力强，防风祛风力强，二者伍用，加强解表散寒之力，又无麻桂相配辛散力大、过汗之弊。临床对风寒外感患者，多用荆防而不用麻桂，因寒为阴邪损伤阳气，过汗则耗气伤阳，虽寒随汗解，但易致气、阳两虚，不利恢复。

3. 健脾助运黄芪山药

黄芪性温味甘，归肺、脾经，补气健脾，益卫固表；山药性平味甘，归脾、肺、肾经，益气养精，补脾肺肾。二药配伍，健脾胃促运化，养胃阴固肾精，共奏益气生津、健脾补肾作用，同时又无壅滞、温燥、滋腻之弊。治疗小儿厌食症时，常用此对药，因小儿稚嫩之体，“脾常不足，肾常虚”，补虚时宜平补、调补，而禁用温补、峻补，加之厌食症病位在脾，更应慎用补药。

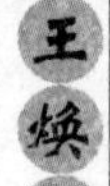

4. 疏肝解郁麦芽川楝

生麦芽性平味甘，归脾、胃、肝经，消食健脾，疏肝解郁；川楝子性寒味苦，归肝、胃、小肠经，行气止痛，疏肝泻热。二药配伍，既行气又止痛，既调肝气又清肝热，且无破气、伤阴之弊，同时，麦楝同用，体现肝脾共治理念，践行“见肝之病知肝传脾，当先实脾”理论。生麦芽配川楝子实为疏肝解郁、肝脾同治之妙药，比单用柴胡效果好且无柴胡辛燥劫阴之弊，一般生麦芽用量在30～40克，川楝子用量6～10克。

5. 理气通便陈皮杏仁

陈皮性温味辛、苦，归脾、肺经，理气健脾，燥湿化

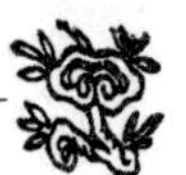

痰；杏仁性微温味苦，归肺、大肠经，止咳平喘，润肠通便。二药合用，脾、肺、大肠共治，作用于水谷转化到糟粕形成的整个过程，既给予动力又给予润滑，且陈、杏开肺气的功效对通便更有巧妙之处。临床将陈杏配伍，用于各类便秘方中，效果显著。

6. 化痰散瘀橘叶王不留行

橘叶性温味苦辛，归肝经，疏肝，行气，化痰，消肿，散毒；王不留行性平味苦，归肝、胃经，活血通经，下乳。二药伍用，气、血、痰共治，且有散结通络之效。临床用橘叶配王不留行，治疗各类乳腺疾病，疗效确切。

7. 滋阴平肝黄精磁石

黄精性平味甘，归肺、脾、肾经，润肺滋阴，补脾益气；生磁石性寒味辛、咸，归肝、心、肾经，潜阳安神，聪耳明目，纳气平喘。二药配伍，滋肺、脾、肾之阴精，平心、肝、肾之阴火，调整阴阳。临床用黄精配生磁石，治疗阴虚肝旺之耳鸣、耳聋，疗效显著，一般黄精 10～15 克，生磁石 30～40 克。

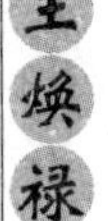

8. 祛风通络蜈蚣蕲蛇

蜈蚣性温味辛，归肝经，息风止痉，通络止痛，解毒散结；蕲蛇性温味甘、咸，归肝经，祛风、活络、定惊、止痉。二药伍用，祛风通络止痉作用强大，并有一定的止痛作用。临床蜈蚣配蕲蛇，用于治疗顽固性风湿痹痛的方中，疗效非常满意。

9. 化瘀消积三棱莪术

三棱性平味辛、苦，归肝、脾经，莪术性温味辛、苦，归肝、脾经，二药均有破血行气、消积止痛功效，其中三棱偏于破血，莪术偏于破气。二药合用，加强了化瘀消积之

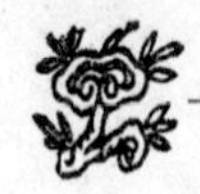

力。临床用三棱配莪术治疗一切血瘀气滞癥瘕症，若属急证实证者，直接用三棱、莪术，无需补药佐制；若治慢性病或虚实夹杂之症，必以补药佐之，以期久服无弊。

10. 祛风止痛、止痒蜂房麻黄

蜂房性平味甘，入肝、胃经，质轻性善走窜，能祛风止痛、止痒；麻黄性温味辛、微苦，归肺、膀胱经，善于宣肺气开腠理通毛窍，引邪外出。二药合用，蜂房得麻黄之辛温宣通，利于驱邪外出；麻黄得蜂房之走窜搜剔，利于由表入里温散邪气。临床应用蜂房配麻黄，治疗风湿痹证和出疹性皮肤瘙痒症，疗效确切。

二、常用角药

角药是临床中药配伍的一种方法，根据药证紧扣病机，将三味中药组合在一起，构成三足鼎立之势，协同增效，相互辅助，相互兼治，相互制约，临床常获意想不到的配伍效果。它源于《黄帝内经》“一君二臣，奇之制也”的基础理论，始见于张仲景的《伤寒杂病论》，如麻黄、细辛、附子；大黄、附子、细辛；大黄、厚朴、枳实等，一直被历代医家所沿用，不断充实和发展。

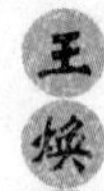

（一）祛邪类

1. 荆芥、防风、紫苏叶

荆芥清香轻扬，药性平和，辛散疏风，宣肺邪以达皮毛，开毛窍以发汗解表；防风性浮升散，善行全身，长于祛风解表，为治外风通用之品，尚能散湿；紫苏叶味辛入肺，色紫入血，芳香气烈，外散皮毛解肌发表，内舒胸膈温胃醒脾。三药相须为用，共奏祛风解表、散寒除湿之效。常用于

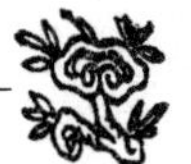

外感风寒轻症兼湿之人，尤其表证伴见胸脘胀满、呕恶纳差之症。

2. 柴胡、白薇、地骨皮

柴胡味苦性微寒，具有发散表邪、退热、疏肝解郁、升举阳气之功，具有很好的退热作用；白薇味苦、咸性寒，此药长于清解，能清泻肺热，透邪外达，又能清血热，能透达血热于外；地骨皮甘淡性寒，入血分而凉血，能清血热于内，又能清泻肺热，治肺热咳嗽。三药配伍，柴胡为君，透邪外出，白薇清气分之热，地骨皮清血分之热，两臣辅君达到退热目的。常用于外感发热之人，无论风寒、风热，经组方配伍，退热疗效确切。

3. 生黄芪、炒薏苡仁、防风

黄芪味甘微温，长于补气升阳、益卫固表、托疮生肌、利水消肿，既能补脾益气又能利水消肿，标本兼治，为治气虚水肿之要药；薏苡仁甘、淡、凉，既利水消肿又健脾补中，同时能够渗湿除痹，舒筋脉和拘挛，药性偏凉，兼清热之性，《神农本草经疏》载“性燥能除湿，味甘能入脾补脾，兼淡能渗湿，故主筋急拘挛不可屈伸及风湿痹，除筋骨邪气不仁，利肠胃，消水肿令人能食”；防风辛甘微温，性浮升散，善行全身，它既能祛风寒而解表，又能祛风湿而止痛。三药配伍，一君二臣，益气健脾、利水消肿、祛风除湿兼止痛。常用于治疗颈椎病、骨性关节病等神经根水肿、炎症所致肢体关节疼痛、麻木、拘挛不舒。

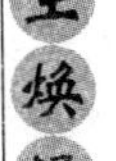

4. 橘叶、王不留行、老鹳草

橘叶辛、苦而平，归肝经，能疏肝行气，化痰散结消肿，为治疗胸胁作痛、乳痈、乳房结块之要药；王不留行味苦性平，苦泄宣通，善于通利血脉，活血通经，走而不守，

行而不留；老鹳草辛、苦而平，行散苦燥，性善疏通，有较好的通经络作用，《滇南本草》谓其通行十二经络，攻散诸疮肿毒。三药伍用，气、血、痰共治，有活血通络、散结消肿之效。常用于治疗增生性疾病，如乳腺增生、前列腺增生等，疗效确切。

5. 益母草、当归、香附

益母草苦泄辛散，主入血分，善于活血调经，祛瘀通经，为妇科调经要药，故名益母；当归甘温质润，长于补血，为补血之圣药，辛行温通，能活血行瘀，因此具有补血活血，调经止痛之功；香附芳香辛行，辛行苦泄，主入肝经气分，善散肝气之郁结，疏泄肝气之横逆，为疏肝解郁，行气止痛之要药。三药伍用，一君二臣，调经补血理气，症状、病机均兼顾。常用于治疗女性月经病、带下病等。

6. 川贝母、煅瓦楞子、海螵蛸

川贝母性微寒味苦甘，归肺、心经，具有清热化痰，润肺止咳，散结消肿作用，《本草汇言》曰："贝母，开郁，下气，化痰之药也，润肺消痰，止咳定喘，则虚劳火结之证，贝母专司首剂。"现代药理研究，贝母总碱有抗溃疡作用；瓦楞子咸平，归肺、胃、肝经，咸能软坚，消痰散结，又能化瘀，煅用可制酸止痛，现代药理学研究主要含碳酸钙，能中和胃酸，减轻胃溃疡之疼痛；海螵蛸咸、涩微温，归肝、肾经，味咸而涩，能制酸止痛，为治疗胃脘痛胃酸过多之佳品。三药相须为用，具有强大的制酸止痛作用，经过合理配伍，可用于一切烧心反酸的病证。

7. 茵陈、滑石、生薏苡仁

茵陈味苦、辛微寒，归脾、胃、肝、胆经，苦泄下降，性寒清热，善清利脾胃肝胆湿热，使之从小便而出；滑石甘

淡而寒性滑利窍，归膀胱、肺、胃经，既能清热又利水湿，且能通利水道，使湿热从膀胱通过小便而泄；薏苡仁淡渗甘补，归脾、胃、肺经，既利水消肿，又健脾补中，渗除脾湿，尤宜治疗脾虚有湿之证。三药伍用，茵陈为君清利湿热，滑石为臣加强清热利湿作用，并开通湿热外出之通路，薏苡仁为臣淡渗利湿，并健脾以杜绝生湿之源。一君二臣清热利湿，可用于湿热内蕴之脾胃病、肝胆病、皮肤病、关节病等。

8. 莪术、三棱、红藤

莪术辛、苦性温，归肝、脾经，苦泄辛散温通，既入血分，又入气分，能破血散瘀，消癥化积，行气止痛，适用于气滞血瘀、食积日久而成的癥瘕积聚以及气滞、血瘀、食停、寒凝所致的诸般痛证；三棱辛、苦性平，归肝、脾经，破血行气，消积止痛，所治病证与莪术相同；红藤味苦性平，归大肠、肝经，苦降开泄，长于清热解毒，又能活血散瘀，消肿止痛，《本草图经》曰："攻血，治血块。"三药相伍，二君一臣，破血消癥、清热解毒，用于治疗瘀阻偏于热性的病证，如反流性食管炎、胃炎、胃溃疡、妇科炎症等疾病。如需长期服用，同时配伍益气健脾之品。

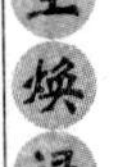

（二）补摄类

1. 山茱萸、五味子、生龙骨

山茱萸酸、涩性温，归肝肾经，能补益肝肾，收敛固涩，于补益之中具封藏之性，温而不燥，补而不峻，既能益精，又可助阳，为平补阴阳之要药；五味子味酸收敛，甘温而润，具收敛固涩、益气生津、补肾宁心之功，能上敛肺气，下滋肾阴，又能宁心安神；生龙骨味涩能敛，质重沉

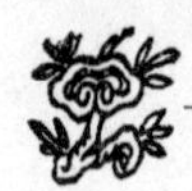

降，具镇惊安神、平肝潜阳、收敛固涩之功，长于固涩，又能平肝益阴，潜敛浮阳。三药相须为用，固涩力量强大，同时山茱萸益精助阳，生龙骨平肝益阴，五味子宁心安神，符合中医“阳加于阴谓之汗”及“汗为心之液”的汗出原理，从病机、病位方面均起到了调节。常用于肝肾阴虚所致汗证，临床疗效显著。

2. 炒酸枣仁、珍珠母、紫石英

炒酸枣仁甘酸性平，入心、肝、胆经，能养心阴，益肝血，为养心安神之要药，味酸收敛，有收敛止汗，敛阴生津止渴之功；珍珠母咸寒入肝，质重入心，具有平肝潜阳，清肝泻火，镇惊安神之功；紫石英甘温能补，温肾助阳，质重能镇，镇心安神，属温润镇怯之品，尚能温肺寒，止喘嗽。三药伍用，一君二臣，养心调肝温肾，既作用于病位又照顾到病机，既养心又镇心。常用于治疗心悸、怔忡、失眠、多梦之人，同时配伍健脾助运之品。

3. 生磁石、黄精、骨碎补

生磁石味咸性寒，质重沉降，入肝肾经，补益肝肾，聪耳明目，为治肾虚耳鸣、耳聋之要药，同时性寒清热，能清泻心肝之火，顾护真阴；黄精味甘性平，具健脾，润肺，益肾之功，属气阴双补之品，长于补益肾精，延缓衰老，《本草纲目》曰“补诸虚……填精髓”；骨碎补苦辛温燥，善壮肾阳暖水脏，属阴中生阳，壮火益土之要药，同时兼有涩性。三药伍用，一君二臣，生磁石直取主症，黄精、骨碎补针对病机，温肾填精，辅助生磁石发挥最大效应。对于老年性肾虚耳鸣，效果确切，方中多配伍健脾助运之品。

4. 金樱子、枸杞、菟丝子

金樱子酸涩平，功专固敛，入肾经，具有固精、缩尿、

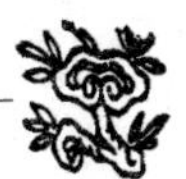

止带、止泻作用，临床用于肾虚精关不固、膀胱失约、带脉不束等症；枸杞味甘性平，滋肝肾之阴，为平补肾精肝血之品，用治精血不足所致视力减弱、头晕目眩、遗精滑泄、腰膝酸痛等症；菟丝子辛甘而平，辛以润燥，甘以补虚，功能补肾阳，益肾精，滋补肝肾益脾止泻，平补阴阳但偏重补阳。三药伍用，阴阳双补兼有固涩，用于虚性滑脱、精微丢失病证效果确切。常用“金枸菟”这组角药治疗遗精滑泄、尿中蛋白等病证。现代药理研究发现，金樱子提醇物能显著降低肾炎模型大鼠尿蛋白、血清肌酐和尿素氮水平，升高血清总蛋白含量，减轻肾组织的病理变化。

（黄 莉）

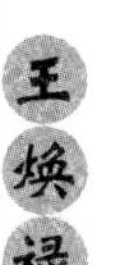

中国现代百名中医临床家丛书

（第一辑）

（按姓氏笔画排列）

王乐匋	王法德	王焕禄
毛德西	方和谦	邓亚平
石志超	石景亮	田丛豁
史常永	危北海	刘学勤
刘绍武	刘嘉湘	许润三
许彭龄	张子维	张作舟
张海峰	李士懋	李寿彭
李振华	李乾构	杨家林
邹燕勤	陆永昌	陈文伯
陈全新	迟云志	邵念方
郁仁存	周信有	周耀庭
段富津	郑魁山	赵玉庸
赵荣莱	洪广祥	贺普仁
班秀文	夏　翔	柴瑞霭
晁恩祥	徐宜厚	徐景藩
高体三	郭子光	郭振球
曹恩泽	盛玉凤	屠金城
韩　冰	管遵惠	蔡福养
谭敬书	魏执真	